RECHERCHES PRATIQUES

SUR LA THÉRAPEUTIQUE

DE LA SYPHILIS.

PARIS, IMPRIMERIE DE DECOURCHANT,
Rue d'Erfurth, n. 1, près de l'Abbaye.

RECHERCHES PRATIQUES

SUR LA THÉRAPEUTIQUE

DE LA SYPHILIS,

OUVRAGE FONDÉ SUR DES OBSERVATIONS RECUEILLIES

DANS LE SERVICE ET SOUS LES YEUX DE M. Cullerier,

CHIRURGIEN EN CHEF DE L'HÔPITAL DES VÉNÉRIENS.

PAR

LUCAS-CHAMPIONNIÈRE,

DOCTEUR EN MÉDECINE.

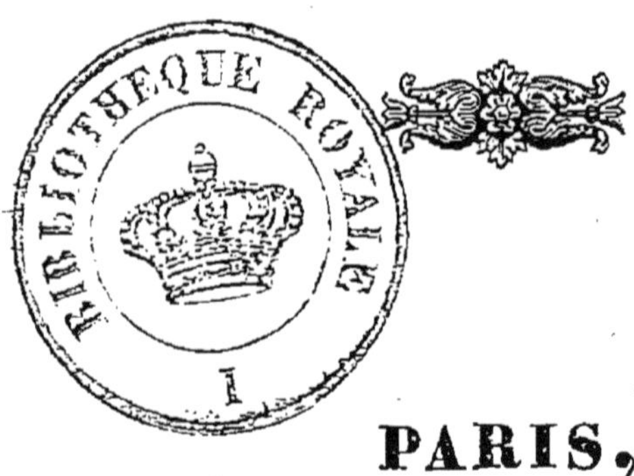

PARIS,

AU BUREAU DU JOURNAL DE MÉDECINE

ET DE CHIRURGIE PRATIQUES,

Rue d'Anjou-Dauphine, n. 6,

ET

CHEZ TRINQUART, LIBRAIRE,

RUE DE L'ÉCOLE-DE-MÉDECINE, N. 9.

—

1836

A M. le docteur Lucas-Championnière

Mon cher confrère,

L'ouvrage que vous publiez est l'expression fidèle de mes opinions sur la nature et le traitement de la syphilis. Lorsque j'ai commencé à me livrer aux recherches dont votre livre contient les résultats, je l'ai fait avec conscience, et j'ai dû poursuivre avec résolution la tâche que je m'étais imposée. Le blâme de quelques confrères, qui me supposaient apparemment des intentions que je n'avais pas, ne m'a point découragé. Mes observations ont porté sur une masse considérable de sujets placés dans des conditions d'âge, de sexe et de circonstances les plus variées; je suis arrivé aux conclusions que vous énoncez; les médecins qui vous liront pourront en apprécier la valeur; j'ai la confiance que ces idées, partagées déjà par un grand nombre de praticiens, ne seront pas sans profit pour l'avenir de la thérapeutique de cette maladie, thérapeutique si obscure et si incertaine pendant longtemps.

La syphilis est une maladie grave comme toutes celles qui ont la contagion pour principe. Si cependant on veut l'examiner en elle-même, on apercevra bientôt que les phénomènes qui se montrent pendant sa durée sont moins inhérents à son essence que dépendants de circonstances qui lui sont étrangères : je veux dire qu'elle est souvent ce que les médecins ou les malades la font, ceux-ci par leur incurie, ceux-là par leurs mauvaises médications. Les partisans de l'école physiologique se sont appliqués à prouver cette proposition; ils ont exagéré sans doute, mais, comme leur maître, ils ont voulu frapper fort pour laisser une impression dans les esprits. C'est certainement à leurs efforts que l'on doit les heureuses modifications apportées depuis quinze ans dans cette thérapeutique spéciale : mais ils ont été trop loin en niant le virus et en refusant au mercure tout effet utile, ou plutôt en imputant à son action une foule d'accidents dont il peut être le promoteur, mais non la cause exclusive. Pour mon compte, l'évidence des faits, l'observation, m'ont toujours fait reconnaître que la syphilis est une maladie tout aussi spéciale que la variole, par exemple, laquelle ne peut se développer chez un individu que dans des circonstances particulières, celles d'une contagion ; car, si la spontanéité de la variole est encore un problème, malgré quelques assertions, celle de la syphilis est toute conjecturale. Mon oncle, appuyé sur quelques données, en a posé la question, mais sous forme de doute; il n'a rien affirmé. Ordinairement donc la syphilis vient du dehors et résulte du contact d'une partie saine avec une surface qui est le siége d'une sécrétion de première formation, ou, ce qui est la même chose, de l'application de la matière sécrétée sur les parties saines ou dénudées.

Mais si les faits nous obligent à admettre cette spécialité, faut-il reconnaître comme conséquence rigoureuse une spécificité thérapeutique? C'est l'opinion commune, mais je ne l'admets pas; il n'y a pas plus de spécifique pour la syphilis qu'il n'y en a pour la variole, pour la scarlatine, etc.

Le mercure, auquel on a attribué longtemps une vertu spécifique, est loin de posséder cette propriété merveilleuse : la pratique usuelle vient sans cesse déposer contre. Non, certes, on ne peut guérir toutes les maladies syphilitiques au moyen du mercure : un spécifique serait bien désirable toutefois, car les médecins qui sont placés de manière à traiter beaucoup de malades syphilisés savent toutes les difficultés de cette thérapeutique. Mais si le mercure est dépouillé de spécificité, il faut lui reconnaître une action puissante. Comme vous le dites fort bien, il favorise la disparition des symptômes, et c'est tout ce que nous devons chercher à obtenir, ainsi que dans toute maladie. La thérapeutique de la syphilis ne sera rationnelle, elle ne sera sûre et satisfaisante que lorsque l'on aura abandonné l'idée d'action sur la cause. Les prétentions de ceux qui pensent que le mercure attaque le principe de la maladie ne se fondent sur rien, puisqu'ils n'ont jamais vu ce principe; car, bien qu'on l'admette sous la dénomination de virus, ils ne peuvent raisonner que par supposition. Or, qu'est un raisonnement ainsi basé en thérapeutique?

La considération des symptômes est le véritable fondement du traitement de la syphilis, c'est la base de ma pratique, c'est ce que vous avez parfaitement conçu et exposé.

Voici donc en quelque sorte ma profession de foi sur la syphilis : cette maladie est due à un agent spécial qui vient du dehors ; elle n'a point de spécifique.

Recevez, mon cher confrère, l'assurance de mes sentiments distingués.

CULLERIER.

AVERTISSEMENT.

La thérapeutique de la syphilis subit sa réforme. L'impulsion est donnée; en vain la prévention et la routine s'unissent pour repousser des idées nouvelles qui débordent de toutes parts; sur tous les points on s'occupe de cette maladie. Des congrès sont convoqués pour discuter sur sa nature; des mémoires sur le même sujet sont journellement adressés aux académies; des ouvrages plus étendus nous sont annoncés, et dans ce besoin que l'on éprouve de substituer à une théorie évidemment erronée des notions plus précises et plus conformes à l'observation, chacun s'empresse d'apporter le résultat de ses recherches et de fournir quelques matériaux pour l'édifice qui se construit.

Cette louable émulation portera ses fruits; quelques années encore, et l'établissement d'une thérapeutique rationnelle ne trouvera plus d'opposition.

Nous nous proposons dans ce travail d'examiner quelques questions relatives à la syphilis, et surtout à sa thérapeutique. Ce ne sont ni des théories nouvelles sur sa nature, ni des découvertes sur son origine, que nous apportons ici, mais des faits que pendant plusieurs années nous avons recueillis dans un grand hôpital.

Admis à suivre le service de M. Cullerier, chirurgien en chef de l'hôpital des Vénériens (hôpital du Midi), nous avons profité de cette occasion de voir et d'étudier sous toutes ses formes, dans des salles qui renferment un si grand nombre de malades, une affection dont on ne rencontre dans la pratique que quelques exemples isolés. Mais nous désirions bien moins observer la maladie elle-même, que reconnaître par nos propres yeux les effets des modifications apportées à la thérapeutique autrefois en vigueur dans cet établissement. Nous savions que les mercuriaux, jadis employés dans tous les cas, et considérés comme indispensables dans toute infection syphilitique, n'étaient plus administrés que dans certaines circonstances, et qu'ils étaient prescrits d'ailleurs à des doses qui constituaient fort rarement le traitement complet des auteurs. Et cependant on assurait que les malades sortaient de l'hôpital entièrement débarrassés de leurs symptômes, après y avoir séjourné pendant un espace de temps relativement fort court; qu'aucune espèce d'accidents ne se manifestaient chez eux pendant la durée du traitement, et que, bien que cette pratique fût adoptée depuis plusieurs années, les rechutes devenaient de plus en plus rares, et se montraient sous une forme infiniment plus bénigne qu'autrefois.

Ce que l'on nous avait annoncé et ce que des principes puisés dans l'ancienne école ne nous permettaient guère de croire, nous l'avons vérifié nous-même, et nous avons été forcé d'avouer qu'entre la méthode empirique à laquelle les auteurs réduisent le traitement de la syphilis, et l'esprit d'ordre et d'analyse apporté par M. Cullerier dans l'étude de chaque symptôme, entre les lois d'exception auxquelles tous les thérapeutistes anciens ont soumis cette maladie qu'ils ont placée en dehors du cadre nosologique, et les règles communes de la science que ce praticien a la juste prétention de lui appliquer, un esprit droit et exempt de préjugés ne peut balancer un instant, et qu'il ne saurait méconnaître, après avoir vu les deux systèmes en présence, les immenses avantages qui résultent de celui qu'on cherche en ce moment à faire prévaloir.

C'est après nous être bien pénétré, par la comparaison d'une masse énorme de faits recueillis au lit des malades, par des visites assidues dans cet établissement, et des conversations sur cette matière chaque jour renouvelées, des principes qui guident ce chirurgien dans sa pratique, que nous nous sommes décidé, avec son assentiment, à rendre public le résultat de cette observation, et à faire connaître les heureux effets d'un traitement doux et rationnel substitué à une médication violente et empirique. Cette publication, faite sous ses yeux et revue par lui, pourra donc être considérée comme l'expression fidèle de ses opinions sur les points les plus importants de l'histoire de la syphilis. On y verra qu'élevé dans les principes de l'ancienne école, M. Cullerier professa longtemps les opinions des auteurs; mais que, lorsque de nouvelles idées sur la nature de la syphilis et sur son traitement eurent été jetées dans le monde médical, il voulut, malgré la tempête que ces doctrines y excitèrent, reconnaître par lui-même ce qu'elles pouvaient avoir de juste ou d'exagéré. Pendant dix années d'expériences, d'études et d'essais multipliés sur des milliers de malades, il a pu apprécier leur valeur; et aujourd'hui ces doctrines, si longtemps mûries par la réflexion, sont appuyées sur des observations trop nombreuses pour que de nouveaux essais puissent jamais en démontrer l'erreur. Nous devons les publier, autant pour contribuer à hâter les progrès de la science, que pour ôter tout prétexte aux partisans exclusifs de la méthode ancienne de supposer que, hors des principes transmis par les auteurs sur la nature de la syphilis et la spécificité du mercure, il n'y a que vague et incertitude.

Sans doute il est sur cette cruelle maladie une foule de questions qu'on ne saurait expliquer d'une manière satisfaisante, et sur la solution desquelles un esprit sage doit hésiter ; nous avouerons donc notre ignorance sur quelques points, car si certaines théories ont été si nuisibles aux progrès de la science, c'est que, dans le désir de pénétrer tous les secrets de la nature, on a fait plier les faits à la doctrine, et on a préféré s'appuyer sur des erreurs plutôt que d'avouer son ignorance, et de s'arrêter aux limites que l'état de nos connaissances n'avait pas encore permis de franchir. C'est ainsi qu'en voulant rendre compte des désordres qui résultent quelquefois de l'infection syphilitique, et expliquer jusqu'à l'action du mercure, on est parvenu à créer la théorie du virus telle qu'on l'entend communément, avec toutes ses conséquences qui ont été si longtemps fatales aux malades. C'est en se fondant sur les assertions les plus étranges et les plus en opposition avec toutes les règles de la physiologie et de la thérapeutique, qu'on a établi dans l'affection qui nous occupe un système répondant à toutes les objections, tranchant toutes les difficultés, mais qui n'est d'accord ni avec l'expérience ni avec le raisonnement. Mieux vaudrait assurément un doute philosophique et l'aveu franc et sincère de l'impuissance de l'art; mais nous démontrerons bientôt de quel côté est le vague et l'incertitude, et lequel sert le mieux la science, du médecin qui doute et se borne à observer, ou de celui qui prétend résoudre des questions insolubles en s'appuyant sur des préjugés et des erreurs.

La thérapeutique adoptée par M. Cullerier n'est

point exclusive : fondée sur l'observation, elle consiste dans l'emploi de toutes les médications que l'expérience a démontrées utiles. Elle ne rejette aucune substance qui possède quelque action sur la disparition des symptômes, le mercure moins que toute autre, puisque c'est le médicament le plus généralement efficace dans la syphilis; mais les préceptes transmis par les auteurs anciens sur son mode d'administration ne sont pas ceux qu'on va voir exposés.

L'ouvrage que nous publions sera divisé en deux parties : dans la première, des principes généraux sur la nature et le traitement de la syphilis seront établis et démontrés par des faits; dans la seconde, nous ferons l'application de ces principes généraux à des faits particuliers, c'est-à-dire que nous appliquerons ces règles générales à la cure de la syphilis. En attendant la publication d'un travail plus étendu sur cette matière, travail dont nous nous occupons activement avec l'assistance de ce praticien, nous prenons pour exemple les deux principaux symptômes de cette maladie, parce que, à quelques modifications près, les mêmes règles sont applicables à tous les autres. Si, après avoir tracé l'histoire de l'ulcère primitif, nous avons choisi celle du bubon, c'est que non-seulement ce signe d'infection est la conséquence ordinaire du chancre, mais encore que, par son importance, ses variétés, ses complications et son influence sur l'infection générale, il est un des accidents syphilitiques les plus graves, et qu'il importe le plus de bien étudier. Après l'exposé complet de la thérapeutique de ces deux symptômes, nous n'aurons plus qu'à jeter un coup d'œil rapide sur les diverses lésions que peut produire l'infection syphilitique, pour signaler les modifications qu'elles réclament dans l'emploi des moyens locaux, et compléter ainsi l'histoire d'une doctrine qui est également applicable à tous les cas.

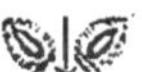

RECHERCHES PRATIQUES

SUR LA THÉRAPEUTIQUE

DE LA SYPHILIS.

PREMIÈRE SECTION.

NOTIONS GÉNÉRALES SUR LA NATURE ET LE TRAITEMENT DE LA SYPHILIS.

CHAPITRE PREMIER.

Nature de la maladie.

Si l'on songe à la fréquence de la syphilis qui a envahi le monde entier, qui infeste aujourd'hui non-seulement les grandes villes, mais encore la plupart des campagnes où jadis elle était inconnue, qui sévit sur toutes les classes de la société et constitue à elle seule la source d'accidents innombrables dénotant la malheureuse influence, soit de l'infection première, soit du traitement qu'on lui a opposé, on reconnaîtra l'opportunité de tout travail qui aurait pour but de rectifier les idées généralement admises sur la nature et le traitement de cette maladie. Mais pour qu'un travail de ce genre offre de l'intérêt, il faut qu'à la place d'hypothèses hasardées, et d'une théorie insuffisante, on y trouve l'expression de faits nombreux, d'expériences multipliées, ou plutôt d'une pratique immense qui ne puisse laisser aucun doute sur la certitude des renseignements fournis.

C'est donc en nous appuyant sur cette expérience que nous chercherons à établir quelques idées théoriques sur la nature de la syphilis, nous arrêtant aux points qui nous paraissent inexplicables, et n'expliquant que ce qui, dans l'état actuel de la science, est susceptible d'une démonstration.

Dans les longues discussions qui se sont élevées à diverses époques sur ce sujet, on a invoqué l'origine de cette maladie, que les uns ont fait transplanter d'Amérique parmi nous, et que les autres ont cru reconnaître de tout temps dans les ouvrages anciens et jusque dans les livres de Moïse : quelque opinion que l'on adopte sur une origine si obscure, il est évident qu'une question qui divise tant de bons esprits, et pour la solution de laquelle on ne saurait apporter de nouveaux matériaux, ne peut servir à résoudre aucune difficulté sur la nature même de la maladie. Nous mettrons donc de côté l'origine douteuse de la syphilis, et nous n'arguërons pas du texte incertain d'un auteur, sur l'existence ou la non-existence du virus vénérien. Assez de faits se passent sous nos yeux pour que nous préférions puiser dans l'observation journalière les documents nécessaires pour arriver à la vérité.

C'est par le contact que la syphilis se transmet d'un individu à un autre, et ce contact s'opère par les rapports que les deux sexes ont entre eux, par des unions contre nature, par le contact de la nourrice à son nourrisson et réciproquement, enfin par un rapprochement fortuit ou volontaire de parties saines avec celles qui sont le siége de cette maladie. Il y a dans tous les cas inoculation ; la syphilis est donc éminemment contagieuse.

Au bout d'un temps plus ou moins long, cette espèce d'inoculation a pour effet le développement d'un ulcère qui doit être considéré comme le signe primordial de la syphilis. Cet ulcère a pour principal caractère de se transmettre par le contact, comme celui qui lui a donné naissance; il a en outre pour caractères différentiels : 1° de se cicatriser beaucoup plus difficilement que ne semblent le comporter son aspect et son étendue; 2° de causer dans l'économie, pendant sa durée, ou plus ou moins longtemps après sa disparition, une série de désordres toujours graves.

Ainsi, inoculation ou contagion de la syphilis, développement d'un ulcère, lequel peut être suivi de symptômes divers, immédiats ou médiats, et qui ont avec lui une liaison évidente ou non contestable.

Telle est la marche à peu près constante de la syphilis, telles sont les règles générales de son développement, règles que n'infirment pas quelques exceptions que nous ne prétendons pas nier, bien qu'elles soient infiniment plus rares qu'on ne l'a supposé.

Une observation attentive a fait remarquer dans cette marche de la maladie une foule de particularités qui doivent être signalées aux praticiens, et d'abord son mode de contagion peut servir à nous éclairer sur sa nature.

On doit se demander, en effet, si un symptôme syphilitique, transporté par contagion d'un individu malade à un individu sain, donne naissance à un symptôme semblable, ou si, suivant les dispositions du sujet, la syphilis manifeste sa présence par des lésions différentes? Cette question ne peut guère concerner que la blennorrhagie et l'ulcère syphilitique, qui sont les deux symptômes le plus communément transmis par le rapprochement des sexes.

Les blennorrhagies sont excessivement fréquentes, comme on le sait; elles sont en proportion à peu près égale chez l'homme et chez la femme, et l'on peut raisonnablement admettre que ce symptôme, inoculé par le coït, produit un symptôme semblable; cette supposition est d'autant plus admissible que le pus de l'urètre ou du vagin, transporté sous l'épiderme, ne détermine pas la contagion, tandis que, déposé sur les muqueuses urétrale et vaginale, il donne facilement naissance à une blennorrhagie, comme nous en avons publié ailleurs divers exemples.

L'ulcère syphilitique primitif, à la vérité, est excessivement commun chez l'homme. Il est chez lui l'expression habituelle de la contagion, et cependant on l'observe assez rarement sur les parties génitales de la femme. Ne pourrait-on pas en conclure que le pus blennorrhagique de celle-ci détermine par le contact le chancre de la verge? Les remarques suivantes semblent prouver le contraire.

C'est à l'extérieur ou à l'entrée de la vulve que ces ulcères se développent chez la femme, et fort rarement les rencontre-t-on dans la longueur du vagin ; mais depuis que le spéculum est appliqué à l'étude des maladies vénériennes, on a pu se convaincre que, chez une multitude de femmes, le col utérin présente des ulcérations et des rougeurs qui offrent avec le chancre syphilitique quelque analogie. Ces ulcérations sont-elles le résultat du contact du gland malade sur un organe de structure à peu près semblable à la sienne, et doit-on expliquer la rareté du chancre du vagin par son analogie de conformation avec l'urètre dont la muqueuse n'est également ulcérée que dans un petit nombre de cas? C'est ce qu'il est permis seulement de supposer jusqu'à ce que des observations plus nombreuses aient démontré la liaison qui existe entre ces diverses affections.

Nous manquons de données nécessaires pour établir l'aspect et la conformation du col utérin chez les femmes qui, n'étant pas atteintes d'affections syphilitiques, éprouvent cependant quelques accidents du côté des parties génitales; mais on a pu remarquer que, chez presque toutes celles qui sont admises dans le service de M. Cullerier, ce col est considérablement tuméfié ou même ulcéré; cet état morbide accompagnant presque toujours un écoulement de nature suspecte, il est infiniment probable que c'est un signe de syphilis, et de cette manière on se rendrait parfaitement compte de la fréquence des chancres chez l'homme, sans être forcé d'admettre qu'un symptôme puisse dans certains cas produire par l'inoculation un symptôme différent.

Il est donc extrêmement probable que la blennorrhagie ne produit pas par contagion autre chose qu'un écoulement, soit de l'urètre, soit du vagin, et que l'ulcère syphilitique donne naissance, non pas à une blennorrhagie, mais bien à un ulcère semblable à lui et qui n'offre de différences avec l'ulcère du pénis que celles qui résultent de la structure des tissus sur lesquels il se développe.

Il résulte d'expériences faites au commencement du siècle par M. Cullerier oncle, et reproduites à diverses reprises, depuis cette époque, par M. Cullerier neveu, que tous les autres symptômes syphilitiques ne se transmettent que fort rarement par inoculation. On a cependant démontré dans ces derniers temps que le pus du bubon ulcéré transporté sous l'épiderme pouvait quelquefois donner naissance à une pustule qui se transmettait à son tour par inoculation et déterminait le développement d'une pustule semblable à elle; mais à mesure que l'on s'éloigne de l'époque de l'infection première, les symptômes qui surviennent jouissent de moins en moins de la propriété contagieuse : ainsi, la sécrétion si abondante des pustules muqueuses, transportée sous l'épiderme avec la lancette, ne produit aucun résultat, et l'observation a appris que le rapprochement des sexes n'a souvent dans ce cas aucun effet fâcheux. De nombreux exemples pourraient l'attester : pour n'en citer qu'un seul, il y avait à l'hôpital des Vénériens, il y a quelques années, un cordonnier, dont le scrotum, le périnée et l'anus étaient couverts de pustules muqueuses qui fournissaient une sécrétion extrêmement abondante et fétide. Cet homme, qui vivait dans une malpropreté extrême, continuait à avoir des rapprochements avec sa femme sans que celle-ci présentât aucun signe d'infection.

Nous en dirons autant des végétations qui, fixées sur le gland, sur le prépuce, à l'entrée de la vulve, sont fréquemment mises en contact avec des parties saines sans qu'on voie la contagion se développer. Les occasions d'observer ces faits sont fort communes lorsqu'on interroge les malades sur leurs antécédents. Un homme qui portait depuis six mois sur le gland et le prépuce une masse de végétations au moins égale en volume à un œuf de poule, nous affirmait qu'il se livrait fréquemment au coït, malgré la difficulté qu'il éprouvait à faire pénétrer le membre viril dans le vagin, et il prétendait que ces excroissances n'étaient pas de nature syphilitique, parce que les femmes avec lesquelles il avait des rapports n'étaient jamais infectées.

Si de ces symptômes qui annoncent ordinairement une infection peu ancienne, nous passons à ceux qui dénotent une infection de plus vieille date, nous verrons qu'ils offrent également à un degré fort peu prononcé la propriété contagieuse. Les syphilides, par exemple, à quelque époque que ce soit de leur développement, ne se transmettent pas par le contact. Chaque jour, en effet, des femmes allaitent des nourrissons couverts d'éruptions syphilitiques, sans que leur santé en paraisse dérangée, et réciproquement des nourrices, dont la peau est parsemée de pustules, élèvent souvent leurs enfants avec le plus grand succès. C'est ainsi qu'une femme qui a séjourné plus d'une année dans le service de M. Cullerier a nourri de son lait deux enfants sans aucun inconvénient pour leur santé, quoique son corps fût couvert de pustules et de squammes nombreuses qui avaient succédé à des ulcères syphilitiques des parties génitales.

Nous en pourrions dire autant des ulcères du fond de la gorge et du voile du palais. Combien ne voit-on pas d'hommes qui portent ces lésions anciennes et qui n'ont point interrompu leur commerce habituel avec leurs femmes, sans que celles-ci paraissent en souffrir?

Mais si nous signalons le faible degré de contagion dont jouissent les symptômes syphilitiques consécutifs, nous ne prétendons pas qu'ils ne puissent jamais se communiquer par le contact. Des faits bien observés prouvent, au contraire, que certains d'entre eux sont susceptibles de se transmettre directement, et on ne saurait absolument affirmer qu'il n'en est pas ainsi des autres.

Une femme mariée et de bonnes mœurs se présenta à l'hôpital des Vénériens avec un enfant âgé de dix mois environ, et fit le récit suivant :

« Je n'ai jamais eu d'affection vénérienne, et mon mari jouit de la meilleure santé ; je suis accouchée il y a dix mois de cet enfant, qui était fort et bien portant. Je pris chez moi un nourrisson d'une femme que je ne connaissais pas ; ce nourrisson était extrêmement maigre et avait le corps couvert de boutons semblables à ceux que vous voyez. N'ayant aucun soupçon sur la nature de ce mal, j'allaitai cet enfant ainsi que le mien ; souvent je les couchai ensemble et je confondis leurs petits vêtements. Bientôt je m'aperçus qu'il se développait sur le corps de mon enfant des boutons semblables à ceux qu'avait mon nourrisson, et bien que ce dernier n'eût point de mal à la bouche, il me survint sur le sein, le dos et la poitrine de larges croûtes, dont quelques-unes existent encore. Le nourrisson mourut bientôt après, et ce n'est que lorsque mon enfant est arrivé à un état de maigreur extrême, qu'un médecin qui fut appelé reconnut que nous avions tous deux une affection vénérienne. »

L'enfant était effectivement dans un état déplorable, tout son corps étant couvert d'une syphilide pustuleuse. La mère offrait aussi dans différentes régions de semblables boutons, qui ne laissaient aucun doute sur leur nature. Le mamelon n'avait jamais été malade.

Voici un autre fait qui peut également être cité en faveur de la contagion des symptômes consécutifs. Une femme est entrée à l'hôpital avec ses deux filles, l'une âgée de onze ans, et l'autre de sept. Voici son rapport:

« J'habite la campagne (dix lieues de Paris); j'avais quatre enfants, et tous, ainsi que leur père et moi, avions toujours joui d'une bonne santé. Il y a huit mois, j'ai pris chez moi un enfant trouvé, âgé de deux ans; il était assez chétif, avait des boutons sur le corps et mal dans la gorge. Nous lui donnions à manger de la soupe avec la cuiller dont nous nous servions en dînant, et il buvait au même verre que nous. Bientôt, une de mes filles se plaignit d'un violent mal de gorge; ce mal augmenta, et elle succomba dans l'espace de six semaines environ; le nourrisson mourut aussi, mais je m'aperçus presque aussitôt que j'avais également mal dans la gorge, et mes deux filles que voici se plaignirent en même temps de la même maladie; leur père n'en souffrit aucunement et continua à jouir d'une bonne santé.

» Un médecin fut appelé, et pensant que c'était un mal vénérien, nous fit faire des frictions avec l'onguent mercuriel; mais le mal de gorge ne diminuant pas, je me suis décidée à entrer à l'hôpital.»

Ces trois malades présentaient effectivement une ulcération de la paroi postérieure du pharynx, qui fut jugée de nature syphilitique. Elles sortirent guéries après quelques mois d'un traitement mercuriel; mais l'aînée des deux petites filles rentra bientôt après, pour une éruption pustuleuse qui couvrait tout le corps, et fut guérie, cette fois, par des fumigations de cinabre.

Deux autres modes d'inoculation ont été assignés à la maladie qui nous occupe. Dans l'un on a supposé que le virus était absorbé et porté directement sur un point éloigné, sans manifester sa présence par des symptômes locaux; dans l'autre, on a prétendu qu'il pouvait se transmettre par hérédité des parents aux enfants, comme on l'observe pour la phthisie, les maladies du cœur et autres affections organiques. Quant au premier mode d'inoculation, il est infiniment probable que cette vérole d'emblée n'a été admise par les auteurs que par défaut d'informations suffisantes, les malades ne pouvant ou ne voulant pas fournir tous les renseignements désirables sur leurs antécédents. L'observation prouve, en effet, que les femmes sont très-fréquemment atteintes de symptômes syphilitiques, dont elles ne souffrent point, ou qu'elles confondent avec d'autres maladies; que la leucorrhée, qui est si commune surtout dans les grandes villes, n'est parfois que l'indice d'une vaginite, ou même d'ulcérations syphilitiques du col utérin. Or, comme ces symptômes abandonnés à eux-mêmes guérissent en général, malgré l'opinion si longtemps admise, la plupart de ces malades sont bien loin de supposer la cause de ces légers accidents.

Une autre source d'erreur doit être signalée. La syphilis est assez fréquente dans le bas âge; à en juger par le nombre de ces petits malheureux qui chaque année sont apportés à l'hôpital des Vénériens, on doit supposer que les enfants sont souvent victimes de l'intempérance et de l'incurie de leurs parents. Comment ces petits malades, arrivés à un âge plus avancé, pourraient-ils fournir des renseignements satisfaisants sur l'état antérieur de leur santé, si des symptômes d'une syphilis constitutionnelle venaient à se manifester?

Enfin, nous démontrerons, en nous occupant du bubon syphilitique, qu'une multitude d'individus contractent des chancres superficiels du gland et du prépuce, sans que leur attention soit attirée sur ces légers accidents. Cette infection, si bénigne en apparence, peut un jour acquérir beaucoup de gravité; elle peut devenir générale, sans que le malade soupçonne l'origine des désordres qui se manifestent dans son économie.

Nous ne parlons pas des cas nombreux dans lesquels les personnes qui nous consultent ont intérêt à nous tromper, et que le médecin le plus clairvoyant est conduit, malgré lui, à expliquer d'une manière peu conforme à l'observation journalière.

On voit, par ces courtes observations, que l'infection syphilitique générale, sans symptômes primitifs locaux, est un mode de contagion au moins douteux, et que les causes d'erreur, soit de la part du médecin, soit de celle des malades eux-mêmes, sont trop nombreuses pour qu'on regarde comme constant un mode d'infection sur l'origine duquel il restera toujours quelque incertitude.

Quant à l'hérédité, elle est évidente, car elle repose, non pas sur des renseignements presque toujours erronés ou mensongers, mais bien sur des faits dont il est impossible de nier l'existence. Il est certain que des hommes atteints d'une vérole constitutionnelle ont procréé des enfants syphilitiques, sans communiquer l'infection à la mère; et un tel résultat doit-il nous surprendre, lorsque nous voyons chaque jour des sujets rachitiques, scrofuleux, phthisiques, etc., transmettre à leurs descendants ces funestes constitutions; quand, en général, le fils d'un homme débile est débile lui-même ; quand les dispositions à la folie et à tant d'autres affections se transmettent si fréquemment de père en fils dans les familles ? La syphilis, qui porte son action sur tous les tissus, qui attaque à la fois les téguments, les muqueuses, les organes parenchymateux, les tissus fibreux et osseux eux-mêmes, enfin, dont le siége de prédilection semble être le système génito-urinaire, jouirait-elle d'une exception que n'offrent pas même certaines maladies locales ?

D'ailleurs, plus que tout raisonnement, l'observation est dans ce cas l'arbitre souverain ; elle prononce en dernier ressort sur les points mêmes que notre esprit se refuserait à admettre, et, nous le répétons, l'existence de cette hérédité n'a rien qui doit sembler étrange.

En résumant ce que nous avons dit du mode de transmission de la syphilis, on voit que le chancre est ordinairement le point de départ de la contagion, que le pus qui découle de sa surface est éminemment propre à déterminer l'inoculation, qu'il ait son siége sur la verge, à l'entrée du vagin, ou sur le col de l'utérus, que les symptômes qui succèdent aux chancres ne jouissent qu'à un faible degré de la propriété contagieuse, et qu'enfin ceux qui se montrent à une époque plus reculée et qui dénotent une infection générale ne s'inoculent que dans certaines conditions et chez certains individus présentant sans doute quelque disposition particulière.

Voilà ce que l'observation démontre. La manière dont l'inoculation elle-même s'opère pourra peut-être fournir encore quelques lumières sur la nature de la syphilis.

Si l'on prend avec l'extrémité d'une lancette du pus d'un chancre récent, et qu'on l'introduise sous l'épiderme, on remarque quelquefois dès le lendemain, mais le plus communément au bout de quarante-huit heures, un gonflement de la petite plaie, une rougeur des parties environnantes dans une très-petite étendue. Bientôt la piqûre prend l'aspect d'un bouton ou d'une pustule, son sommet suppure, se détache, et laisse à nu une ulcération taillée à pic qui s'élargit promptement par une sorte d'érosion de ses bords. La même chose a lieu lorsque l'inoculation a été pratiquée sur une muqueuse.

Si, peu d'instants après avoir inoculé ce pus, on essuie la plaie, si on la cautérise, si on la lave, soit avec de l'eau simple, soit avec une dissolution de chlorure de chaux, on peut faire avorter l'inflammation, et l'inoculation n'a pas lieu. On sait qu'il en est de même de la vaccine, de la variole, de la rage, et qu'il faut un certain laps de temps pour que les virus en général soient absorbés. Mais quand on attend plusieurs heures pour faire ces lotions, la matière contagieuse a acquis en quelque sorte droit de domicile, et cette précaution n'empêche plus l'ulcère de s'y développer. Cependant la cautérisation peut faire avorter la pustule lors même qu'elle a commencé à se former. Ces remarques sont le résultat d'expériences tentées par M. Cullerier il y a longues années, et répétées un grand nombre de fois (1).

C'est sans doute de la même manière que la contagion s'opère par les voies naturelles. Le frottement réitéré sur une grande surface favorise, sur les points dans lesquels l'épiderme a le moins d'épaisseur, une inoculation qui serait prévenue s'il était possible d'enlever par des lotions convenables la matière contagieuse qui s'y trouve déposée. C'est ce que prouvent les tentatives faites à plusieurs reprises pour trouver un préservatif de la syphilis, et qui, dans certains cas, ont réussi, soit en détruisant, soit en enlevant le principe contagieux dont l'absorption n'aurait pas tardé à se faire.

Les expériences répétées sur les hommes pour inoculer la syphilis sont donc absolument semblables à celles que l'on tente chaque jour pour l'inoculation de la vaccine. Beaucoup d'individus résistent à la contagion, et les piqûres sont multipliées sans aucune espèce de succès. Chez d'autres, elles déterminent le développement d'un petit bouton qui est bientôt arrêté dans sa marche, d'une sorte de pseudo-syphilis, si nous pouvons employer ce terme, comme on a signalé une

(1) De semblables inoculations tentées chez les animaux par plusieurs praticiens et par M. Cullerier lui-même ont été sans résultat.

pseudo-vaccine. La lancette plongée dans ce bouton avorté ne transmet plus la contagion; tandis que la pustule qui parcourt ses périodes se transforme en un véritable chancre éminemment contagieux comme celui qui lui a donné naissance.

Les conséquences pratiques que l'on peut tirer de ces diverses remarques sur l'inoculation de la syphilis seront bientôt signalées; mais, avant d'en arriver à ces conclusions, il faut suivre les symptômes dans leur développement, quelle que soit leur origine.

On considère généralement la syphilis comme une affection particulière qui ne peut être avantageusement combattue que par quelques substances spécifiques; qui, abandonnée à elle-même, fera toujours des progrès jusqu'à ce qu'on ait opposé au virus un agent destructeur; en un mot, qui diffère, sous tous les rapports, des autres maladies, dont la plupart, comme on sait, peuvent disparaître par les seuls efforts de la nature. C'est l'opinion commune, et, guidés par ce principe, la plupart des médecins se hâtent encore de couvrir les ulcères les plus aigus d'onguent mercuriel, de faire avec la même pommade des frictions sur les tumeurs les plus enflammées, enfin de traiter les symptômes syphilitiques autrement qu'ils ne traitent toutes les autres affections connues.

Il est vrai que certains auteurs admettent parfois un élément syphilitique et un élément inflammatoire; mais cette distinction ne les empêche point de soustraire cette maladie aux règles générales de la thérapeutique, puisqu'ils croient devoir combattre à la fois les deux éléments, et qu'ils saignent en même temps qu'ils administrent le mercure.

Quelque opinion que l'on adopte sur la nature de la syphilis, qu'on admette qu'elle se complique d'inflammation ou qu'on croie devoir négliger cette complication pour ne s'occuper que du virus, toujours est-il qu'on la considère, généralement du moins, comme une affection à part, qui tend toujours à s'accroître jusqu'à ce qu'on lui ait opposé un médicament spécifique. Or, rien dans l'observation du développement et de la marche de cette maladie ne vient justifier cette opinion. Les symptômes syphilitiques abandonnés à eux-mêmes tendent, comme la plupart des autres lésions, à se terminer par la guérison; mais que l'on n'interprète pas mal nos paroles, et qu'on n'aille pas en conclure que, suivant nous, la syphilis est une affection légère que les soins les plus insignifiants suffisent pour guérir. Il faut expliquer suffisamment notre pensée.

Pour apprécier convenablement la marche d'une maladie, il faut écarter du sujet de l'observation toutes les causes qui pourraient accroître sa gravité. Ainsi, si l'on veut savoir combien une gastrite, une pneumonie abandonnées à elles-mêmes mettent de jours à se juger, pour nous servir de l'expression consacrée, il ne faut pas que les malades continuent à prendre des aliments et à vaquer à leurs affaires; ils doivent au contraire se soustraire à toute espèce de causes excitantes, garder le repos le plus absolu, et attendre dans un calme parfait que les efforts de la nature les aient débarrassés du principe morbide, soit par une crise salutaire, soit par tout autre moyen que souvent il nous est impossible d'apprécier.

En a-t-on fait autant pour la syphilis? non certainement, car la crainte de voir le virus se reproduire sous une forme quelconque a empêché les médecins de s'abstenir de tout traitement, en attendant les efforts de la nature; ou si, violant les règles qui leur étaient prescrites, ils ont quelquefois tenté cette expérience, ce n'a été que sur quelques sujets isolés et en trop petit nombre pour qu'ils pussent en tirer une conclusion utile à la science.

Les sujets d'observation n'ont donc été pris que parmi ceux qui se refusaient à tout traitement, et qui, peu effrayés des suites de leur maladie, continuaient de vaquer à leurs affaires, de satisfaire leur appétit, souvent même de se livrer à des excès qui devaient avoir une influence fâcheuse sur la durée de la syphilis, comme il en eût été de toute autre maladie.

C'est dans ces circonstances, disons-nous, qu'on a entrepris de spécifier le degré de puissance de la nature dans la résolution des symptômes syphilitiques.

Mais n'est-il pas évident qu'à chaque instant de nouvelles causes de stimulation entretiennent le symptôme dans son état de subinflammation, ou tendent à le faire passer à un degré d'inflammation plus aiguë? Croit-on que la marche et par conséquent le frottement, que la stimulation qui résulte d'une nourriture copieuse, que les désirs vénériens satisfaits ou non satisfaits, les travaux d'esprit ou de corps, les passions, etc., etc., soient sans influence sur la marche d'un chancre ou d'un bubon? Pourquoi donc soustraire ces symptômes à la loi commune, et supposer que, parce qu'ils ont leur siége sur des organes moins importants que le tube digestif, le cœur ou les poumons, ils resteront insensibles à toute modification, soit générale, soit locale, que ces causes peuvent apporter?

Il existe au contraire entre les symptômes syphilitiques et l'état des organes intérieurs une corrélation telle qu'elle se manifeste à chaque instant dans l'état morbide de ces derniers. Ainsi, que dans le cours du traitement il survienne une phlegmasie du tube digestif, on voit souvent la cicatrisation d'un vaste ulcère, la résolution d'un bubon, la fonte d'une périostose s'arrêter sur-le-champ, et ne reprendre une marche favorable que lorsque l'estomac est ramené à des conditions meilleures.

Ce ne sont pas seulement des affections matérielles, si on peut s'exprimer ainsi, qui réagissent sur les symptômes syphilitiques ; toute passion, tout ébranlement violent des facultés intellectuelles ont sur leur disparition ou leur développement l'action la plus sensible. Un violent accès de colère, par exemple, un chagrin profond, l'acte du coït dans lequel se trouvent réunies la sensation de l'esprit et celle du corps, ont parfois sur la marche de ces symptômes une influence telle qu'on perd en quelques instants toute l'amélioration qu'on avait obtenue pendant de longs jours de patience et de peine. D'autres fois, de nouveaux symptômes viennent s'ajouter aux premiers : une syphilide maculée ou papuleuse est souvent le résultat d'une forte commotion morale chez un individu qui porte des chancres ou des pustules humides. Et c'est chez des malades soumis à tant de causes de surexcitation qu'on veut étudier les ressources de la nature après l'inoculation de la syphilis ? Cette affection serait par trop bénigne et ne mériterait pas l'intérêt qui se rattache à son étude, si la nature triomphait aussi aisément du mal et des causes qui tendent à l'aggraver.

Et cependant, malgré les circonstances défavorables dans lesquelles on observe la marche de la syphilis abandonnée à elle-même, on voit encore que l'économie finit par se débarrasser de cette infection, que les ulcères se cicatrisent, que les pustules s'effacent, que les bubons se résolvent ou s'affaissent après avoir suppuré; tout cela, il est vrai, dans un temps généralement assez long et après des accidents plus ou moins graves : mais enfin, abandonnée à elle-même, cette maladie ne tend pas toujours à s'accroître, finit par disparaître, et le monde est plein de gens qui, par insouciance ou autres motifs, n'ont apporté absolument aucune espèce d'attention à leurs symptômes syphilitiques, bien qu'ils aient fini par s'en trouver entièrement débarrassés.

La marche de la syphilis n'est donc, généralement parlant, ni si effrayante, ni si extraordinaire qu'on l'a prétendu, et nous n'avons pas encore trouvé, dans l'examen que nous faisons de cette maladie, de raison suffisante de la reléguer hors du cadre nosologique et de créer pour elle des règles spéciales de traitement.

Si sa durée est si longue, si ses complications sont si fréquentes, c'est qu'on abuse des médicaments énergiques qu'on lui oppose, et qu'une mauvaise direction a été jusqu'ici imprimée à sa thérapeutique.

Mais, de ce qu'on a exagéré peut-être sa gravité en déniant les ressources de la nature dans cette maladie, s'ensuivra-t-il qu'on doive la considérer comme une simple irritation des parties génitales, occasionnée soit par excès du coït, soit par malpropreté, impureté ou nature particulière des parties affectées ; qu'il faille combattre ses symptômes par l'emploi exclusif des antiphlogistiques; enfin qu'on puisse expliquer par la théorie de l'irritation l'infection première et consécutive? La marche des symptômes syphilitiques peut encore nous conduire à la solution de cette question.

Rarement dans la pratique civile, avons-nous dit, on a occasion de voir les symptômes syphilitiques abandonnés à eux-mêmes, sans qu'il vienne s'y joindre quelque cause de stimulation qui en prolonge la durée; mais dans ceux des hôpitaux, soit civils, soit militaires, où l'on ne soumet pas tous les malades à l'emploi des mercuriaux, on observe plus à loisir la marche de ces accidents débarrassés de toutes les circonstances qui peuvent les aggraver. Or, généralement parlant, on rencontre dans leur durée une persistance, une opiniâtreté qui n'est pas le partage des désordres produits par la simple irritation. Les ulcérations, par exemple, qui siégent sur le gland et le prépuce, ont une malignité que n'offrent assurément pas les simples écorchures, celles qui résultent du frottement exercé dans un coït trop répété, celles enfin qu'un excès d'inflammation fait développer sur toutes les parties du corps. Il n'est pas rare de rencontrer sur les téguments des ulcérations plus ou moins profondes, qui succèdent à des points gangreneux, ou à des violences exercées par les corps extérieurs; mais, à moins que ces ulcères n'aient leur siége sur certaines régions dont la structure permet difficilement le développement d'une cicatrice, on les voit marcher vers une guérison rapide dès qu'on a dissipé l'inflammation qui leur avait donné naissance.

Il n'en est pas de même des chancres syphilitiques; sans doute beaucoup d'entre eux, convenablement traités par les antiphlogistiques, se cicatrisent avec une grande rapidité; mais il n'en est pas toujours ainsi, et il faut bien convenir que le plus ordinairement la durée de ces ulcérations dépasse de beaucoup celle qu'on leur aurait assignée si l'on avait fait abstraction de la cause.

Non-seulement leur durée est plus longue, mais encore ils tendent à donner naissance à d'autres symptômes qui ne sont pas en général le résultat d'une simple irritation. Ainsi, le bubon qui succède si facilement au chancre syphilitique se développe rarement lorsque le gland ou le prépuce sont enflammés par une autre cause; c'est même le plus souvent lorsque l'ulcère est presque indolent que les glandes inguinales s'engorgent et suppurent. Il y a donc autre chose que la simple irritation des tissus qui a déterminé leur gonflement et leur érosion; il y a ce principe qui constitue la syphilis, sur la nature duquel il règne bien de l'obscurité sans doute, mais enfin dont on ne peut nier l'existence sans substituer à la simple observation des faits le vague et l'incertitude des hypothèses.

C'est ici l'occasion d'élever un parallèle entre les symptômes syphilitiques et ceux qui, siégeant aux parties génitales ou sur d'autres régions du corps, reconnaissent une cause différente. Sur ce point, comme sur les autres, nous nous bornerons à exposer ce que démontre l'observation, et nous éviterons toute supposition hasardée qui ne découlerait pas immédiatement des faits.

La plus grande obscurité règne encore sur ce sujet, quoique les praticiens en général n'hésitent pas à trancher les difficultés qu'il présente, en s'appuyant sur certaines données dont nous allons démontrer l'erreur.

Les symptômes syphilitiques, tant primitifs que consécutifs, présentent en général un aspect que l'habitude fait bientôt distinguer ; mais cet aspect ne suffit pas toujours pour faire prononcer sur leur nature, et le praticien le plus exercé reste quelquefois dans l'incertitude, bien qu'il s'aide en outre des antécédents et des effets des médicaments.

Quant à l'aspect, il a été signalé par tous les auteurs : l'ulcère syphilitique est taillé à pic, a les bords engorgés, le fond grisâtre et rayonné. Cela est vrai dans la plupart des cas, mais cette règle souffre de trop nombreuses exceptions pour qu'elle puisse suffire à caractériser la maladie.

On aurait grand tort, en effet, de nier le caractère syphilitique à ces ulcérations superficielles qui ne présentent ni bords taillés à pic, ni fond grisâtre, et que l'on a désignées dans ces derniers temps sous le nom de *balanite ulcéreuse*. Ces légères excoriations, auxquelles, d'après les caractères indiqués aux chancres syphilitiques, on serait tenté d'attacher peu d'importance, sont au contraire très-souvent des signes d'une infection qui, pour s'annoncer d'abord d'une manière bénigne, n'en est pas moins fréquemment suivie de désordres graves et de symptômes consécutifs.

Enfin le chancre élevé de Carmichaël, qui présente des caractères différents de celui de Hunter, n'est pas moins de nature syphilitique. Ces bords taillés à pic, cette forme arrondie, puis irrégulière, loin d'être un caractère pathognomonique, ne tiennent, comme nous le démontrerons plus tard, qu'au mode même de développement de l'ulcère.

Une foule de végétations, d'ulcérations, de boutons, de pustules de l'anus ou des parties environnantes offrent la même difficulté de diagnostic, et quant aux symptômes désignés sous le nom de *consécutifs*, ils sont encore plus difficiles à reconnaître dans certains cas. Les ulcérations de la bouche, par exemple, syphilitiques, mercurielles ou autres, peuvent très-aisément être confondues; les éruptions sur la peau n'ont pas plus de caractères distinctifs, la coloration cuivrée de leur circonférence, qui, suivant les auteurs, doit servir à les distinguer, n'étant rien moins que constante.

Enfin, les affections des os peuvent aussi facilement induire en erreur, puisqu'elles sont absolument semblables à celles qui sont produites par d'autres causes.

L'aspect des symptômes syphilitiques est donc parfois insuffisant pour faire prononcer sur leur nature, et les praticiens les plus expérimentés peuvent rester encore sur ce point dans l'incertitude.

La gravité de ces symptômes pourra-t-elle être prise en considération pour prononcer sur leur nature? Il est bien vrai qu'en général les écorchures, les ulcérations qui ne sont pas syphilitiques, disparaissent avec facilité et que l'inflammation qui les accompagne n'est pas bien violente. C'est sans doute ce peu de gravité des blessures des parties génitales qui avait fait penser à Astruc que les symptômes qui guérissaient promptement n'étaient pas de nature syphilitique. Cette opinion, que plusieurs médecins adoptent encore, est cependant complétement réfutée par les faits, puisqu'en général les symptômes sont plus ou moins graves suivant les circonstances dans lesquelles vivent les malades, et que d'ailleurs il est assez fréquent de rencontrer des symptômes consécutifs chez des individus qui n'avaient présenté d'abord que des accidents fort légers, et auxquels ils avaient fait peu d'attention parce que leur guérison avait été rapide.

D'un autre côté, l'excès du coït ou de la masturbation est parfois suivi de très-grands désordres; les organes de la génération peuvent, comme tous les autres, être pris d'une violente inflammation qui les détruit aussi promptement que le pourrait faire une ulcération due à une cause spécifique.

Nous avons vu des gangrènes du prépuce et du gland lui-même, sans qu'on pût supposer l'existence d'une infection syphilitique. M. Cullerier en a rencontré chez des individus qui ne s'étaient pas livrés au coït, et dont la verge avait été exposée seulement à des violences extérieures (1).

(1) Les faits de ce genre sont nombreux et ne se rencontrent pas seulement à l'hôpital des Vénériens. Voici une observation que nous trouvons consignée dans la *Gazette des hôpitaux* du 12 janvier 1836; elle a été recueillie à l'Hôtel-Dieu, dans le service de M. Sanson.

Salle Sainte-Jeanne, n° 59, a été placé un jeune homme de seize ans, à peau fine et blanche, aux cheveux rouges.

Cinq jours auparavant, après s'être livré pour la première fois au coït avec une fille publique, il avait passé la nuit à se masturber avec fureur; le lendemain, le prépuce, dont la largeur était telle que, sans qu'il y eût phimosis, le gland restait couvert pendant l'érection, s'enflamma et donna lieu à une blennorrhée bâtarde avec balanite.

Deux jours après, il fut reçu dans une salle de médecine où il resta trois jours, et passa dans le service de chirurgie.

Il présentait alors l'état suivant: Toute la verge offrait des traces non équivoques d'une inflammation violente; elle était rouge, tuméfiée depuis sa base jusqu'au prépuce qui

Quant aux tubercules et aux abcès de nature scrofuleuse, à la nécrose, et même aux ulcérations du voile du palais qui n'ont souvent rien de commun avec l'infection syphilitique, il est évident que leur gravité n'est pas moindre que lorsqu'ils sont les signes de cette maladie.

De toutes les manières de juger de la nature de quelques symptômes, une des plus sujettes à l'erreur est celle qui consiste à s'appuyer *sur les antécédents*. En effet, de ce qu'un individu a eu des rapports avec une femme suspecte et dont on n'a presque jamais reconnu l'état de santé, on ne peut conclure que les lésions qui se développent à ses

recouvrait le gland; par l'orifice s'écoulait une matière muco-purulente, épaisse et abondante. Sur le dos de la verge, existait une large tache livide, d'une couleur grise ardoisée, d'une forme ovalaire et d'un pouce de diamètre. Une profonde incision est pratiquée sur cette tache pour donner une issue facile aux liquides septiques. Néanmoins, la gangrène s'était étendue, le lendemain, à toute la partie antérieure du pénis, qui parut sphacélée.

Cependant, sous l'influence d'un traitement émollient et antiphlogistique, l'inflammation se calme, les escarres se détachent, et l'on peut voir alors toute l'étendue de la perte de substance. Les téguments, une grande partie de l'épaisseur du gland et l'extrémité antérieure de l'urètre avaient été détruits.

Par un traitement convenable, les plaies se cicatrisèrent dans l'espace de deux mois, sans qu'on crût nécessaire d'administrer un traitement antisyphilitique, l'affection paraissant entièrement due à des excès tout mécaniques.

parties génitales, au bout d'un temps plus ou moins long, soient de nature syphilitique. Pour les symptômes consécutifs, les antécédents ne sont pas beaucoup plus concluants, car une infection première, alors même qu'elle a été négligée, n'est pas nécessairement suivie d'accidents secondaires; et d'un autre côté, nous avons vu que des individus peuvent avoir été atteints de syphilis et l'ignorer, ou avoir des motifs pour feindre de l'ignorer.

La conduite antérieure des malades ne doit donc jamais être consultée qu'à titre de renseignements, et en général il faut attacher peu d'importance à des détails sur lesquels il reste toujours beaucoup d'incertitude.

C'est cependant sur les antécédents que beaucoup de praticiens s'appuient pour prononcer sur la nature d'un symptôme douteux. Un malade a-t-il eu plusieurs affections vénériennes et présente-t-il une fissure à l'anus, une ulcération à la bouche? le caractère syphilitique est aussitôt attribué à ce léger signe, et l'on se hâte de prescrire de nouveaux traitements mercuriels. C'est ainsi que tant de malades arrivent à prendre des doses énormes de mercure, par mesure de précaution, et sont soumis, sur de simples soupçons, à tous les inconvénients qui résultent de cette méthode.

L'aspect extérieur du symptôme syphilitique, son degré de gravité et les renseignements que l'on obtient sur le mode le plus probable de son développement, sont donc bien autant de circonstances qui aident à établir le diagnostic d'un ulcère ou d'une pustule, mais ces renseignements ne sont pas toujours suffisants pour en déterminer la nature d'une manière qui ne laisse aucun doute dans l'esprit du praticien.

Il est une autre épreuve à laquelle on soumet les accidents réputés syphilitiques, et qui est infaillible pour beaucoup de médecins : nous voulons parler du traitement mercuriel, soit intérieur, soit extérieur, qu'on prescrit aux malades. La confiance dans le métal spécifique est telle que des praticiens qui l'emploient chaque jour dans une foule d'affections variées, telles que l'érysipèle, les flegmons, les maladies de la peau, les inflammations des séreuses, etc., persistent à le considérer comme une pierre de touche pour distinguer les maladies syphilitiques de celles qui ne le sont pas.

Il peut paraître au moins singulier que, tout en avouant que le mercure guérit une infinité de maux autres que la syphilis, on veuille soumettre à son épreuve ceux dont la nature est douteuse : c'est une des inconséquences auxquelles conduit la théorie du virus, telle qu'on l'adopte généralement.

Il est certain que le mercure donné à propos est un remède puissant contre les symptômes syphilitiques; mais, comme tous les remèdes qui sont à notre disposition, il ne faut pas l'administrer indistictement, et pour en tirer un parti avantageux, il faut savoir choisir les cas dans lesquels son administration convient. L'expérience prouve de la manière la plus positive que les mercuriaux, loin de hâter la cicatrisation de certains ulcères syphilitiques, la retardent au contraire, tandis que d'autres médicaments, plus appropriés à l'état de la plaie ou peut-être à l'individualité des malades, ont sur leur guérison une action aussi prompte qu'efficace ; l'expérience de M. Cullerier n'admet pas le moindre doute sur ce point. Comment peut-on prétendre qu'on distinguera par son emploi les lésions qui tiennent à une infection syphilitique, de celles qui reconnaissent une autre cause?

Les faits suivants, choisis parmi un grand nombre que nous possédons, prouvent combien une telle prétention est vaine et illusoire.

Un forgeron portait sur le dos de la verge un chancre élevé survenu peu de jours après la cohabitation avec une femme impure. Comme il continuait ses travaux, il se fit à un doigt de la main gauche une brûlure assez légère. Il supposait que du pus détaché de l'ulcère de la verge avait été transporté par mégarde sur la brûlure, car celle-ci n'avait pas tardé à s'enflammer et à revêtir tous les caractères de l'ulcère syphilitique. Le doigt approché de la verge offrait en effet une ulcération de la largeur d'une pièce de cinq sous et ayant avec la première une telle ressemblance qu'on ne pouvait hésiter à leur attribuer à toutes deux la même origine. Cependant M. Cullerier les traita d'une manière bien différente : l'ulcère du doigt fut pansé avec l'onguent mercuriel, et celui de la verge avec le cérat opiacé; aucun médicament ne fut donné à l'intérieur. Quelques jours s'écoulèrent, et bientôt on put remarquer de l'amélioration sur les deux points. Au bout de trois semaines, l'un et l'autre ulcère étaient cicatrisés. Si le mercure était une pierre de touche pour faire distinguer la nature des ulcères auxquels on suppose une origine syphilitique, il était indispensable qu'une des deux plaies ne se cicatrisât pas, celle de la verge si elle était de nature syphilitique, ou celle du doigt si on n'avait affaire qu'à une simple brûlure.

Un homme se présenta à l'hôpital ayant le corps couvert d'un psoriasis guttata, dont la nature semblait douteuse. Ce malade avait été quelques mois auparavant à l'hôpital Saint-Louis, où on l'avait traité par la teinture de Fowler. Il en était sorti, assez bien guéri en apparence; mais le mal avait bientôt récidivé, comme cela arrive bien souvent. La même teinture lui fut d'abord prescrite à l'hôpital des Vénériens; mais au bout d'un temps assez long de son administration, on n'avait obtenu aucune amélioration dans l'état des plaques; on fit alors des frictions sur une épaule avec la pommade de proto-iodure de mercure, et sur l'autre avec la teinture de cantharide. Une amélioration presque subite se manifesta sur les points frictionnés par la pommade mercurielle; les autres plaques restèrent absolument stationnaires. La guérison fut obtenue en quelques mois, par l'influence des préparations mercurielles; et cet homme sortit vers le milieu de janvier 1836, n'ayant plus sur le corps que ces plaques brunes qui succèdent au psoriasis.

Si l'on s'en rapportait à l'effet du médicament pour juger cette éruption, quel caractère devrait-on lui attribuer? Serait-ce une éruption dartreuse, ou une éruption syphilitique? L'une et l'autre sans doute : car la teinture de Fowler a réussi une première fois, et les mercuriaux une seconde.

Les ulcères syphilitiques sont, comme ceux qui reconnaissent une autre cause, avantageusement modifiés par une foule de substances, suivant leur période, leur siége, leur gravité, l'idiosyncrasie des individus. Se borner à un seul topique, ne serait conforme ni à la raison, ni à l'expérience, car, quelque efficace qu'il soit, en général, il n'est pas suffisant dans une multitude de circonstances : le mercure ne saurait être par conséquent la pierre de touche de cette maladie.

Nous n'avons donc pas vu jusqu'à présent de signe pathognomonique des symptômes syphilitiques. Mais si, à la vérité, chacun de ceux qui ont été signalés, pris isolément, n'est pas suffisant pour faire prononcer sur sa nature et le faire distinguer de ceux qui ne dépendent pas d'une infection récente ou invétérée, on doit convenir cependant qu'on acquiert par la réunion de ces circonstances diverses une probabilité qui, dans la majeure partie des cas, approche de la certitude. Cette solution satisfaisante est la règle; un résultat contraire ne sera que l'exception. Au reste, si notre manière de voir, relativement à la thérapeutique de la syphilis, a quelque valeur, si le mercure n'est plus le remède indispensable dans tous les cas, ainsi que nous espérons pouvoir le démontrer, un diagnostic rigoureux devient moins important.

On conçoit même que certains esprits restent dans le doute et ne puissent établir entre les symptômes vénériens, par exemple, et les symptômes simplement inflammatoires, des différences assez tranchées pour acquérir la conviction qu'ils ont eu affaire à une affection syphilitique. Rigoureusement parlant, il n'est qu'une circonstance dans laquelle on puisse acquérir cette conviction : c'est lorsqu'après un temps plus ou moins long il survient des symptômes d'une infection générale. La maladie syphilitique, en effet, n'est véritablement caractérisée que quand elle a parcouru certaines phases, et qu'elle est, pour ainsi dire, devenue constitutionnelle; lorsqu'elle attaque des tissus de diverse nature, la peau, les muqueuses, les tissus fibreux et osseux. Mais il serait puéril de ne vouloir lui accorder de signes caractéristiques que lorsqu'elle est arrivée à son summum de développement.

Cette réapparition, au bout d'un temps plus ou moins long, d'une maladie dont les symptômes avaient été complétement effacés est assurément le phénomène qui doit le plus attirer l'attention des praticiens. Aujourd'hui que les améliorations apportées dans les moyens thérapeutiques rendent en général les symptômes primitifs peu graves, c'est vers les rechutes que toutes les recherches doivent être dirigées. Si donc, après avoir vu l'inoculation de la syphilis, le développement et la marche de ses symptômes, après avoir constaté sa disparition, soit naturellement, soit avec le secours de l'art, nous continuons à soumettre à notre observation les malades qui en sont atteints, nous remarquons en général qu'une fois débarrassés, de longues années s'écoulent dans la santé la plus parfaite, qu'ils procréent des enfants exempts de toute contagion; enfin que rien n'annonce, jusqu'au terme de leur vie, qu'ils conservent le moindre germe de l'infection.

Mais un tel résultat n'est pas tellement constant qu'on doive avoir, après la disparition de tout signe d'une infection première, une entière sécurité; car, chez un certain nombre de sujets, des accidents, qu'on considère comme une suite des premiers, se manifestent sur divers points du corps, accidents graves dont l'opiniâtreté et la funeste tendance à se reproduire sont les caractères les plus saillants. Ces symptômes, désignés sous le nom de consécutifs, peuvent être inoculés directement; nous en avons cité des exemples, mais ce sont de rares exceptions, et l'infection ne devient presque jamais générale qu'après s'être annoncée par le développement d'accidents locaux, c'est-à-dire de symptômes primitifs; ils surviennent, soit que les premiers aient disparu depuis un certain temps, soit qu'ils durent encore, et que cette infection secondaire soit en quelque sorte une complication de l'infection primitive.

Si les accidents désignés sous le nom de primitifs n'ont pas encore disparu lors de l'invasion des symptômes secondaires, M. Cullerier donne à ces derniers le nom de *successifs* pour les distinguer des symptômes *consécutifs*, qui ne surviennent qu'au bout d'un temps plus ou moins long, après la disparition complète des premiers. Ainsi on voit assez fréquemment une syphilide papuleuse succéder à des pustules humides ou plutôt en être la continuation; des végétations sur la verge, des condylomes à l'anus, des rougeurs à la gorge se développer avant que des ulcérations du pénis soient entièrement cicatrisées. D'autres fois, au contraire, les malades semblent entièrement guéris; des mois, des années se passent sans que la syphilis annonce sa présence par aucun symptôme : puis tout à coup sans cause appréciable, ou à l'occasion de quelque dérangement de la santé, par lésion des voies gastriques le plus ordinairement, il survient une ulcération du voile du palais, une syphilide tuberculeuse, une exostose, etc.

Nous verrons plus tard que cette distinction établie par M. Cullerier n'est pas sans utilité pratique.

Jusqu'à présent nous n'avons fait que signaler ce que l'observation démontre dans l'étude de la maladie syphilitique; nous allons chercher maintenant à tirer de ces faits quelques conclusions sur sa nature, en nous arrêtant au point seulement où l'on ne rencontre plus que des hypothèses.

Une maladie qui se communique par contagion, qui produit des accidents graves, et qui surtout manifeste sa présence dans toute l'économie au bout d'un certain temps après la disparition de ses premiers symptômes, est-elle le résultat d'une simple irritation des parties génitales dans l'acte du coït? assurément non. C'est bien par des symptômes inflammatoires que l'inoculation se manifeste, mais c'est une inflammation spécifique, particulière, qui diffère de celle que la malpropreté ou d'autres causes irritantes peuvent déterminer. En un mot, il existe un principe morbide, contagieux, *sui generis*, un virus, puisque c'est le mot consacré. Ce virus existe, car il se transmet par contagion comme celui de la variole et de la vaccine, il imprime à nos tissus une modification qui les prédispose à des affections diverses. Est-il transmis de toute pièce par les vaisseaux absorbants, sur tous les points de l'économie? c'est ce qu'on ne peut ni nier, ni affirmer, puisqu'on ne connaît cet agent que par ses effets et qu'on ne peut ni le saisir, ni le neutraliser par des moyens chimiques.

On doit donc admettre l'existence d'un virus syphilitique (et peu importe le nom qu'on veuille donner à l'agent de la contagion), mais repousser toute la théorie qui a été créée soit pour expliquer ses effets, soit pour le combattre. Ainsi nous repoussons toute prétention de faire le portrait d'un agent morbide que l'on n'a jamais vu, qu'on ne connaît que par ses effets; nous ne savons s'il est fixe ou volatile, comment il pénètre dans l'économie, dans quelle quantité il doit être pour produire la contagion, s'il se mêle aux humeurs, et enfin nous rejetons toute cette histoire, tracée avec tant de complaisance, dans laquelle on le voit s'avançant dans l'économie et rencontrant un spécifique qui le saisit et l'annihile à jamais, ce que n'auraient pu faire ni la nature ni tout autre remède.

Comme tous les autres virus, au contraire, celui-ci est soumis à des règles qui sont bien connues de tous les praticiens. Il se transmet par inoculation, et manifeste sa présence après un temps donné, quelquefois fort court, d'incubation.

La variole, la vaccine, la rage ne s'inoculent-elles pas de la même manière? et quelqu'un pourrait-il dire, par exemple, comment le virus variolique introduit sous l'épiderme chemine dans le corps et détermine, au bout d'un certain temps, sur toute la surface des téguments, une éruption de pustules semblables à celle qui a servi à l'inoculation? Puisque nous avouons notre ignorance sur ce point, pourquoi chercher, par des explications au moins hasardées, à rendre compte d'un phénomène dont le mécanisme est tout aussi obscur?

Mais ce qui doit surprendre davantage dans la théorie du virus généralement admise, c'est que lorsqu'on convient qu'une foule de moyens divers peuvent être employés avec succès contre les différents virus, celui-ci, par exception, ne reconnaît qu'un médicament qui soit approprié à sa nature; tandis que, dans les maladies qui se reproduisent par contagion, toute médication est soumise à certaines règles et nécessite des modifications, suivant les symptômes, la constitution du sujet, etc., celle-ci au contraire doit être traitée de la même manière, dans tous les cas, et quel que soit le signe par lequel elle se manifeste. Courant après un être inconnu, on cherche, par une dose convenue de spécifique, à en débarrasser l'économie, et l'on compte pour rien le symptôme qui constitue la maladie. Le soufre n'est pas employé seul contre les dartres ou contre la gale, le quinquina contre les fièvres intermittentes, l'opium contre l'exaltation nerveuse; mais le mercure seul, d'après cette théorie, convient dans la syphilis : c'est une opinion encore assez généralement reçue et qui conduit à une foule d'abus et d'erreurs, comme nous aurons occasion de le démontrer plus tard.

Ce n'est pas ainsi qu'il faut entendre la théorie du virus, car en médecine on peut bien ignorer la nature des maladies et même l'action physiologique des médicaments, mais il n'est pas permis de substituer des hypothèses à l'observation des faits. Nous ignorons à la vérité ce qu'est le virus syphilitique, mais nous ne sommes pas plus instruits de la nature des virus variolique, vaccin, etc. Il est surabondamment prouvé d'une part qu'une foule de substances combattent avantageusement la syphilis aussi bien que la variole, et de l'autre, que le mercure ne détruit pas plus ce virus que tous les autres remèdes, car, après les traitements mercuriels les mieux dirigés et les plus complets, on voit se manifester les plus terribles rechutes.

Quand par un traitement quelconque les symptômes syphilitiques ont disparu, le virus est-il expulsé de l'économie, neutralisé, décomposé? nous n'en savons rien. Tout ce qu'on peut dire, c'est que dans la plupart des cas il ne se reproduit plus et que l'économie semble en être complétement débarrassée; car on ne peut juger de sa présence que par les symptômes. Or, quand aucun ne s'offre à nos yeux, il faut bien considérer la maladie comme détruite. Nous examinerons plus tard les circonstances qui hâtent ou favorisent sa disparition, qui préviennent ou atténuent les rechutes; nous devons nous borner ici à faire remarquer que, soit que la maladie ait été abandonnée à elle-même, soit qu'on l'ait combattue par un traitement quelconque, la guérison est le plus ordinairement définitive. Ce virus n'est donc pas indestructible; la puissance des remèdes ou les efforts de la nature suffisent donc à son anéantissement.

Une autre question se présente : ce virus s'affaiblit-il avec le temps, est-il aujourd'hui moins puissant que dans les siècles précédents? en d'autres termes la vérole a-t-elle moins de gravité qu'elle n'en avait à une époque plus reculée? Quelques médecins le prétendent, mais l'observation dément encore cette assertion. La pustule produite par le vaccin ou par la variole est absolument la même aujourd'hui qu'elle était il y a quarante ans; le chancre syphilitique est entièrement semblable à celui dont Astruc, Hunter et Vanswieten nous ont laissé la description; les virus ne dégénèrent pas; mais par des changements dans la manière de vivre, dans l'hygiène et surtout dans la thérapeutique, les hommes peuvent singulièrement atténuer leurs effets. Si aujourd'hui la syphilis est moins grave en France, c'est que l'aisance est plus grande, que l'hygiène a pénétré dans toutes les classes, et surtout qu'on traite plus rationnellement les symptômes primitifs. Les hommes sont mieux vêtus, mieux nourris qu'ils ne l'étaient dans les siècles derniers; ils sont moins insouciants sur leur avenir et réclament plus volontiers le secours de la médecine; mais la gravité du mal est toujours la même, les dispositions individuelles seules ont pu changer.

Ne voit-on pas en effet les symptômes les plus bénins en apparence, des chancres toujours restés indolents et sur le point de se cicatriser, déterminer par inoculation chez certains individus les accidents les plus graves; des ulcérations, des bubons avec foyers purulents et quelquefois même, dans un court espace de temps, des signes d'une infection générale?

C'est cependant le même virus; on ne saurait dire que chez le premier sujet il était bénin et qu'il était malin chez le second. La différence dans les désordres produits ne provenait que des dispositions individuelles des sujets soumis à l'inoculation.

Il est vrai que lorsque la syphilis sévissait en Europe d'une manière épidémique, elle se manifestait avec plus de violence que dans le siècle où nous vivons; alors en effet, et nous parlons ici des xve et xvie siècles, le symptôme le plus ordinaire était la syphilide aiguë, qui rongeait, détruisait les téguments, déterminait une fièvre intense, et faisait succomber les malades, soit à l'intensité de la phlegmasie cutanée, soit au marasme et à la consomption lorsqu'elle passait à l'état chronique.

Mais depuis longtemps la syphilis a revêtu des formes plus bénignes, et, il y a cinquante ans, par exemple, son virus était tout aussi actif qu'il l'est aujourd'hui. Pourquoi donc les bubons suppurés, les exostoses, les caries, les tubercules sont-ils de nos jours infiniment plus rares qu'à cette époque? il est évident que cet amendement dans les symptômes de la maladie en général est dû, comme nous le disions, à une amélioration survenue dans l'hygiène et au perfectionnement de la thérapeutique, dont la réforme a gagné les médecins même les plus disposés à nier ces progrès.

Veut-on, au reste, un exemple des plus remarquables et de la violence du virus syphilitique et des effets d'un traitement rationnel? le suivant suffirait pour prouver que la syphilis n'a rien perdu de sa malignité quand elle est contractée par des individus malheureusement prédisposés.

Un homme d'une trentaine d'années, grand, bien constitué, d'un tempérament sanguin, contracte, dans le courant de l'année 1834, une syphilis manifestée par quelques chancres au gland. Il entre à la Maison royale de santé, où il prend des préparations mercurielles pendant vingt jours; au bout de ce temps, par des motifs que nous ignorons, il quitta cet établissement et vint à l'hôpital des Vénériens. Les chancres de la verge étaient alors peu enflammés, mais les bras et quelques parties de la figure offraient des pustules qui annonçaient déjà une infection générale. Le malade fut aussitôt mis au repos et à l'usage de quelques émollients; mais cette syphilide prit en quelques jours un caractère beaucoup plus grave, et marcha avec une rapidité que nous n'avions jamais vue jusqu'alors: les téguments de la face, de la tête, des extrémités supérieures et inférieures, enfin de presque tout le corps, étaient soulevés par d'énormes tubercules qui en quelques jours s'enflammaient, suppuraient, s'abcédaient et offraient bientôt autant d'ulcères profonds dont les bords renversés tendaient à se joindre et à détruire les points environnants. Plusieurs parties du corps et la face surtout n'offraient plus qu'une vaste plaie fournissant un pus ichoreux très-abondant et d'une odeur extrêmement fétide. La peau non encore ulcérée était rouge, érysipilateuse, énormément tuméfiée. La violence de l'inflammation et de la douleur produisait une fièvre excessive, de l'insomnie, du délire. En moins de huit jours, le malade, qui était d'une constitution très-robuste, s'amaigrit considérablement et tomba dans un marasme profond. Les yeux étaient ternes; les traits décomposés exprimaient le découragement et la terreur; la voix était éteinte, les bronches et l'estomac commençaient à ressentir l'effet de cette inflammation cutanée, et tout annonçait que la mort ne tarderait pas à survenir.

C'était bien là la syphilide tuberculeuse aiguë des anciens, affection alors presque toujours mortelle et qui, lorsque les malades évitaient cette terminaison fatale, laissait après elle de hideuses difformités.

Cette terrible maladie s'était développée pendant la durée d'un traitement mercuriel, et on ne pouvait songer à stimuler par un prétendu spécifique ce malheureux que dévorait une horrible inflammation. Le 27 juin, lendemain du jour où la syphilide avait pris un caractère aigu, on pratiqua une large saignée du bras; le malade fut mis à la diète la plus sévère; on ordonna des bains avec l'amidon, des lavements émollients, etc.

Le 2 juillet, purgatif avec l'huile de ricin, bains fréquents d'eau simple, applications émollientes sur les plus larges ulcères.

Cet état effrayant ne dura que quelques jours: dès le 8 juillet il y avait une amélioration manifeste. Une partie des ulcérations des joues tendait à la cicatrisation; et bien qu'il se développât encore de nouveaux tubercules, que sur plusieurs points du corps et de la face, et spécialement sur la narine gauche, presque entièrement détruite, les ulcères conservassent encore le caractère rongeur, un traitement antiphlogistique actif avait suffi pour arrêter la marche de l'inflammation, faire tomber la fièvre, dissiper la douleur et l'insomnie, enfin pour réduire une affection qu'on pouvait juger mortelle, au degré d'intensité des syphilides ordinaires.

L'emploi des émollients fut continué jusqu'au 22 : à cette époque presque toutes les plaies étaient cicatrisées; on pansa celles qui résistaient encore avec l'onguent mercuriel. Cet homme sortit de l'hôpital entièrement guéri vers le milieu d'août.

Ce cas est assurément un des plus graves qu'on puisse rencontrer. C'est aussi une des plus belles cures qu'ait jamais produites un traitement simple et rationnel. N'est-il pas évident que, si, dominé par l'idée de l'existence d'un virus, M. Cullerier eût persisté à administrer les mercuriaux pour détruire, annihiler la cause première de tous ces désordres, au lieu de diriger les moyens les plus énergiques contre l'inflammation de la peau, ce malade eût été rapidement enlevé comme ceux dont les auteurs anciens nous ont transmis l'histoire? Nous ne connaissons aucun exemple plus curieux et qui prouve d'une manière plus péremptoire que si aujourd'hui on est plus heureux qu'autrefois dans le traitement des affections syphilitiques, ce n'est point à une prétendue bénignité survenue dans les symptômes qu'il faut attribuer ces succès, mais bien au perfectionnement apporté dans la thérapeutique de cette maladie.

Si nous ne craignions de sortir des bornes que nous nous sommes imposées, il y aurait encore bien des questions à examiner concernant ce virus. Ainsi nous nous demanderions s'il peut se développer spontanément chez l'homme, s'il peut se communiquer sans contact d'une partie malade sur une partie saine, s'il a son siége dans le système lymphatique, s'il croît et se développe dans nos tissus, etc. Mais la plupart de ces questions sont insolubles dans l'état actuel de la science, et en poussant trop loin ces recherches, nous craindrions de ne plus avoir l'observation pour guide au travers de ces incertitudes. Il faut savoir s'arrêter dans l'explication des phénomènes syphilitiques, car beaucoup d'entre eux sont encore inexplicables, et toute hypothèse, toute supposition hasardée ne peut que retarder les progrès de la science, en propageant des erreurs que de longues années d'expérience peuvent à peine détruire.

Les questions agitées dans ce chapitre sont suffisantes pour indiquer la marche que l'on doit suivre dans la thérapeutique de la syphilis; elles peuvent être formulées par les propositions suivantes qui nous donnent le résumé de nos connaissances actuelles et positives sur cette maladie:

1° Les recherches sur l'origine de la syphilis

ne peuvent être d'aucun secours pour apprécier sa nature.

2° Cette maladie est éminemment contagieuse.

3° Un symptôme ne produit par inoculation qu'un symptôme semblable à lui.

4° Les symptômes consécutifs ne se transmettent que rarement par inoculation.

5° La vérole d'emblée n'a été admise par les auteurs que parce qu'ils ont manqué de données suffisantes sur les antécédents des malades.

6° Il n'en est pas ainsi de l'hérédité : elle est prouvée par des faits bien constants.

7° La syphilis agit d'abord comme tous les virus : elle se développe après un certain temps d'incubation.

8° Elle peut disparaître par les seuls efforts de la nature, et par l'emploi de médications diverses.

9° C'est à tort qu'on a attribué au mercure seul le pouvoir de la faire disparaître de l'économie.

10° C'est à tort surtout qu'on a considéré comme préservés de toute rechute les individus qui se soumettent à l'usage de cette substance.

11° Les symptômes syphilitiques ne peuvent pas toujours être distingués de ceux qui tiennent à une autre cause; leur aspect, leur marche, la connaissance des antécédents et l'emploi des médicaments ne sont pas toujours suffisants pour faire prononcer sur leur nature.

12° Cependant la syphilis ne doit pas être considérée comme une simple irritation.

13° Il existe *un virus syphilitique*, mais la théorie des auteurs sur sa nature, sa marche et son développement, doit être rejetée.

14° Ce virus n'est pas indestructible, puisque les efforts de la nature ou des médicaments divers finissent par en débarrasser l'économie.

15° Il ne s'affaiblit pas avec le temps.

16° Cependant l'amélioration survenue dans l'hygiène des peuples, et le perfectionnement apporté à sa thérapeutique, ont rendu ses effets en général moins graves.

17° Nous ignorons la nature de ce virus et la manière dont il infecte l'économie, nous ne le connaissons que par ses effets, et l'histoire qui en a été tracée par les auteurs anciens n'est appuyée que sur des erreurs ou des hypothèses.

CHAPITRE II.

Sur le traitement de la syphilis.

Quand on étudie l'histoire de la médecine, on voit que la thérapeutique a subi d'immenses changements, suivant les temps et suivant les doctrines. Les évacuants, les toniques, les antiphlogistiques se sont succédé dans le traitement des mêmes maladies, lorsque les écoles qui dominaient, lorsque peut-être le génie de la constitution médicale régnante entraînaient l'opinion publique dans des routes opposées ; mais quelque déplorable que soit cette versatilité de principes, quelque incertaine que puisse paraître une science dont les bases ont été tant de fois ébranlées, ces importantes révolutions dans l'art de guérir prouvaient du moins chez les médecins de toutes les époques, d'une part, le désir de faire avancer l'étude de la thérapeutique, et, de l'autre, le besoin de vérifier, par des expériences nouvelles, les assertions de leurs devanciers.

C'est à ce mouvement continuel de la science, à cette défiance dans la parole du maître, qu'on doit, après tant d'ébranlements inutiles, les progrès de la médecine pratique depuis le commencement de ce siècle. Quand toutes les sciences accessoires se perfectionnaient, il fallait bien que la thérapeutique devînt aussi plus parfaite ; quand tant de médecins consacraient leurs veilles à l'étude de la nature, ils devaient espérer de saisir quelques-uns de ses secrets ; et nier aujourd'hui ce perfectionnement dans la science, serait une prétention aussi injuste que désespérante. Les médecins même, qui, n'ignorant pas ces louables efforts, persisteraient à soutenir que le temps n'apporte aucun changement avantageux à l'art de guérir, pourraient, en comparant leur pratique actuelle avec celle qu'ils avaient adoptée avant cette ère nouvelle, s'apercevoir de l'immense changement qui, à leur insu, s'est introduit dans leurs opinions médicales; ils verraient qu'ils ont, sans s'en douter, suivi le progrès contre lequel ils se récrient; car on ne trouve guère fidèles à leurs anciens errements que ceux qui sont restés complétement étrangers à tous les travaux des modernes.

Mais si nous nous plaisons à constater les progrès de la médecine pratique en général, il faut bien l'avouer, une de ses branches, loin de participer aux changements que les autres parties de la science ont subis, semble être restée, pour beaucoup de médecins du moins, en dehors de ce rapide mouvement. Pourquoi l'étude des maladies syphilitiques est-elle restée stationnaire alors que les autres subissaient des réformes immenses? Pourquoi des travaux remarquables sur cette matière ont-ils été accueillis avec tant de froideur que, jusqu'ici, un petit nombre de médecins seulement a paru profiter des observations pratiques importantes qu'ils contenaient? C'est ce qu'il nous serait impossible d'expliquer, si nous ne connaissions l'empire que l'amour du merveilleux a sur l'esprit des hommes, et si nous ne savions qu'il est d'autant plus difficile de déraciner certaines idées qu'elles sont plus bizarres et s'éloignent davantage du cours ordinaire des choses. On avait fait de la syphilis, en effet, un être particulier, une sorte de Prothée pouvant revêtir toutes les formes, se glissant dans l'économie et s'y maintenant caché pour n'y reparaître qu'au bout d'un long temps sous l'aspect le plus horrible. Mais quelque affreux que fût le monstre, quelque terribles que pussent être ses ravages sur nos tissus, la science possédait, suivant l'opinion universellement admise, un moyen sûr, infaillible, de le suivre dans tous ses retranchements, de l'y saisir, de l'y écraser en quelque sorte et d'en débarrasser à jamais l'économie. Ce puissant ennemi du virus syphilitique, c'était le mercure. On en avait calculé les doses, et l'on savait, par exemple, que vingt-quatre grains de sublimé annihilaient un virus de force ordinaire ; que quatre onces d'onguent napolitain, en frictions, produisaient un effet à peu près semblable. Mais le poison avait-il plus d'activité, il fallait doubler, tripler la somme du médicament, en saturer en quelque sorte l'économie, afin que chaque globule, pénétrant dans tous les interstices de nos tissus, la plus petite parcelle du virus ne pût se soustraire à son action.

De là de nombreuses théories sur la manière dont ce virus était anéanti : les uns par une opération chimique, par un mélange, par une décomposition de principes, les autres par une élimination toute naturelle, en débarrassaient nos tissus; mais quelle que fût leur opinion divergente sur ce point, ils étaient d'accord pour déclarer que de toutes les substances inscrites dans les matières médicales, celle-là seule (secondée de quelques sudorifiques peut-être) avait la précieuse faculté d'opérer sa complète destruction.

Dans cette hypothèse, le mot mercure était donc de toute nécessité associé à celui de syphilis; et si les hommes, par leur corruption, avaient engendré une maladie horrible qui, dirigeant son action vers la source même de la vie, menaçait d'éteindre leur race, la nature bienfaisante avait fourni le précieux spécifique qui devait anéantir un si dangereux ennemi.

Cette opinion, admise depuis Vigo et Fallope, c'est-à-dire depuis le milieu du XVIe siècle, a traversé les temps et nous est arrivée à peu près telle qu'on la trouve exposée dans ces auteurs; et, tandis que des doctrines, fondées en apparence sur la plus stricte observation des faits et appuyées des noms les plus illustres, s'écroulaient successivement et faisaient place à des idées nouvelles dans toutes les autres branches de la médecine, la théorie du virus, défendue en quelque sorte par son étrangeté, à l'abri de toute objection par cela seul que ses partisans n'en admettaient aucune, nous était fidèlement transmise comme un mystère qu'il eût été imprudent de chercher à pénétrer.

Cependant, si le respect qu'on professait pour cette opinion n'avait pas détruit jusqu'à la faculté d'observer les faits, on aurait vu que les hôpitaux étaient encombrés d'individus que le précieux spécifique n'avait point préservés de rechutes terribles, et qu'un grand nombre d'autres qui avaient négligé l'emploi de ce préservatif arrivaient jusqu'au terme d'une longue vie, sans que le virus introduit dans leur économie y manifestât sa présence par le moindre accident. S'il avait été permis d'élever le plus léger doute sur la nature de la syphilis et les effets du mercure, on aurait bientôt pu reconnaître que cette maladie était terrible, à la vérité, que ses récidives surtout étaient fréquentes et redoutables, que le mercure était un puissant médicament pour en modifier les symptômes, mais que, loin de prévenir les rechutes, il semblait apporter dans leur développement plus de violence et plus d'opiniâtreté. Mais faut-il s'étonner que ces vérités soient restées si longtemps ensevelies sous le merveilleux dont on entourait les phénomènes syphilitiques, lorsque aujourd'hui que, depuis quinze années, de nouvelles idées ont permis d'essayer, dans tous les pays, sur une grande échelle, les effets d'un traitement plus simple; qu'on a dressé des tables dans lesquelles tant de milliers de faits sont consignés en faveur de ces modifications à la thérapeutique de la syphilis; lorsque des hôpitaux, ouverts au public, sont remplis de malades dont un grand nombre est guéri sans que la plus faible parcelle de mercure leur soit administrée, aujourd'hui, disons-nous, c'est encore une idée presque généralement reçue, qu'on ne guérit la syphilis que par l'emploi de ce métal, et qu'il est indispensable qu'une certaine quantité en soit introduite dans l'économie, pour que le virus qui séjourne dans les tissus soit saisi et annihilé?

Plusieurs fois, il est vrai, depuis l'adoption de la théorie du virus, des médecins, frappés de ces résultats, cherchèrent à ébranler la confiance qu'on avait dans l'efficacité du mercure; ils signalèrent son insuffisance et les dangers de son administration dans une multitude de cas; mais leurs observations n'eurent pas une autorité suffisante pour enlever à ce prétendu spécifique le prestige dont l'entourèrent surtout les travaux d'Astruc et de Van-Swieten. Néanmoins, nous le répétons, une théorie semblable serait oubliée depuis longtemps, s'il était permis d'opposer des faits et des raisonnements à des assertions posées en principe, sans autre base que le plus étrange éloignement des lois ordinaires de la nature.

Les observations que nous allons rapporter ont été puisées dans un grand hôpital, où, depuis plus de dix ans, on a cru pouvoir s'affranchir de cette théorie. Pour se refuser à leurs conséquences, il faudrait nier les faits eux-mêmes et soutenir, d'une part, que les symptômes se guérissent plus difficilement que dans les établissements où l'on suit une méthode opposée, et, de l'autre, que des rechutes nombreuses y sont le résultat inévitable d'un traitement incomplet suivant les auteurs.

Les médecins qui, dans ces derniers temps, ont écrit en faveur d'une méthode nouvelle de traitement, ont cherché surtout à l'appuyer sur l'expérience; et ils ont cité en sa faveur des observations si nombreuses, qu'il ne saurait guère aujourd'hui rester de doute sur la solution des deux importantes questions qui font la base de leur thérapeutique. Les tableaux de MM. Richond et Devergie, les ouvrages de MM. Jourdan, Desruelles, Fricke, Brunninghausen, Rust, Thomas Rose, Guthrie, Thomson, et de tant d'autres, ont démontré, de la manière la plus évidente, que le traitement sans mercure était plus doux, plus rationnel et au moins aussi rassurant pour l'avenir que la formule empirique des auteurs. Indépendamment de la masse d'observations publiées dans ces ouvrages en faveur des doctrines nouvelles, les adversaires de la méthode ancienne ont invoqué le témoignage des médecins de contrées nombreuses dans lesquelles l'usage du mercure est à peu près inconnu. On sait, par exemple, qu'en Espagne et en Portugal presque tous les symptômes syphilitiques sont traités par des moyens simples; et que, bien que la vérole soit excessivement commune dans ces pays, on ne remarque pas qu'il y ait plus qu'ailleurs de ces rechutes qui rendent la maladie si grave. Ce fait si remarquable, observé par les chirurgiens anglais et français durant les guerres de la Péninsule, a été le point de départ de la nouvelle doctrine, qui, comme on le voit, n'a commencé à se répandre systématiquement que lorsque l'exemple de populations entières prouvait déjà l'innocuité de cette importante modification à la thérapeutique de la syphilis.

Cependant, sans vouloir arguer de ces observations déjà connues, nous nous bornerons, dans ce travail, à rapporter les faits dont nous avons été témoin, à dire le résultat d'études faites sur une immense échelle; car nulle part, plus qu'à l'hôpital des Vénériens de Paris, où l'on rencontre à la fois les deux sexes et tous les âges, on ne peut observer dans tous ses degrés et sous toutes ses formes l'affection qui nous occupe.

En général, les malades qui sont admis dans cet établissement sont tous très-gravement affectés, et les symptômes qu'ils présentent sont portés, lors de leur réception, au plus haut point de développement par les travaux, les excès ou l'incurie: bien différents en cela des malades des hôpitaux militaires, qui sont, le plus souvent, à la fleur de l'âge, chez lesquels une surveillance active ne permet pas aux accidents syphilitiques d'acquérir beaucoup de gravité avant que des moyens convenables leur soient opposés. Ces individus, admis dans l'intérieur de l'hôpital, offrent donc un sujet d'études bien précieux; mais il en est d'autres moins sérieusement malades, qui ne sont pas reçus dans l'intérieur de l'établissement et qui viennent chaque semaine demander des conseils et des médicaments. Ceux-là, disons-nous, se traitent à leur domicile, sans interrompre leurs travaux, jusqu'à ce que leurs symptômes soient dissipés, ou qu'une augmentation dans les accidents les oblige d'entrer dans l'hôpital. Ces malades sont fort nombreux; nous avons vu M. Cullerier en examiner ainsi jusqu'à près de deux cents dans un jour, encore cette consultation est-elle aujourd'hui partagée entre trois services.

Il y a donc à l'hôpital des Vénériens deux ordres de malades bien distincts; et les uns et les autres peuvent offrir des documents précieux pour la solution des importantes questions qui nous occupent.

Pendant douze à quinze ans, M. Cullerier a été chargé seul du service de la consultation pour les deux sexes. Ses cahiers attestent que, chaque année, cinq à six mille individus étaient soumis à son observation. Il a donc pu suivre la marche des symptômes et les effets des médicaments sur une masse vraiment prodigieuse de syphilitiques. A tous on prescrivait l'emploi des préparations mercurielles, comme il était d'usage à cette époque; mais on conçoit que des hommes de la dernière classe du peuple, presque toujours insouciants sur les suites d'une affection qui leur semblait légère parce qu'ils en souffraient peu, ne se soumettaient que d'une manière fort imparfaite aux prescriptions du médecin. Dès que les symptômes avaient disparu, ces malades ne se présentaient plus à la consultation, et ils reprenaient leurs habitudes, après avoir employé quelques grains de sublimé seulement, souvent même sans avoir pris aucune préparation mercurielle.

Six mois, un an ou un temps plus long après ce traitement incomplet, il arrivait fréquemment que ces mêmes malades se représentaient à la consultation; mais au lieu des accidents consécutifs qu'on pouvait s'attendre à trouver chez eux, ils n'offraient qu'une infection récente qui, traitée aussi négligemment que la première, était parfois suivie d'une troisième, d'une quatrième, etc.; car, parmi les gens qui fréquentent cet hôpital, on en rencontre souvent qui déclarent avoir eu huit, dix affections syphilitiques et même davantage, sans que leur économie présente les traces d'une infection secondaire et générale. Nous avons vu un malade qui avait eu dix-sept blennorrhagies; un second avait contracté quatorze fois la syphilis, presque toujours caractérisée par des chancres du gland. Ces malades n'avaient souvent pris aucune préparation mercurielle contre cette multitude d'infections, et cependant ne paraissaient pas s'en porter plus mal.

Ces cas, dans lesquels les symptômes syphilitiques disparaissaient sans que les préparations mercurielles eussent pu modifier convenablement l'économie, étaient bien plus nombreux qu'un examen superficiel aurait pu le faire supposer.

Le mercure, en effet, était administré de la manière suivante : on unissait un huitième de grain de sublimé à deux ou trois grains de farine et quelquefois à un huitième de grain d'opium. Des milliers de pilules étaient ainsi préparées à l'avance et on délivrait aux malades chaque semaine une boîte qui en contenait vingt-huit; mais au bout de quelques semaines, ce mélange avait acquis la dureté de la pierre; il arrivait dans l'estomac et traversait tout le tube digestif sans subir, la plupart du temps, la moindre décomposition, et maintes fois les malades ont déclaré avoir reconnu dans les selles aussi entières qu'au moment de leur ingestion (1). Ce mode d'administration du mercure en pilules éminemment vicieux, puisque le sublimé ne se trouvait point en contact avec la muqueuse digestive, équivalait, dans la plupart des cas, à un traitement sans mercure, et d'ailleurs les malades lui accordaient si peu de confiance ou redoutaient tellement ses effets, que très-souvent ils n'avalaient aucune de ces pilules, en faisaient trafic, ou les cédaient à leurs camarades.

On peut donc affirmer que sur cette masse

(1) Une preuve bien évidente que les pilules ainsi préparées traversaient le tube digestif sans que la plus petite parcelle de sublimé fût absorbée, c'est qu'il est arrivé que des malades, croyant hâter la guérison, ont avalé d'une seule fois les vingt-huit pilules sans qu'il se soit montré de symptômes d'empoisonnement.

énorme de malades qui passaient sous les yeux de M. Cullerier, presque aucun ne faisait un traitement mercuriel régulier, la plupart n'employaient le mercure qu'en quantité tout à fait insuffisante pour que, d'après l'opinion d'alors, ils pussent être guéris, et surtout préservés de symptômes secondaires, et enfin qu'un nombre considérable ne prenait aucune préparation mercurielle, ou ne devait du moins en éprouver aucune influence par la composition vicieuse du médicament.

Cependant tous ces malades guérissaient, un peu plus lentement à la vérité que ceux qui étaient admis dans l'intérieur de l'établissement; mais ils étaient aussi dans des conditions moins favorables, puisque la plupart continuaient à se livrer à leurs travaux accoutumés.

Ils ne se présentaient pas non plus avec des symptômes secondaires plus fréquemment que ceux qui étaient régulièrement traités.

M. Cullerier ne laissa pas échapper ces différentes remarques, et il eût sans doute dès cette époque supprimé les préparations mercurielles pour la plupart de ses malades, comme il l'a fait depuis, si, cédant à l'empire des idées du temps, il n'eût redouté pour l'avenir des rechutes que l'opinion générale annonçait comme inévitables. Une autre série d'observations contribua à le rassurer contre cette crainte imaginaire.

Ce n'était pas seulement à la consultation de

l'hôpital des Vénériens que les malades apportaient tant d'insouciance dans le traitement de leurs symptômes syphilitiques, tous les gens du peuple en général, les militaires en campagne et une foule d'hommes d'une classe plus élevée ne soignaient pas leurs symptômes primitifs avec plus de régularité. On peut s'en assurer en interrogeant encore aujourd'hui des ouvriers qui ont été atteints de syphilis il y a quinze ou vingt ans, et qui depuis cette époque continuent à se bien porter. Presque tous, en effet, proportionnant la gravité de leur maladie à l'intensité de leurs douleurs, n'ont pas cru devoir se soumettre à tous les inconvénients d'un traitement mercuriel complet. S'agissait-il d'une blennorrhagie ou de chancres sans bubons, ils répondent en général : « Je me suis traité chez moi, j'ai bu de la tisane et tout a disparu ; » d'autres, il est vrai, disent : « J'ai pris du mercure ; » mais si on poursuit les interrogations, on peut s'assurer qu'ils n'ont fait qu'un traitement tout à fait incomplet et qui ne devrait pas les mettre à l'abri d'une récidive.

Ainsi, alors même que tous les médecins administraient le mercure dans tous les cas et contre tous les symptômes syphilitiques, une immense quantité de malades se soustrayaient à l'emploi des préparations mercurielles, ou n'en prenaient qu'une dose infiniment plus faible que celle qui avait été jugée capable de détruire le virus.

On devait donc, d'après les idées admises,

conclure de cette remarque sur l'indifférence des malades dans le traitement des symptômes primitifs, 1° que le nombre des affections secondaires devait être immense ; 2° que les individus atteints de ces rechutes funestes devaient se trouver parmi cette masse d'indifférents qui avaient négligé leur infection première. Or l'observation démontre que de ces deux propositions la première seulement était exacte. A cette époque, en effet, la syphilis constitutionnelle était excessivement fréquente, les accidents par lesquels elle se manifestait étaient extrêmement graves, mais les malades interrogés avec soin se trouvaient presque tous parmi ceux qui avaient déjà subi un ou plusieurs traitements mercuriels.

Ainsi, d'un côté, une masse énorme de malades qui ne prennent pas de mercure, ou qui n'en prennent que d'une manière tout à fait incomplète, et de l'autre, parmi ces malades, un nombre de rechutes infiniment petit, si on le compare à celles qui se rencontrent après l'usage des préparations mercurielles.

Tel fut, pendant plusieurs années, le résultat de l'observation de M. Cullerier, tant à l'intérieur qu'à l'extérieur de l'hôpital, et après avoir consciencieusement vérifié, un grand nombre de fois, ces importantes remarques, il put enfin en tirer ces conclusions : 1° que les symptômes d'une infection primitive disparaissaient très-souvent sans l'emploi du mercure ; 2° que l'administration de cette substance ne mettait point à l'abri des rechutes qui paraissaient devoir être moins fréquentes, au contraire, quand les malades s'étaient abstenus d'en faire usage.

Ces considérations puissantes, jointes aux travaux qui commençaient à paraître sur ce point, engagèrent ce médecin à ne plus administrer le mercure *comme complément indispensable* de tout traitement antisyphilitique, et l'expérience de chaque jour n'a fait que le confirmer dans cette manière d'agir.

Depuis dix ans, en effet, le mercure n'est plus administré dans le service où l'on a recueilli ces faits, que comme moyen auxiliaire pour faire disparaître les symptômes locaux. On sait que dans plusieurs hôpitaux de France on suit à peu près la même pratique; or, à cette masse d'individus qui, comme autrefois, négligent leurs symptômes primitifs, il faut ajouter un nombre considérable de sujets qui, soumis à un traitement non mercuriel, devraient être exposés à des récidives. Si les opinions qui, pendant si longtemps, ont prévalu, n'étaient pas erronées, on verrait dans les hôpitaux une foule de malheureux qui subiraient la peine due à cette infraction aux préceptes des auteurs. Continuons donc aujourd'hui les recherches auxquelles M. Cullerier s'est livré pendant dix ans, et voyons si les salles des Vénérieus, par exemple, contiennent encore des affections secondaires qui puissent faire tirer les mêmes conclusions.

D'abord on doit convenir que dans cet établissement, comme partout ailleurs, les affections consécutives graves sont infiniment plus rares qu'autrefois. Il y a vingt ans, par exemple, ces récidives étaient très-communes ; on ne voyait qu'exostoses, nécroses, destruction du voile du palais, tubercules de la peau, etc. ; une salle même était réservée à ces malheureux, qui, horriblement défigurés ou mutilés, présentaient par leur réunion un spectacle que fort heureusement nous ne voyons plus. Aujourd'hui, en effet, quand il se rencontre quelques-uns de ces cas graves, il faut se hâter en quelque sorte de les observer, car ils ne se montrent qu'à des intervalles très-éloignés, et il est presque sans exemple qu'un malade qui se soumet avec docilité aux moyens qu'on lui prescrit, sorte de l'hôpital sans être débarrassé de ces symptômes de récidive. C'est assez dire que les affections consécutives que l'on y traite sont infiniment moins graves que celles que l'on rencontrait autrefois, et qui très-souvent étaient au-dessus des ressources de l'art.

Ainsi, non-seulement ces rechutes sont moins graves, mais encore elles s'y rencontrent en beaucoup moindre quantité. Nous allons confirmer par des chiffres cette remarque qui, d'ailleurs, se trouve d'accord avec celles de tous les observateurs de nos jours. Au commencement de l'année 1832, qui est l'époque à laquelle remontent nos relevés, le traitement simple était en vigueur dans le service de M. Cullerier depuis près de cinq ans; déjà plusieurs chirurgiens avaient rendu à la société une masse considérable d'individus chez lesquels les symptômes syphilitiques avaient été enlevés sans qu'on eût fait usage de préparations mercurielles; le nombre des affections consécutives avait considérablement diminué, comme le prouve le tableau suivant :

Le 30 janvier 1832, dans les mêmes salles qui nous fournissent aujourd'hui des observations, sur un total de 100 hommes environ, il y avait 28 affections consécutives, dont voici le détail :

Syphilides de différentes formes.	11
Nécroses, caries, exostoses.	10
Ulcérations de la bouche, de la gorge et du nez.	5
Ulcère de la peau.	1
Tumeur gommeuse.	1
	28

Dans d'autres salles, sur un total de 101 malades, il y avait 19 affections consécutives, dont voici le détail :

Syphilides de différentes formes.	7
Exostoses, périostoses, nécroses et caries.	7
Ulcérations de la gorge et des muqueuses.	4
Engorgement du corps thyroïde.	1
	19

On voit par ces deux tableaux que les rechutes, loin d'égaler le nombre des infections récentes, en constituent moins du tiers dans un service, et le cinquième environ dans l'autre. C'était déjà une amélioration immense obtenue dans l'état des malades; mais à mesure qu'on deviendra plus avare du mercure dans le traitement des affections primitives, les signes d'une infection générale se montreront plus rarement encore, et c'est cette progression qu'on a observée constamment jusqu'à ce jour.

Au 17 mars 1835, seize malades seulement offrant des symptômes consécutifs se trouvaient dans les salles de M. Cullerier (sur un total de cent hommes environ) (1); nous les avons interrogés tous avec le plus grand soin, et en avons tiré les renseignements suivants :

(1) Ce nombre de rechutes est ordinairement moins élevé; il est beaucoup moindre encore chez les femmes, et moindre surtout parmi les malades de la consultation. Cette différence s'explique aisément chez ces derniers, puisqu'attendu le nombre insuffisant des lits dans cet établissement, on n'admet guère que les individus les plus malades, et que tous ceux qui offrent des symptômes consécutifs sont toujours reçus de préférence.

Nous n'avons pas fait le relevé des affections consécutives chez les femmes, parce qu'il est impossible d'avoir d'elles des renseignements satisfaisants sur leur état antérieur. Elles croient avoir intérêt à nous cacher leurs précédents, et jamais nous n'en avons obtenu à divers intervalles deux rapports qui fussent semblables.

Tous avaient pris du mercure lors de l'invasion de leurs symptômes primitifs; mais il est juste de dire que tous n'avaient pas subi des traitements complets. Cependant *huit* d'entre eux s'étaient soumis avec la plus grande persévérance à l'emploi du préservatif, et avaient pris le mercure en quantité bien suffisante pour qu'ils pussent se croire à l'abri d'une rechute; plusieurs même en avaient fait une dépense énorme, et tous nous ont affirmé, à plusieurs reprises, qu'ils n'avaient jamais négligé le plus léger symptôme primitif; les huit autres n'avaient pas pris une dose de mercure assez considérable pour qu'on pût rien arguer de leur rechute contre les partisans de la méthode ancienne. Un seul avait été traité par M. Cullerier, il avait pris 13 grains de sublimé.

Sous le rapport de la gravité de ces rechutes, voici quels étaient les symptômes :

Syphilides de diverses formes.	6
Exostoses et périostoses.	4
Ulcérations à la gorge.	2
Tubercules.	3
Ulcère de la langue.	1
	16

Les symptômes offerts par ceux qui avaient subi des traitements complets étaient les suivants : Ulcère à la gorge, 1; exostoses, 3; syphilides, 2; tubercule, 1; ulcère de la langue, 1.

Il est bon de noter que, parmi les huit autres, il en était quelques-uns qui avaient pris des doses énormes de mercure, mais qui avaient eu quelque affection négligée; nous citerons entre autres un homme dont la face était dévorée par des tubercules ulcérés. Il avait eu, suivant son rapport, un grand nombre d'affections syphilitiques et avait subi bien des traitements mercuriels; mais nous ne le rangeons pas dans la première catégorie, parce qu'il n'a pu nous affirmer que le mercure avait été employé contre *toutes* ces affections diverses.

Un relevé semblable, fait le 1er août, nous a appris qu'il existait dans les mêmes salles *huit* affections secondaires (1). Ce sont trois ulcères à la gorge, trois maladies des os, un ulcère à l'anus, un ulcère à la jambe. Nous trouvons que sur ces huit malades, interrogés avec soin, *un seul n'a jamais pris de mercure*, un autre n'en a pris que lors de sa première rechute; les six autres en ont pris en grande abondance, et quatre d'entre eux ont subi leurs traitements de la manière la plus complète.

Pour montrer avec quel scrupule nous procédons à des recherches de cette nature, nous allons entrer dans quelques details sur ces maladies; et

(1) Nous ne faisons pas entrer dans ce nombre un neuvième malade qui a figuré dans le tableau du 17 mars et qui se trouvait à l'hôpital.

d'abord nous devons dire que celui qui n'a jamais fait usage de préparations mercurielles, étant militaire, et se trouvant en Allemagne, contracta, il y a vingt ans, un chancre pour lequel il prit de la tisane de racine de fraisier, et *qu'il fit cautériser avec la pierre infernale.*

Celui qui n'a pris du mercure que lors d'une première rechute a également un ulcère de la gorge. Il y a seize ans, étant militaire, il eut un chancre à la verge sur lequel il déposa de la cendre de tabac. Dix ans après, ulcère à la gorge, traitement mercuriel complet; bientôt il contracte d'autres ulcères du gland qu'il traite par le mercure et la salsepareille pendant un mois; enfin de nouveaux ulcères se manifestent dans la gorge et le forcent d'entrer à l'hôpital le 3 juin.

Parmi les deux autres, que nous considérons encore comme ayant subi un traitement mercuriel incomplet, il y a une périostose légère survenue au bout de trois mois chez un jeune homme qui s'est confié à un charlatan pour des chancres du gland, et a pris du mercure dans des quantités et sous des formes qu'il ne peut indiquer, et un autre dont un ulcère occupe une partie de la jambe droite. En 1825, ce dernier eut une gonorrhée qu'il traita dans un hôpital avec la liqueur de Van-Swieten pendant dix-huit jours seulement; six mois après, seconde gonorrhée avec orchite; il resta cinquante jours à l'hôpital et ne croit pas avoir pris de mercure; enfin troisième gonorrhée, avec chancres et bubons, qu'il combattit pendant cinquante jours avec les frictions et le sirop de Cuisinier; quelques années après survinrent les ulcères de la jambe.

Les quatre autres malades *ont couvert tous leurs symptômes primitifs d'une dose de mercure bien suffisante pour que, d'après les idées généralement reçues, ils dussent se croire à l'abri de toute récidive.*

On voit, entre ce relevé et celui du 17 mars, la plus grande ressemblance sous le rapport des antécédents. Un seul malade n'avait jamais pris de mercure; mais remarquons qu'il avait été traité irrationnellement par la cautérisation, et que les rechutes, après cette pratique, sont assez fréquentes.

Ce second tableau est donc encore tout à l'avantage du traitement simple et non mercuriel, puisqu'il n'offre pas un malade qui ait été traité de la sorte; que presque tous, au contraire, avaient pris du mercure, et que la moitié du nombre total avait pris d'une manière complète le métal qui devait les préserver de toute récidive.

Enfin, voici un troisième tableau fait à une époque encore plus récente, le 11 décembre 1835. Le nombre des affections consécutives s'élevait alors à 9. Il y avait 4 exostoses, 2 syphilides, 2 ulcérations du voile du palais, 1 névropathie.

Tous ces malades avaient pris du mercure avant leur admission à l'hôpital des Vénériens, et aucun d'eux n'a été traité, lors de leur infection première, par la méthode que nous appelons rationnelle. *Cinq d'entre eux s'étaient soumis aux traitements les plus complets par le mercure* lors de l'apparition des symptômes primitifs. Chez les quatre autres le mercure a bien été administré, mais le traitement a été suivi irrégulièrement, ou bien, dans le courant de la vie des malades, quelques symptômes primitifs ont été négligés (1).

Nous pourrions répéter de ce troisième tableau ce que nous avons dit des précédents : les faits parlent d'eux-mêmes, et il n'est pas besoin de les expliquer.

(1) Ces observations sur la diminution constante du nombre des affections consécutives sont parfaitement d'accord avec celles que M. le docteur Devergie aîné a publiées dans les *Archives générales de médecine*, octobre 1835. Ce médecin a partagé ses malades en trois séries. Dans la première (1815 à 1830) 1108 malades ont été notés; sur ce nombre il y avait 367 affections consécutives, graves et chroniques; dans la seconde (15 juin 1831 au 1er septembre 1832), sur un total de 1380 malades, il y avait seulement 149 affections consécutives; enfin, dans la troisième (1er août 1833 au 1er septembre 1835), 1910 vénériens en ont présenté 174.

Les affections consécutives, en même temps qu'elles devenaient plus rares, diminuaient aussi de gravité, comme nous l'avons observé dans le service de M. Cullerier.

On voit en outre que les malades soumis à des traitements mercuriels complets n'ont pas offert les symptômes les moins graves de récidive ; loin de là, l'observation a prouvé jusqu'à l'évidence que c'est parmi les malades de cette catégorie qu'on rencontre les symptômes les plus graves, tels que caries et exostoses, tubercules ulcérés, etc. Ceux au contraire qui ont négligé leurs affections primitives ou qui leur ont opposé un traitement simple et raisonné, n'offrent en général que des symptômes superficiels en quelque sorte, tels que syphilides légères, rougeurs de la gorge, pustules à l'anus, etc.

Si nous insistons si longtemps sur ce sujet, c'est que toutes les questions sur la nécessité d'une réforme dans la thérapeutique de la syphilis se réduisent à celle-ci : Le mercure préserve-t-il des rechutes ? Mais quand les malades se présentent en foule à notre observation avec des symptômes consécutifs excessivement graves, et que cependant ils affirment avoir fait usage de ce prétendu préservatif lors de l'infection première, en s'astreignant à toutes les règles reçues pour son administration, comment douter encore de l'impuissance de ce médicament, non pour dissiper les symptômes, mais pour prévenir les récidives ? Parmi ces faits si concluants et qu'on peut toujours réunir en masse dans un hôpital spécial, nous allons citer les suivants, qui nous ont d'autant plus frappé que les sujets avaient assez d'intelligence pour nous initier d'une manière complète à tous leurs antécédents.

1° Un maçon, âgé de trente-deux ans, ancien militaire, est entré le 17 juin 1835, offrant : 1° des ulcères profonds et récents à la base du gland et à la racine de la verge ; 2° des exostoses aux deux tibias et à la tête ; 3° des ulcérations au fond de la gorge et dans les fosses nasales ; 4° des douleurs dans presque tous les os longs ; 5° des cicatrices de tubercules qui ont labouré profondément les deux jambes.

Ce malheureux, qui depuis longues années est en proie à une syphilis constitutionnelle, est d'une taille élevée et paraît d'une bonne constitution, mais son teint est jaune, et il est excessivement amaigri. Il y a seize ans, étant militaire, en garnison à Toulon, il contracta deux chancres pour lesquels il fut traité à l'hôpital pendant trois mois, par la liqueur de Van-Swieten et les frictions. Les chancres disparurent entièrement, et il retourna à son régiment, se croyant parfaitement guéri ; mais au bout de six mois il rentra dans le même établissement pour un large ulcère à la gorge. Il prit pendant trois mois des pilules de sublimé. Quelque temps après, exostoses et douleurs aux tibias. Rentré dans l'hôpital, il employa alternativement, pendant trois mois, un jour la liqueur et le lendemain des frictions mercurielles ; puis, au bout de ce temps, aucune amélioration n'étant survenue dans son état, il prit pendant trois autres mois, et sans plus de succès, la liqueur seule à laquelle on substitua enfin le rob antisyphilitique. Après six mois de son usage, il sortit de l'hôpital entièrement guéri. Il y avait séjourné un an.

Douze ans se sont écoulés sans qu'il contractât aucune nouvelle affection et sans qu'il se manifestât de symptômes de l'ancienne. De nouveaux chancres ayant alors paru à la suite d'un coït impur, il se traita chez lui et prit une seule bouteille de liqueur de Van-Swieten.

Trois ou quatre mois après, des ulcères se sont développés sur toutes les régions du corps. Il entra à Saint-Louis, dans le service de M. Alibert, et y resta un mois : il ne peut donner de renseignements sur le traitement qu'il y suivit. Sorti de cet hôpital pour entrer aux Vénériens, il prit le sirop sudorifique et la liqueur de Van-Swieten, et sortit guéri de ses ulcères au bout de cinq semaines.

Enfin, il y a un mois, il contracta une nouvelle affection vénérienne pour laquelle il se détermina à entrer dans le service de M. Cullerier.

Ces renseignements nous ont été donnés non pas dans une seule séance, mais dans un grand nombre d'interrogatoires que nous lui avons fait subir à des époques différentes. Il n'a jamais varié dans ses réponses, et tout porte à croire qu'on peut ajouter une entière confiance à ses déclarations.

Ce malade a été mis à l'usage de la solution de

cyanure de mercure, du sirop sudorifique et de l'opium à doses assez élevées; l'infection récente s'est promptement amendée. Il semble aussi éprouver de l'amélioration dans les autres symptômes d'infection ancienne; mais il est évident qu'on ne fera que pallier ces divers accidents sans jamais pouvoir le débarrasser entièrement de la syphilis devenue constitutionnelle. Passons à un autre fait de même genre.

2° Le 24 janvier 1833, a été reçu un homme qui assure n'avoir jamais eu d'autre symptôme d'infection récente qu'un chancre sur le gland (on en voit les traces profondes), il y a quatre ans seulement; et depuis cette époque, il a eu successivement : 1° une syphilide dont il ne peut déterminer le caractère; 2° des tubercules ulcérés sur diverses parties du corps, et spécialement dans le dos où l'on observe encore de larges cicatrices; 3° des douleurs ostéocopes, surtout au bras gauche où l'on voit les traces de moxas; 4° des ulcères à la gorge; 5° des tubercules ulcérés au dos du pied et au mollet, qui ont motivé son entrée à l'hôpital.

C'est pendant le cours d'un traitement par les frictions mercurielles, dirigé contre le chancre du gland, qu'a paru le premier symptôme d'infection générale; depuis ce moment, contre chacun de ces divers accidents, il a pris successivement les fumigations de cinabre, les bains de sublimé, la décoction de Zitmann, la tisane de saponaire, la tisane de Feltz, etc.

3° Un homme de quarante-neuf ans, entré le 12 novembre dernier, a fourni les renseignements qui suivent : Il y a trente ans, il a eu une blennorrhagie et des chancres; c'est, assure-t-il, la seule affection syphilitique qu'il ait jamais contractée. Il entra à l'hôpital des Vénériens, y séjourna quarante-deux jours, et en sortit bien guéri après avoir subi un traitement mercuriel complet. Bientôt parurent des pustules sur différents points du corps : nouveau traitement mercuriel; puis des ulcères aux jambes, qui furent traités de la même manière.

Il y a deux ans, il survint une exostose de la jambe droite, pour laquelle il a séjourné cinq mois à l'hôpital, et, pendant ce temps, il a pris la liqueur de Van-Swieten et le sirop sudorifique. Enfin, il y a six mois, de nouvelles exostoses se sont développées sur les deux tibias et sur le coronal. Cet homme, qui, ainsi que les précédents, a combattu scrupuleusement les symptômes syphilitiques récents ou secondaires avec des doses considérables de mercure, est en proie à une affection générale et constitutionnelle dont rien ne peut arrêter la marche. L'observation suivante n'offre pas un moindre intérêt.

4° Une jeune fille de vingt-deux ans, couturière, avait, il y a trois ans environ, un écoulement pour lequel elle était traitée depuis deux mois par la liqueur de Van-Swieten. Cet écoulement s'est supprimé, et il lui est survenu, dit-elle, une éruption sur tout le corps. Cette éruption, étant guérie, a été remplacée par une syphilide tuberculeuse de la face et du corps, puis une amaurose complète qui a duré trois mois. A son entrée aux Vénériens, de larges croûtes couvrent le nez, les joues, les seins, et, à leur chute, on reconnaît de vastes ulcères qui ont détruit une partie du derme. Cette affection s'est déjà reproduite à différentes reprises, et elle s'accompagne aujourd'hui de violentes douleurs ostéocopes, malgré cinq traitements mercuriels complets : le premier avec la tisane sudorifique et le proto-iodure de mercure, le second avec la liqueur de Van-Swieten et les frictions, le troisième avec les pilules mercurielles de Dupuytren et les sudorifiques, le quatrième avec la liqueur prise dans un looch, etc.

Cette jeune fille a été complétement débarrassée de sa syphilide tuberculeuse par les pansements avec la pommade de proto-iodure et la tisane de Feltz à l'intérieur ; mais il est infiniment probable qu'elle aura le sort des malades dont nous venons d'exposer l'histoire, que des exostoses, des nécroses, etc., ne tarderont pas à se manifester, et qu'elle succombera victime d'une infection générale dont les mercuriaux ne l'ont point préservée.

A ces faits nous pourrions en ajouter une multitude d'autres qui ne seraient que la répétition de ceux-ci, mais qui prouveraient jusqu'à l'évidence que les préparations mercurielles, non-seulement ne préservent pas des accidents consécutifs de syphilis, mais encore, comme nous l'avons déjà dit, que c'est parmi les sujets qui se sont soumis aux traitements les plus complets qu'il faut aller chercher les rechutes les plus graves et les plus rebelles.

Il faut ajouter qu'ainsi que les Anglais en ont fait la remarque, les récidives n'ont lieu, en général, qu'à une époque fort éloignée de l'infection première, lorsque les malades ont fait usage des préparations mercurielles. Cette règle souffre bien d'assez nombreuses exceptions; cependant lorsqu'on interroge un malade qui a une exostose, un ulcère à la gorge, dans un âge un peu avancé, on peut être à peu près certain qu'il déclarera avoir pris du mercure contre les symptômes primitifs.

A la suite du traitement simple, au contraire, les récidives ont lieu ordinairement au bout d'un temps fort court; ainsi il n'est pas rare de voir une syphilide papuleuse, par exemple, succéder à des chancres chez des malades qui, n'ayant été soumis qu'à l'emploi de quelques moyens adoucissants, du repos et de la diète, se sont livrés ensuite à des excès en boissons ou à la fatigue de la marche.

M. Cullerier a vu un homme qui, sortant des

Vénériens par permission et dans le cours d'un traitement mercuriel dirigé contre des ulcères du pénis, passa la nuit en débauches de toutes sortes; le lendemain il avait le corps couvert d'une syphilide générale. Quelquefois même le passage de l'affection primitive aux symptômes secondaires est insensible, et en observant, par exemple, des pustules muqueuses aux bourses, on remarque qu'à mesure qu'elles s'éloignent de cette région elles dégénèrent peu à peu en syphilide papuleuse; mais cette affection secondaire, presqu'aussi facile à enlever que la première, eût été prévenue dans la plupart des cas, si les malades étaient restés à l'hôpital quelques jours après la disparition de leurs symptômes (1). Il n'est pas étonnant d'ailleurs que les guérisons ne soient pas toujours aussi solides qu'on pourrait le désirer; les malades, se voyant débarrassés et n'étant plus retenus par la nécessité de subir un traite-

(1) Bien que ces rechutes n'aient rien qui doive effrayer pour l'avenir, elles n'en ont pas moins servi d'arguments pour démontrer la nécessité d'un traitement mercuriel. Des soldats, en effet, s'étant mis trop tôt en route pour rejoindre leurs corps, ont été forcés de s'arrêter dans des hôpitaux dont les médecins n'ont pas manqué de se récrier contre l'insuffisance de la méthode qu'on avait suivie. Nous avons aussi, nous, observé un certain nombre de fois ces promptes récidives chez des colporteurs ou d'autres ouvriers, trop impatients de reprendre leurs travaux; mais on reconnaît bientôt que ces affections, que M. Cullerier désigne sous le nom de

ment mercuriel, qui autrefois prolongeait leur séjour dans les hôpitaux, reprennent souvent leurs travaux, malgré les conseils qu'on leur donne, avant que les ulcères soient entièrement cicatrisés ou que les tumeurs soient parfaitement dissoutes; ils sont en quelque sorte convalescents, et chacun sait qu'à cette époque, après une maladie quelconque, les moindres écarts dans les principes de l'hygiène peuvent devenir funestes en reproduisant la maladie qui vient d'être enlevée.

Ces récidives sont donc peu à craindre, et l'expérience a prouvé que, lorsqu'on parvient à les éviter pendant un ou deux ans, les malades sont tout à fait à l'abri de leur atteinte. Doit-on être également rassuré, après le traitement simple, contre ces rechutes graves qui surviennent au bout d'un temps beaucoup plus long, et qu'on observe ordinairement chez les malades qui ont fait usage des préparations mercurielles? Les dé-

secondaires ou successives, diffèrent essentiellement, quant à la gravité, de celles qui surviennent au bout de quelques années chez les sujets qui ont pris du mercure. Les premières disparaissent ordinairement après quelques semaines d'un traitement simple; les autres sont des signes d'une syphilis constitutionnelle, dont les malades ne sont presque jamais débarrassés entièrement. Si ces médecins avaient bien connu la différence qui existe entre ces deux ordres de symptômes, ils se seraient montrés moins effrayés des suites d'une méthode sur laquelle l'expérience aujourd'hui a prononcé.

tails dans lesquels nous sommes entré au commencement de cet article nous semblent répondre suffisamment à cette question, puisque nous avons démontré qu'alors même que le mercure était si fort en honneur, la plus grande partie des malades savaient se soustraire à son administration, et que cependant, alors comme aujourd'hui, les récidives étaient plus rares et moins graves parmi ces individus; que d'ailleurs, depuis quinze années, le traitement simple est en vigueur dans plusieurs hôpitaux et que chaque jour le nombre des graves rechutes diminue d'une manière sensible. Tout semble donc se réunir, et les faits et le raisonnement, pour nous rassurer sur le résultat du traitement dont l'histoire va suivre et nous engager à le substituer, toutes les fois qu'il sera possible de le faire, à l'administration des préparations mercurielles.

Ce n'est pas que nous voulions prétendre que les malades seront nécessairement à l'abri des récidives ; assurément non : on observe des rechutes après l'application de toute espèce de méthode (1), et il n'est personne qui, ayant eu

(1) C'est ici le lieu de faire remarquer que les partisans du mercure ont trop souvent considéré comme rechutes à la suite d'un traitement simple celles qui surviennent chez des malades qui ont abandonné leurs symptômes à eux-mêmes, ou qui les ont combattus par des moyens tout à fait irrationnels, mais sans mercure, tels que la cautérisation avec le ni-

des symptômes primitifs de syphilis, puisse affirmer être pour toujours à l'abri d'une infection générale. Cette assertion est désespérante, sans doute, et il serait préférable pour l'historien d'une thérapeutique nouvelle de pouvoir la donner comme infaillible ; mais, encore une fois, ce sont les faits qui nous guident : or, il en est qui prouvent qu'après le traitement le plus doux et le plus rationnel, la guérison n'est pas toujours tellement sûre qu'on ne puisse rencontrer quelquefois des récidives fâcheuses. Si cependant il est vrai que les symptômes primitifs disparaissent fort bien sans l'emploi du mercure et que les rechutes alors, loin d'être plus fréquentes, sont plus rares et surtout moins graves, nous ne voyons pas pourquoi on exposerait sans nécessité l'économie à tous les inconvénients bien connus qui résultent de l'emploi de ce métal.

C'est, au reste, en interrogeant avec soin les malades atteints d'affections syphilitiques anciennes, en revenant à plusieurs reprises et à des jours différents sur les questions qu'on leur a déjà adressées, qu'on peut espérer d'obtenir des

trate d'argent, la cendre de tabac, etc. Une pareille médication ne constitue pas le traitement simple dans lequel, comme nous le verrons plus bas, on associe aux antiphlogistiques tous les moyens qui peuvent concourir à la disparition complète des symptômes syphilitiques, voire même le mercure et ses différentes préparations.

notions de quelque valeur sur la cause de ces rechutes. Les renseignements que nous avons recueillis sur un assez grand nombre d'entre eux nous ont donné les résultats suivants, qui résument en quelque sorte tout ce que nous avons dit dans ce chapitre sur les effets des mercuriaux et du traitement simple :

1° *Rechutes après l'emploi du traitement simple, régulièrement administré.*

Ces accidents sont extrêmement rares; quand on les observe, c'est ordinairement à une époque très-rapprochée de l'infection primitive; quelquefois même il y a continuation de symptômes, qui changent d'aspect sans devenir plus graves.

2° *Rechutes après des symptômes primitifs non traités, abandonnés à eux-mêmes, ou dont la guérison a été activée par la cautérisation.*

Ces rechutes ne sont pas rares; elles surviennent à des époques variées, tantôt éloignées, tantôt rapprochées de l'infection première; en général elles sont peu graves. Cependant nous avons vu des tubercules ulcérés, des ulcérations du voile du palais et du fond de la gorge, chez des individus qui s'étaient bornés à cautériser leurs ulcères syphilitiques primitifs dès le début.

3° *Rechutes après des traitements mercuriels incomplets.*

Elles sont très-communes, et forment assurément la majorité. C'est dans cette classe, en effet, que nous rangeons tous les malades dont chaque symptôme syphilitique n'a pas été en quelque sorte couvert par une quantité convenable de mercure; tous ceux qui ont eu des affections traitées d'une manière incomplète, et quelques autres négligées ; enfin ceux qui se bornent à dire qu'ils ont pris du mercure, mais sans pouvoir indiquer ni le mode d'administration ni la dose exacte du médicament.

Des symptômes consécutifs de tous les genres se manifestent chez ces individus à toutes les époques et à tous les différents degrés de gravité.

4º *Enfin, rechutes chez des individus qui, à chaque apparition de symptômes primitifs, ont subi de la manière la plus complète un traitement mercuriel sous la direction d'un médecin.*

Nous ne croyons pas nous éloigner beaucoup de la vérité en disant que ces rechutes comptent pour un quart dans le nombre total de celles que nous avons observées, proportion énorme si l'on fait attention au petit nombre des malades qui peuvent être rangés dans cette catégorie.

Ces rechutes sont en général excessivement graves. Beaucoup même sont incurables, car lorsqu'on est parvenu à détruire un symptôme, véritable Prothée, le mal se manifeste sous une autre forme. Ce sont presque toujours des affections des systèmes osseux et fibreux, des affections tuberculeuses chroniques de la peau, ou des ulcérations profondes des muqueuses. C'est dans cette classe qu'il faut chercher le plus grand nombre des sujets dont la constitution entière semble imprégnée de virus syphilitique. Souvent, en effet, le même individu présente à la fois ou successivement des ulcérations de la gorge et du nez, des tubercules ulcérés sur le dos, la face ou les membres, des douleurs ostéocopes, des exostoses, des nécroses, des roideurs et des engorgements des articulations, des émaciations générales, etc., etc. Dix ans, vingt ans quelquefois se sont écoulés depuis l'infection première : ces malheureux sont mariés, pères de famille; et leurs femmes ni leurs enfants n'offrent aucune trace de cette terrible maladie ; mais leur constitution est à jamais détériorée, et ils sont, pour la plupart, destinés à traîner une vie languissante jusqu'à ce que ces accidents réitérés, les suppurations abondantes, les douleurs, les insomnies et les nombreux traitements auxquels on ne manque pas de les soumettre, les fassent enfin succomber misérablement.

Nous pourrions ajouter ici une cinquième catégorie de malades ; ce sont ceux qui affirment et soutiennent opiniâtrément qu'ils n'ont jamais eu de symptômes primitifs, et qui cependant présentent des traces apparentes d'une infection secondaire; mais cette syphilis d'emblée, signalée par les auteurs, nous a paru reposer toujours sur des renseignements incomplets fournis par les malades, soit à dessein, soit par ignorance de leurs antécédents.

Après avoir considéré ces diverses rechutes dans leur ordre de fréquence et de gravité, une question importante se présente naturellement à nous : Le mercure est-il donc la cause des accidents consécutifs que l'on observe en si grand nombre après son emploi, ou, en d'autres termes, ces symptômes que nous considérons comme syphilitiques seraient-ils seulement des symptômes mercuriels?

Il est bien vrai que quelques accidents, tels que les douleurs ostéocopes, les exostoses et certaines névropathies ne se rencontrent guère que chez les individus qui ont pris du mercure; à peine M. Cullerier possède-t-il deux ou trois observations faisant exception à cette règle, encore ne sont-ils pas peut-être appuyés de toute l'authenticité désirable. Mais si d'un côté ces maladies se développent chez les gens qui ont pris du mercure, il faut remarquer aussi que ces mêmes individus avaient fait usage de ce métal contre des symptômes syphilitiques. On sait que le mercure est administré à des doses assez élevées dans une foule de maladies autres que la syphilis; que certaines personnes sont continuellement exposées aux vapeurs mercurielles, et que les uns et les autres nous présentent des maladies tout à fait différentes de celles que nous qualifions de symptômes syphilitiques consécutifs. Il paraît donc nécessaire pour leur développement qu'il y ait à la fois introduction dans l'économie et du virus syphilitique et du mercure sous quelque forme que ce soit.

Dans cette hypothèse, ce ne serait pas le mercure qui produirait par lui-même ces symptômes consécutifs; mais il donnerait au virus une activité telle que sous son influence il manifesterait sa présence par les effets les plus fâcheux. C'est du moins la manière la plus rationnelle d'expliquer les désordres effrayants et la gravité des récidives que l'on observe en général chez les individus *mercurialisés*.

De tout ce qui a été exposé jusqu'ici, et qui n'est que la simple expression de faits nombreux observés depuis longtemps à l'hôpital des Vénériens, nous croyons pouvoir conclure que de graves erreurs sur la nature de la syphilis et sur son traitement ont traversé les siècles et résistent encore à l'observation et au bon sens; mais tout médecin qui, voulant s'éclairer sur ce point important de médecine pratique, aura vu un très-grand nombre d'affections syphilitiques et aura pris la peine de faire des expériences, de recueillir des observations comparatives, et surtout de s'enquérir des antécédents des malades qui présentent ces récidives, ne pourra s'empêcher d'admettre comme démontrées les deux propositions suivantes :

1° *Les symptômes de syphilis cèdent ordinairement avec assez de rapidité à l'emploi de moyens autres que les préparations mercurielles.*

2° *Les malades ainsi traités ne sont pas plus que les autres exposés aux récidives, et les traitements mercuriels les mieux combinés ne les préservant point de rechutes excessivement graves, on doit, tout en admettant l'efficacité du mercure pour faire disparaître certains symptômes, et le considérant comme un médicament précieux, rejeter tout ce qui a été dit jusqu'à ce jour sur sa spécificité et son action réputée annihilante du virus syphilitique.*

CHAPITRE III.

Des inconvénients du traitement mercuriel.

Si on n'avait pas fait de la syphilis une maladie tout à fait en dehors du cadre nosologique, une affection différente de toutes les autres sous le rapport du développement, de la marche, et surtout de la thérapeutique, l'observation, avons-nous dit, aurait démontré depuis longtemps que les guérisons pouvaient être promptes et certaines sans l'emploi des mercuriaux; mais elle eût surtout signalé les inconvénients graves qui peuvent résulter et qui résultent nécessairement de leur administration dans tous les cas et chez tous les sujets. L'aveugle confiance qu'on accordait à ce prétendu spécifique détournait l'attention des désordres qu'il produisait dans l'économie, et les malades s'estimaient heureux d'être à jamais débarrassés des suites d'une redoutable infection au prix de souffrances dont ils croyaient entrevoir un terme rapproché.

Quelque graves que soient les accidents déterminés par le mercure, quelque atteinte profonde que ce métal puisse porter à la santé générale, il est certain que ses inconvénients seraient fortement balancés par le précieux avantage de préserver des accidents consécutifs, s'il était vrai qu'il jouît d'une aussi heureuse propriété ; malheureusement l'expérience de chaque jour prouve de la manière la plus évidente qu'aucun médicament ne met à l'abri de ces terribles rechutes. Il ne reste donc au mercure que son action bien connue sur la disparition de certains symptômes, pour compenser le dommage qu'il fait souffrir à la constitution. Or, ce dommage est assez grave pour qu'on ne se hasarde pas sans nécessité à faire courir aux malades tous les risques d'une médication active, lorsque des moyens plus simples et plus doux peuvent conduire au même but, sans accidents et assez souvent dans un espace de temps beaucoup plus court. Cette vérité, que les auteurs ne cherchent pas à combattre, puisqu'ils admettent en principe qu'elle ne saurait exister, se fait jour même parmi ceux qui croient rester fidèles à la théorie du virus.

Depuis quelque temps, en effet, les partisans

exclusifs du mercure ont vu bien des croyances s'ébranler; plusieurs d'entre eux ne donnent plus leur confiance seulement au métal si longtemps réputé spécifique, ils admettent comme également ennemies du virus syphilitique plusieurs autres substances dont l'efficacité leur semble démontrée. Les sudorifiques, par exemple, depuis longtemps conseillés, s'ils ne peuvent saisir et annihiler ce principe, jouissent au moins, suivant eux, d'une vertu puissante contre les symptômes consécutifs; mais l'or, le platine, l'iode, le brôme, etc., usurpent sans cesse le privilége du mercure, et plusieurs praticiens les préfèrent même à ce médicament; c'est une défection qui porte un coup mortel à la théorie du virus, telle qu'on l'entend communément : car si vous admettez que le mercure ne jouit pas seul de cette vertu qui lui a été réservée, si vous convenez que d'autres médicaments peuvent saisir et annihiler le poison répandu dans l'économie, vous ne pourrez donner au nombre de ces médicaments d'autres bornes que celles que l'expérience elle-même viendra poser. Or, s'il nous est permis d'invoquer l'expérience, nous prouverons que les symptômes syphilitiques ont été à jamais guéris par un si grand nombre de substances, que ces spécifiques se multiplieraient à l'infini.

Mais cette modification apportée aux doctrines anciennes est erronée comme le premier système ; les rechutes sont fréquentes après l'emploi de ces diverses substances, qui ne possèdent pas plus que le mercure la propriété d'éteindre le virus syphilitique. Il s'en présente souvent des preuves dans la pratique ; mais cette médication n'est pas encore assez répandue pour qu'on puisse se prononcer sur l'ordre de fréquence de ces récidives, comme on l'a fait pour les autres. Plus tard, nous démontrerons tout le parti qu'on peut tirer de ces divers médicaments. Ainsi que le mercure, et mieux que lui peut-être, dans quelques cas rebelles, l'iode, le brôme, les sudorifiques, favorisent la disparition des symptômes ; mais ils ne s'opposent pas aux récidives, parce que, nous le répétons, aucune substance ne jouit de cette propriété d'une manière absolue. Ces bases une fois établies sur la valeur des médicaments considérés comme préservatifs de toute rechute, il convient d'examiner leur action sur l'économie et les dangers qui peuvent résulter de leur administration.

On connaît tous les accidents qui peuvent résulter de l'emploi du mercure à haute dose : les inflammations gastro-intestinales, les douleurs ostéocopes, la phthisie pulmonaire, les vésanies (1),

(1) Dans une statistique de l'hôpital de Charenton, faite pendant le cours de huit années (1826-1833), M. Esquirol porte le nombre des fous par *abus du mercure* à quarante-quatre. C'est, dans l'ordre de fréquence des causes, la *hui-*

la salivation, et par suite, tous les désordres qui accompagnent l'inflammation buccale, tels que la chute des dents, la gangrène des joues et même la carie des os maxillaires ; tous ces accidents, disons-nous, si graves, et dont quelques-uns sont mortels, étaient bien suffisants pour faire proscrire, comme méthode générale, une pratique mille fois plus dangereuse que le symptôme qu'on voulait combattre. Mais administré à des doses plus faibles, le mercure est-il réellement un médicament assez dangereux pour qu'on doive chercher à le remplacer par des substances moins actives et dont l'économie ait moins à redouter les effets? Pour répondre affirmativement, il suffit de quelques réflexions sur son mode d'administration actuellement en vigueur.

Les auteurs qui font foi en pareille matière, sont tous d'avis que *pour que le virus soit complètement annihilé, il est nécessaire qu'une certaine dose de mercure soit introduite dans l'économie*. Or, cette quantité est en général quatre à cinq onces d'onguent mercuriel en frictions, ou dix-huit à vingt-cinq grains de sublimé corrosif à l'intérieur. Dans certaines circonstances, ces doses peuvent

tième seulement sur vingt-quatre. Ainsi, dans ces dernières années même, où l'on est forcé de convenir que les abus du mercure sont infiniment plus rares qu'autrefois, c'est encore une des causes les plus fréquentes de folie. (V. *Ann. d'hygiène publique et de méd. légale, janvier* 1835.)

être de beaucoup augmentées, mais jamais elles ne sont moindres ; or nous en appelons à l'expérience de tous les praticiens. L'introduction dans l'économie d'une telle dose d'un remède violent est-elle une pratique tout à fait innocente, et dont toute constitution puisse s'accommoder ? Assurément non. Les tempéraments les plus robustes en sont influencés d'une manière sensible ; les hommes les plus vigoureux maigrissent et pâlissent vers la fin du traitement ; à plus forte raison, les femmes et cette masse d'individus dont l'organisme n'est point disposé à subir une pareille épreuve, doivent-ils souffrir de cette médication et se ressentir longtemps de ses effets. Il est même des malades d'assez bonne constitution, en apparence, qui ne peuvent supporter les plus faibles doses de mercure, soit à l'intérieur, soit en frictions.

Nous sommes loin cependant de prétendre que tout individu qui a fait un traitement mercuriel a pour jamais détruit sa santé. On voit sans cesse des gens qui se sont soumis à cette pratique et qui s'en sont tirés avec bonheur ; mais chaque jour aussi l'on rencontre des individus livrés à des excès de toute sorte, exposés à toutes les causes présumées de maladie et vivant dans les conditions d'hygiène les plus défavorables, offrir néanmoins dans leur personne tous les attributs de la plus heureuse santé : en conclura-t-on que de pareilles habitudes n'ont en elles rien de pernicieux ?

Il faut l'avouer : ou bien renonçons à toutes les notions de physiologie et d'hygiène, ou bien convenons que l'économie ne saurait être saturée de mercure sans que la santé générale en soit compromise, et la dose prescrite de ce métal pour l'annihilation du virus syphilitique est assurément assez forte pour que l'ensemble de toutes nos fonctions en soit singulièrement influencé. Beaucoup de malades échapperont sans doute à son action délétère : on cite même des faits dans lesquels le mercure, prodigué pendant un temps fort long, n'a occasionné aucun accident appréciable. Mais ces cas heureux ne seront que des exceptions; les résultats plus ou moins fâcheux constitueront la règle.

Si nous voulions énumérer ici tous les inconvénients d'une pareille méthode, il faudrait singulièrement allonger ce travail, et nous avons à cœur de l'abréger; aussi nous bornerons-nous à faire ressortir seulement quelques-unes des raisons qui doivent engager les praticiens à ne pas employer les mercuriaux d'une manière exclusive et surtout à des doses élevées.

On a attribué au mercure beaucoup de symptômes que l'on considère généralement comme dépendants de la présence du virus syphilitique, et spécialement les diverses affections des os qui dénotent si fréquemment une syphilis invétérée. Ce métal n'est assurément point, comme on l'a vu, étranger au développement, et surtout à la gravité de ces accidents; mais un de ses effets les plus ordinaires, qui a passé en quelque sorte inaperçu et que nous devons signaler ici, ce sont des douleurs, soit dans les os, soit dans les tissus fibreux, qui sont presque toujours confondues par les malades avec les douleurs rhumatismales, mais auxquelles il est facile de reconnaître une cause toute différente par un examen plus attentif.

Si, en effet, on interroge plusieurs individus qui ont fait usage du mercure pour des symptômes primitifs quelconques, on verra que plusieurs d'entre eux souffrent dans différentes parties du corps : or, ces malades faisant presque constamment remonter leurs douleurs à l'époque du traitement, il est naturel de penser que c'est au médicament qu'il faut attribuer ces accidents, et non à des circonstances fortuites qui auraient pu favoriser le développement du rhumatisme ordinaire. Cette cause est plus manifeste encore dans les cas où des traitements ont été faits par précaution à une époque éloignée de l'infection première, et pour empêcher les récidives. Si l'on veut prendre la peine d'interroger avec soin ces prétendus rhumatisans, on pourra se convaincre de la vérité de cette assertion dont nous avons, sur l'invitation de M. Cullerier, vérifié l'exactitude un grand nombre de fois.

Mais un des reproches les plus sérieux qu'on puisse adresser à la méthode ancienne est de faire subir un traitement long et pénible dans des circonstances où cette médication est inutile ou impuissante : inutile, puisque le plus souvent le traitement simple réussit, et qu'il préserve au moins aussi bien des récidives ; impuissante, car les mercuriaux n'ayant pas d'action sensible sur un grand nombre de symptômes, on perd un temps précieux par un traitement général, tandis que des moyens locaux pourraient bien plus promptement amener la résolution de la maladie.

La durée moyenne du traitement est d'ailleurs sensiblement allongée par l'administration du mercure ; une foule de symptômes convenablement traités disparaissent au bout d'une ou deux semaines ; et, si l'on veut continuer à soumettre les malades, pendant le temps prescrit, à l'usage du préservatif, il est évident qu'il n'y aura pas de symptômes, quelque légers qu'ils soient, qui ne nécessitent au moins quarante jours de traitement.

En résumé, le mercure, donné à haute dose et de manière à provoquer promptement la salivation, est une pratique vicieuse presque généralement abandonnée de nos jours ; donné à la dose que conseillent les auteurs qui font foi en pareille matière, il a encore beaucoup trop d'inconvénients pour être administré dans tous les cas de syphilis, attendu qu'alors même ses effets sont funestes à l'économie, et que le remède est presque toujours pire que le mal. Enfin, non-seulement la méthode ancienne est nuisible, mais encore, dans un grand nombre de cas, elle est absolument sans action sur le symptôme syphilitique, et l'on pourrait soumettre, par exemple, à dix traitements successifs certains malades, sans qu'on obtînt la moindre amélioration dans leur état. Loin de là, souvent le prétendu spécifique est essentiellement nuisible, et le malade n'attend pour guérir que d'avoir cessé son emploi.

C'est ce que la pratique démontre chaque jour : guidés par cette opinion, que le mercure est le spécifique de la syphilis, des médecins s'obstinent à l'administrer contre des symptômes rebelles afin de proportionner la dose du remède à l'opiniâtreté du mal. Mais si de plus sages conseils font abandonner tout traitement, ou si les malades, fatigués, se refusent enfin à prolonger cette inutile médication, ils voient avec surprise tous les symptômes se dissiper dès qu'ils ont cessé de stimuler l'économie par des remèdes intem-pestifs.

Mais il est facile de démontrer que ce n'est point en petite quantité et à doses fractionnées qu'on fait usage des mercuriaux par la méthode généralement admise. Il est bien vrai qu'on suppose qu'après avoir employé quatre onces d'onguent mercuriel en frictions ou vingt grains de sublimé à l'intérieur, le virus sera anéanti ; mais s'il ne l'était pas, que devrait-on faire ? Recommencer un traitement complet avec une autre préparation; et, si le symptôme résiste encore? varier les formes, passer des frictions au sublimé en liqueur, en pilules à toutes les préparations usitées; enfin, donner le mercure à des doses énormes, en saturer l'économie, et condamner le malade à tous les accidents qui peuvent et doivent résulter d'une pratique aussi vicieuse.

Et qu'on ne vienne pas dire que ces cas sont rares, ainsi qu'on le prétend dans tous les ouvrages sur la syphilis; ils sont au contraire très-fréquents, et le sont d'autant plus, qu'on néglige davantage le traitement local, le meilleur que l'on puisse employer pour faire disparaître les symptômes.

Au reste, il est une autre circonstance qui, d'après l'opinion généralement reçue, doit forcer de prescrire des doses énormes de mercure. Tous les jours on rencontre des individus qui contractent huit, dix, douze affections syphilitiques, et même un plus grand nombre dans le cours de leur vie. Si, à chaque nouvelle infection, ils sont forcés de subir un traitement complet et régulier, il en résultera qu'ils auront introduit dans leur économie la dose énorme d'une ou deux livres de mercure coulant, de deux à trois cents grains de sublimé, et on a vu, dans le chapitre précédent, si les malheureux ainsi traités sont plus à l'abri des rechutes que ceux qui ont évité de désorganiser leurs tissus par ces incroyables doses de poison.

Il reste une troisième manière d'administrer le mercure; ce procédé consiste à n'en donner que de très-faibles doses, et seulement jusqu'à la disparition des symptômes, c'est-à-dire à faire un traitement incomplet, suivant les auteurs. Depuis que la confiance dans la spécificité du mercure a été ébranlée, on rencontre un assez grand nombre de praticiens qui, pressés par les raisonnements que nous venons d'exposer, et cependant cédant encore devant l'usage, prennent un terme moyen, et croient concilier les opinions les plus opposées en prescrivant le spécifique des anciens, mais à des doses si minimes, que, d'après toutes les idées reçues sur ce sujet, son action préservative doit demeurer absolument nulle.

Si ces médecins n'administrent une si faible dose de mercure que dans l'intention de combattre les symptômes et d'aider à leur disparition, leur conduite est très-rationnelle, car le mercure a une action puissante contre la plupart des accidents syphilitiques, et, bien qu'il soit plus convenable d'essayer d'abord d'autres moyens d'un usage moins dangereux, cette pratique est infiniment préférable à l'administration du même médicament, soit à haute dose, soit même à dose ordinaire; mais si, adoptant la théorie ancienne, ils opposent le mercure au virus syphilitique, comme spécifique, et dans l'intention de l'annihiler, s'ils supposent que cinq ou six grains de sublimé, par exemple, introduits dans l'économie, pourront atteindre et décomposer le principe de la contagion, rien n'est plus absurde qu'une pareille conduite, elle n'a pour elle ni le raisonnement, ni l'expérience, ni même la tradition du maître par laquelle on a coutume de jurer.

Et cependant, que de médecins qui, aujourd'hui, s'élèvent avec force contre le traitement sans mercure, et croient se mettre à l'abri de tout reproche en donnant à leurs malades une dose, quelque minime qu'elle soit, du médicament réputé spécifique! Dans la blennorrhagie, par exemple, que la plupart des praticiens guérissent actuellement par les antiphlogistiques et quelques astringents, il en est qui redoutent encore une infection consécutive, et pour mettre leurs malades à l'abri de toutes rechutes, ils jugent convenable de leur administrer les mercuriaux après leur guérison; mais comme il n'est pas prouvé d'une manière bien évidente que cette blennorrhagie soit de nature syphilitique, ils hésitent à prescrire un traitement long et pénible, qui peut-être n'est pas indispensable; que font-ils alors? ils transigent avec leurs principes, et donnent quatre ou cinq grains de sublimé corrosif pour mettre leur conscience en repos (1).

(1) Il arrive même que ces médecins ne prescrivent le mercure que dans quelques blennorrhagies. Mais ils devraient donc nous indiquer à quels signes ils reconnaissent les blennorrhagies syphilitiques de celles qui ne le sont pas.

De bonne foi, comment qualifier cette méthode, et quelle confiance accorder à de pareils préceptes? La blennorrhagie est ou n'est pas syphilitique; dans la première supposition, il faut l'assimiler aux chancres, aux bubons, etc., et soumettre à un traitement préservatif les malades qui en sont atteints, si l'on a foi dans le traitement préservatif, et il est ridicule de prescrire des demi-remèdes à des gens qui ne sont pas malades à demi.

Ce que nous disons de la blennorrhagie peut s'appliquer à d'autres symptômes dont la nature est douteuse.

Un enfant trouvé, recueilli par des hommes charitables, a été amené dernièrement à l'hôpital des Vénériens, et présenté à M. Cullerier; cet enfant, âgé de cinq ans, jouit d'une assez bonne santé; l'année dernière il présenta, à la marge de l'anus, quelques pustules qui furent jugées de nature syphilitique; on s'empressa aussitôt de le soumettre à l'emploi du mercure, et comme ces pustules ne cédaient qu'avec difficulté, on prolongea le traitement pendant quatre mois; au bout de ce temps on jugea que l'économie devait

Or, comme il est absolument impossible d'établir cette distinction, qu'on nous permette de conclure qu'ils n'ont pas foi dans l'excellence de leurs médications, puisque, sans motifs plausibles, ils dérogent continuellement à des préceptes qui devraient être applicables à tous les cas.

être suffisamment saturée du remède spécifique, et on abandonna l'enfant à lui-même. Les symptômes réputés syphilitiques ne tardèrent pas à disparaître.

Au bout de six mois, les personnes qui prenaient soin de cet enfant, craignant l'apparition de nouveaux symptômes, examinèrent un jour la marge de l'anus et y aperçurent une petite excroissance du volume d'un haricot; comme ils avaient changé de résidence, ils ne purent consulter le même médecin qui avait dirigé le traitement de cet enfant, mais ils réunirent plusieurs avis; les uns pensèrent que ce condylome était de nature syphilitique, *attendu les antécédents*, d'autres ne virent dans cette excroissance aucune liaison avec l'infection première, enfin le plus grand nombre hésita à se prononcer. De la réunion de ces opinions diverses sur la nature du mal, résulta une conclusion qui semblait satisfaire tous les esprits : on s'accorda à prescrire *quelques grains* de sublimé.

M. Cullerier ayant examiné cet enfant, ne put affirmer que cette excroissance n'était pas de nature syphilitique, et il émit l'avis suivant.

Dans la supposition que ce petit condylome fût un signe d'infection générale, et que le mercure fût un moyen de débarrasser cet enfant de la syphilis dont il serait atteint, et de le préserver de rechutes, ce serait un traitement complet qu'il faudrait lui faire subir, et non une médication tout à fait insuffisante pour annihiler le virus syphilitique.

Dans le cas qui paraît le plus probable, où la syphilis serait étrangère au développement de ce condylome, l'administration du mercure serait au moins inutile, quelque faible qu'en fût la dose.

Il faut donc, ou ne pas donner de mercure, ou faire un traitement complet; mais ce symptôme ne semblant pas de nature syphilitique, et le traitement mercuriel ne devant pas d'ailleurs préserver de la récidive ce petit malade, il n'est pas à propos de faire aucune médication.

En résumé, la méthode consistant à opposer à tous les symptômes syphilitiques des préparations mercurielles à hautes doses, est pernicieuse et a été presque universellement, et avec raison, rejetée de la pratique.

L'administration des mercuriaux à doses plus faibles, et telle qu'elle est généralement usitée, est souvent aussi pernicieuse; elle est très-souvent impuissante, inutile, et ne convient pas davantage à la totalité des cas.

Enfin le mercure donné à très-faible dose, comme spécifique du virus syphilitique, et dans le but de l'annihiler par une opération chimique ou autre, est une méthode absurde, et qui ne peut être que le partage de ceux dont l'opinion sur la syphilis est formée par un souvenir vague et confus des opinions anciennes sur la spécificité de ce métal, et des objections qu'on a faites récemment sur les dangers qui accompagnent son administration.

Afin qu'en lisant ce chapitre on n'interprète pas mal nos opinions sur la méthode ancienne, nous rappelons de nouveau que nous ne la rejetons que comme méthode générale, appliquée à tous les symptômes de syphilis. Les préparations mercurielles sont des substances trop précieuses dans le traitement de cette maladie, leur efficacité a été prouvée par un trop grand nombre de faits, pour que nous veuillons nous priver d'un moyen véritablement utile, et dont on peut tirer le plus grand parti; mais après en avoir étudié, sans préjugés, l'application (1), après avoir comparé les résultats, nous sommes resté convaincu qu'elle n'est plus proposable que pour un certain nombre de cas, et que le traitement que nous allons exposer est plus efficace, moins dangereux, et doit lui être substitué comme méthode générale.

(1) Il n'est pas exact de dire que nous avons étudié ces diverses méthodes sans préjugés. Élevé dans les opinions anciennes, nous avons dû rejeter comme innovation dangereuse toute infraction aux préceptes des auteurs, et si nous avons cédé, c'est à l'évidence des faits. On a vu plus haut que, pendant vingt ans, M. Cullerier a prescrit scrupuleusement à tous ses malades, et d'après les principes reçus, les préparations mercurielles, et quels efforts il a fallu pour que ce chirurgien débarrassât son esprit des préjugés qu'y avaient apportés les préceptes des anciens!

DEUXIÈME SECTION.

INDICATIONS PARTICULIÈRES RELATIVES AU TRAITEMENT DE LA SYPHILIS.

CHAPITRE PREMIER.

DES MODIFICATEURS GÉNÉRAUX.

Si nous considérions la syphilis comme une simple irritation, ce chapitre aurait peu d'étendue : les antiphlogistiques et quelques révulsifs rempliraient le cadre de nos moyens thérapeutiques généraux, et nous nous bornerions à préciser les cas dans lesquels il faut agir avec vigueur, ceux qui réclament des moyens moins actifs, ceux enfin dont la nature seule doit triompher. Si, d'un autre côté, nous adoptions sur la nature du virus syphilitique les opinions qu'on a longtemps professées, et qui sont encore celles d'un grand nombre de médecins, nous n'aurions à nous occuper que d'un seul modificateur, à en préciser les doses, le mode d'administration et les préparations les plus convenables. Ce chapitre serait à lui seul le résumé de tout l'ouvrage ; car, en suivant ces principes, l'étude des symptômes n'est plus que d'un intérêt secondaire ;

le virus détruit, ses effets en doivent disparaître d'eux-mêmes, *sublatâ causâ, tollitur effectus.*

Mais on a vu, dans les chapitres précédents, que l'irritation produite par la syphilis avait quelque chose de spécifique, et que cependant la théorie sur laquelle on a étayé cette spécificité n'est pas conforme à l'observation; que les symptômes traités comme le résultat d'une inflammation simple résistent souvent avec opiniâtreté; que, combattus constamment par un spécifique, ils résistent encore, dans bien des cas du moins, et de plus que l'économie souffre de ce traitement. Ce n'est donc exclusivement ni dans la théorie du virus, ni dans celle de l'irritation qu'on lui a substituée récemment, que l'on doit chercher les modificateurs qui disposent l'économie à la disparition des symptômes, c'est dans la réunion de tous les moyens que possède la matière médicale et dont l'observation a démontré l'efficacité.

La thérapeutique que nous proposons n'est basée que sur l'expérience. Puisque la nature du virus syphilitique est inconnue, qu'on ne sait d'une manière précise par quelle voie cet agent morbide pénètre dans l'économie, et par quelle opération il en est éliminé, l'observation seule peut guider dans le choix des remèdes. Nous disons bien avec quels moyens l'on favorise la disparition des symptômes, mais nous ignorons par quel mécanisme ils se guérissent.

Ces moyens sont nombreux, ils se multiplient chaque jour à mesure que la matière médicale se perfectionne et que les observations sont plus variées.

Comme ceux que l'on oppose à toutes les autres maladies, ils sont généraux ou locaux.

Nous pouvons exposer théoriquement les moyens généraux à l'aide desquels on parvient à imprimer à l'économie une modification favorable ; mais les applications locales sont si nombreuses et si multipliées, que leur énumération serait fastidieuse ou plutôt impossible, car elles varient suivant les symptômes et leur marche, suivant les temps, les lieux, les sujets; enfin suivant une foule de circonstances que des histoires particulières peuvent seules indiquer. C'est donc en traçant l'histoire de quelques symptômes que nous entrerons dans tous les détails nécessaires pour bien faire connaître ces moyens locaux; on verra que le succès dépend le plus souvent de leur application judicieuse; mais les modificateurs généraux ont aussi, sur la guérison de la syphilis, une influence assez grande pour que nous apportions à leur étude un soin particulier. Ils vont être examinés successivement et appréciés dans les articles suivants.

ARTICLE Ier.

DES MODIFICATEURS GÉNÉRAUX DÉBILITANTS ET ANTIPHLOGISTIQUES.

§ Ier. — *Du repos au lit.*

D'après ce que nous avons dit, dans un précédent chapitre, de l'influence des causes extérieures sur la durée et la gravité des symptômes syphilitiques, on concevra qu'une des premières conditions nécessaires à la guérison, sera d'écarter du malade toutes les causes de stimulation qui peuvent paralyser l'action des remèdes ou les efforts de la nature. Ainsi, plus on attachera d'importance à l'affection qui nous occupe, plus le médecin et son malade seront convaincus de sa gravité, plus elle sera légère et de courte durée. Or, on évitera les causes principales de stimulation, quand il sera possible de maintenir le malade couché, soit dans le lit, soit sur une chaise longue; ce repos continu est utile dans tous les symptômes syphilitiques, il est indispensable dans la plupart d'entre eux.

L'absence de tout mouvement est impérieusement réclamée lorsqu'il existe des affections des membranes muqueuses, des os, et en général des symptômes vénériens de quelque gravité. Ce séjour forcé dans le lit n'a pas seulement pour avantage de prévenir toute excitation des parties lésées, et de s'opposer à la stase du sang vers le bassin, il contribue à jeter les malades dans une sorte de débilité bien propre à favoriser la résolution de tout engorgement phlegmasique, et il permet en outre de modérer beaucoup l'alimentation.

§ II. — *Du régime alimentaire.*

Le second point important pour la thérapeutique des symptômes syphilitiques, est de diminuer la nutrition, de forcer en quelque sorte les malades à vivre aux dépens d'eux-mêmes, en ne leur permettant qu'une alimentation légère.

Il n'est aucun travail inflammatoire qui ne doive recevoir du régime alimentaire une certaine influence; une diète plus ou moins sévère est exigée dans la plus faible irritation, et il est difficile de s'expliquer comment des praticiens ont cru pouvoir se dispenser d'une pareille précaution dans la syphilis, et permettre aux malades, lorsqu'ils portent, par exemple, dans l'aine, une tumeur inflammatoire volumineuse, qui tend à se terminer par suppuration, et à envahir les tissus similaires voisins, la même alimentation que dans l'état ordinaire de santé.

La somme de nourriture doit donc être diminuée chez les malades atteints de symptômes syphilitiques, mais leur régime variera beaucoup, suivant le degré d'intensité des accidents et l'époque de l'infection; ainsi, lorsqu'ils sont gravement affectés et que l'inflammation est vive, lorsque surtout il y a des signes de réaction générale, la diète absolue pendant quelques jours est nécessaire pour faire cesser cette turgescence et arrêter la marche croissante de la maladie. Dans les cas moins graves il faut encore se borner à l'usage de quelques bouillons, quelques potages, des pruneaux ou d'autres aliments légers; mais cette diète cessera bientôt d'être aussi rigoureuse: dès qu'on reconnaîtra que les symptômes ne feront plus de progrès, on pourra permettre sans danger une plus grande quantité d'aliments; quelques onces de pain, des végétaux, le quart environ de la somme totale de nourriture que les malades ont coutume de prendre, et les trois quarts dans la convalescence.

Un régime ainsi entendu, tout en ayant sur l'économie une action des plus sensibles, est cependant suffisant pour soutenir, sans fatiguer leur estomac, des sujets qui ne doivent faire aucun exercice. Peut-être en exigeant une diète plus sévère obtiendrait-on une amélioration plus rapide, mais on s'exposerait, par cette rigueur, à des inconvénients assez graves; ainsi beaucoup de malades ne s'y soumettraient pas; dans les hôpitaux ils se procureraient, à la dérobée, des aliments en trop grande quantité ou de mauvaise qualité, et ils se donneraient ainsi des indigestions dont l'effet est toujours extrêmement fâcheux sur la marche de la syphilis; quant à ceux plus dociles, qui observeraient une abstinence rigoureuse, leur santé ne tarderait pas à en souffrir, car on sait que la diète prolongée chez un homme dont les organes digestifs sont sains détermine bientôt des accidents comme l'excès dans les aliments.

Les médecins qui ont accusé cette méthode de traitement de jeter les sujets, par une diète trop sévère et trop prolongée, dans une débilitation dont ils se relèvent difficilement, lui ont fait un reproche que rien ne justifie, car si l'on compare l'état général des malades qui sortent des salles des Vénériens, à celui des individus traités par les préparations mercurielles, cette comparaison sera tout à l'avantage des premiers, qui n'offrent ni pâleur, ni lividité de la peau, ni gonflement des gencives, ni irritations gastro-intestinales, comme nous l'avons observé trop fréquemment dans d'autres hôpitaux.

La débilitation obtenue par quelques semaines d'un régime rationnel ne ressemble en rien à celle qui résulte de l'administration d'un médicament énergique et qui jette quelquefois dans une faiblesse extrême, sans qu'aucune sécrétion abondante puisse expliquer cette débilité. Les médecins qui ont vu administrer le mercure, comme on le faisait autrefois, peuvent se rappeler que certains malades tombaient promptement dans un affaissement tel, qu'il semblait qu'on avait fait supporter à l'économie une perte considérable; la peau entière prenait une couleur cadavéreuse, les yeux s'enfonçaient dans leurs orbites, le malade maigrissait considérablement, ses tissus étaient mous, flasques, ses organes ne fonctionnaient plus qu'imparfaitement, la fièvre s'allumait, et cependant il n'y avait eu ni salivation abondante, ni superpurgation, ni exagération d'une sécrétion quelconque; c'est alors que les symptômes s'aggravaient, que les bubons syphilitiques, par exemple, passaient à l'état chronique, qu'il s'établissait des fusées purulentes, des fistules communiquant aux ganglions engorgés; que les ulcères devenaient blafards, que leurs bords se renversaient, et que souvent ils revêtaient le caractère rongeur, cent fois plus à craindre dans cet état de faiblesse générale que lorsque les sujets sont dans des dispositions opposées.

Loin de nuire à la santé générale, la débilitation obtenue par quelques jours de diète lui est plutôt avantageuse, car tous les médecins reconnaissent l'utilité de l'abstinence dans les maladies aiguës, lorsque toutefois elle est bien entendue, et qu'elle n'est pas continuée jusqu'à ce que la nutrition puisse souffrir (1).

(1) L'expérience, d'ailleurs, est plus forte que tous les raisonnements. On ne peut s'attendre à trouver chez les

On doit attacher une grande importance au régime dans la thérapeutique de la syphilis ; elle est telle que M. Cullerier a souvent obtenu des guérisons par ce seul moyen, lorsque tous les autres avaient échoué ; mais, dans tous les cas, les efforts du praticien doivent tendre à placer les malades dans les conditions les plus favorables à l'administration des remèdes, et le régime concourt merveilleusement à faire obtenir ce résultat. On comprend que la sévérité dans le régime doit singulièrement varier, même suivant les individus. En effet, il est tel malade qui est promptement débilité par l'abstinence, et qui se trouve, au bout de quelques jours, dans ces conditions favorables ; il en est d'autres qui résistent davantage, et quelques-uns chez lesquels il faut aider l'action du régime par des émissions sanguines plus ou moins répétées, des bains, etc.

individus récemment guéris de symptômes graves, de vastes bubons en suppuration, ou de larges ulcères inguinaux, le même embonpoint, la même fraîcheur de coloris que chez ceux qui n'ont été atteints que de symptômes fort légers, et n'ont séjourné à l'hôpital que pendant une semaine ou deux ; mais il est certain que les malades qui sortent du service de M. Cullerier conservent en général beaucoup de vigueur et tous les attributs de la santé. Cette remarque doit bien entrer pour quelque chose dans le choix de la méthode de traitement des symptômes syphilitiques.

§ III. — *Des saignées, des évacuants et des bains.*

Nous avons dit que le repos et un certain régime sont indispensables dans la thérapeutique des symptômes syphilitiques, mais il n'en est pas de même de la saignée, soit générale, soit locale, qui ne convient qu'à certains individus, et qui, la plupart du temps, n'est pas indispensable. Pour se décider à la pratiquer, il faudra, ou bien que l'inflammation soit très-vive, ou bien que cette opération soit rendue nécessaire par la disposition générale du sujet, qui est pléthorique, d'un tempérament sanguin, etc. Pour la syphilis comme pour toutes les autres maladies, il est des époques, des saisons dans lesquelles les évacuations sanguines sont plus fréquemment indiquées; il en est aussi dans lesquelles les symptômes syphilitiques sont plus graves et plus fréquents; mais une discussion sur ce point nous entraînerait trop loin de notre objet; il suffit d'avoir signalé la nécessité, dans certains cas, de joindre la saignée au repos et à la diète pour combattre l'état d'excitation dans lequel les sujets se présentent au début de la maladie.

Les purgatifs peuvent être aussi de quelque utilité pour obtenir cette débilitation; autrefois ils étaient d'un usage général, et on attachait à leur action des idées qui ne seraient plus en harmonie avec les progrès de la médecine moderne. M. Cullerier en fait peu d'usage; cependant nous avons vu ce chirurgien, chez certains sujets à fibres molles, à tempérament lymphatique, en retirer d'assez bons effets.

A ces divers moyens il faut ajouter les bains tièdes, presque toujours nécessaires chez les ouvriers qui négligent en général tellement les soins de propreté, que l'exhalation cutanée ne se fait, chez eux, que d'une manière imparfaite; les bains sont d'ailleurs des antiphlogistiques puissants, souvent nécessaires au début des symptômes syphilitiques.

Enfin on favorise l'action de ce traitement général par des boissons mucilagineuses et sucrées, le petit-lait, l'eau de poulet, l'eau d'orge, etc.; les tisanes adoucissantes étant les seules qui doivent être prescrites dans cette période d'irritation, et même dans toute la durée d'une infection récente.

ARTICLE II.

DES MODIFICATEURS GÉNÉRAUX TIRÉS DE LA CLASSE DES MÉDICAMENTS STIMULANTS.

Les moyens que nous venons d'exposer dans l'article précédent forment la base de tout traitement antisyphilitique; ils sont également indispensables, que la syphilis soit primitive ou consécutive, qu'on veuille la combattre par des stimulants généraux, ou se borner à des applications locales, car leur influence est telle, que souvent ils suffisent pour opérer la guérison. Cette assertion doit surprendre les partisans exclusifs du mercure, mais elle n'a rien d'exagéré, et on peut se convaincre de l'exactitude de ce que nous avançons, en examinant ce qui se passe dans le service de M. Cullerier à l'hôpital des Vénériens. Ce qui frappe, en effet, le plus le médecin qui visite cet établissement, c'est le peu de tenacité des symptômes, le peu de fréquence des accidents intercurrents, l'absence de toute complication fâcheuse, et la promptitude avec laquelle les signes d'infection cèdent aux moyens les plus simples. On serait tenté de croire, en voyant la rapidité des guérisons, l'embonpoint et l'air de santé des malades au moment de leur sortie, qu'ils n'étaient entrés dans l'établissement que pour de légers accidents, si nous n'avions dit qu'au contraire les gens qui s'y présentent sont en général très-gravement affectés.

On ne saurait trop insister sur ce point, lequel sert de base à tout traitement rationnel de la syphilis; quand on soustrait les malades à toutes les causes de stimulation, et que l'on combat par le repos au lit, le régime sévère, les émissions sanguines, les bains, etc., cette disposition inflammatoire, qu'on observe presque toujours au début de la maladie, on atténue sensiblement sa gravité; plusieurs symptômes disparaissent d'eux-mêmes en un espace de temps fort court, beaucoup cèdent aisément sous l'influence d'un traitement local, et un petit nombre seulement nécessite une médication particulière, sur laquelle nous allons nous arrêter.

Les malades de la ville sont guéris avec la même rapidité lorsqu'on parvient à les mettre dans les mêmes conditions, mais le plus souvent c'est impossible ; outre que l'on parvient rarement à convaincre les malades de cette nécessité, la position dans le monde, les convenances, les obligations sociales, la difficulté d'avouer une maladie qui passe pour honteuse, les affaires, etc., sont autant de causes qui s'opposent à ce qu'ils se soumettent aux exigences salutaires de l'homme de l'art ; voilà aussi pourquoi, pour le dire par anticipation, les succès sont moins grands dans la pratique de la ville que dans celle des hôpitaux.

§ I. — *Des mercuriaux.*

Quand on juge nécessaire d'agir sur l'économie en général par une médication active, pour la modifier et favoriser la disparition des symptômes, on peut choisir, parmi un assez grand nombre de substances, celle qui convient le mieux, soit aux organes du sujet malade, soit à la forme sous laquelle la syphilis se manifeste ; l'examen de ces médicaments variés nous conduira donc d'abord à passer en revue leurs diverses préparations, et à rechercher ensuite quelles sont les conditions qui décident le praticien à préférer une substance à une autre, et à choisir telle ou telle de ses préparations.

De tous les médicaments que nous avons à examiner, aucun n'a une action plus prononcée sur la disparition des symptômes syphilitiques que ceux qui, sous différentes formes, ont le mercure pour base ; c'est une vérité qu'il faut reconnaître, et si, dans cet ouvrage, nous nous élevons si souvent contre leur administration, c'est qu'en la considérant comme indispensable dans toute affection syphilitique, on soumet, d'une part, les malades à une médication active qui, selon nous, n'est pas toujours nécessaire, et peut avoir, pour la santé, des conséquences funestes, et que, de l'autre, on néglige l'emploi de moyens plus efficaces ou plus doux, qui conduiraient au même but sans exposer l'économie à des lésions plus ou moins graves.

Le mercure étant d'un emploi général, et ses préparations bien connues des praticiens, nous aurons peu de choses à dire sur ses diverses formes ; nous nous bornerons à parler de celles que M. Cullerier préfère, et qui sont chaque jour administrées sous nos yeux à l'hôpital ; ce sont aussi celles dont il se sert dans sa pratique privée.

On emploie, dans le service de l'hôpital des Vénériens, le mercure divisé et éteint, à l'état d'oxyde, de sulfure, de chlorure, de cyanure et d'iodure.

La première forme est généralement préférée dans les affections primitives; l'onguent mercuriel en frictions, à la dose d'un quart de gros à un demi et un gros, est prescrit localement, surtout dans les cas du bubon syphilitique, comme nous aurons occasion de l'indiquer en traitant de ce symptôme; dans le cas de chancres du pénis, qui résistent aux moyens débilitants et aux topiques ordinaires, dans quelques blennorrhagies chroniques et rebelles, dans certaines indurations du prépuce et de la peau, qui succèdent aux ulcères ou aux tubercules de ces parties. On le prescrit à la dose d'un demi-gros à un gros, comme médication générale, dans quelques cas de syphilis primitive rebelle, ou lorsque d'autres préparations sembleraient devoir être prises à l'intérieur, mais que le malade n'est pas dans des conditions convenables à l'ingestion d'une substance aussi active dans ses organes digestifs.

Ces frictions sont pratiquées par les malades, en laissant, suivant les cas, un intervalle de vingt-quatre, quarante-huit, soixante-douze heures; elles sont faites, tantôt sur les parties lésées elles-mêmes, et tantôt à la partie interne des cuisses ou des jambes, dans les régions inguinales, à la plante des pieds ou aux jarrets; rarement frictionne-t-on les bras et les avant-bras, dans la crainte de produire la salivation, M. Cullerier préférant d'ailleurs toujours agir le plus près possible des symptômes ; aussi, quelquefois, ces frictions sont faites sous les aisselles, lorsque les traces d'infections syphilitiques siégent vers les parties supérieures du corps. Nous pourrions citer pour exemple l'observation d'un homme qui portait une vaste ulcération de la paroi postérieure du pharynx, et probablement des ulcérations de même nature dans le larynx, et qui fut guéri après qu'on eut pratiqué, de cette manière, une trentaine de frictions ; ces accidents avaient résisté au mercure employé par une autre voie. Chez une femme dont l'affection siégeait au larynx, et qui était menacée de suffocation, on obtint également une amélioration sensible, mais la gravité des désordres était telle, qu'on dut s'estimer heureux d'avoir seulement enrayé la marche de la maladie.

En pratiquant ces frictions à des époques éloignées ; en observant les précautions hygiéniques convenables, on évite les accidents mercuriels, et surtout la salivation qui en est l'effet le plus fréquent et le plus immédiat ; quoique les malades des hôpitaux soient dans des conditions meilleures, sous tous les rapports, que ceux du dehors, il n'arrive pas moins quelquefois que le mercure agit chez quelques-uns avec beaucoup de rapidité sur les gencives et la membrane muqueuse de la bouche. Il est des malades qui ne peuvent pas supporter la plus légère friction avec l'onguent napolitain, sans donner aussitôt des signès de salivation; aussi doit-on surveiller avec le plus grand soin les effets des frictions mercurielles. Nous avons vu, au commencement de l'année 1835, une jeune fille qui portait des pustules muqueuses et deux ulcérations des grandes lèvres; trois frictions d'un quart de gros seulement lui furent faites dans l'intervalle de trois jours, et il survint une salivation extrêmement abondante et douloureuse qu'on eut quelque peine à arrêter.

D'autres fois les frictions déterminent sur les peaux délicates des érysipèles ou d'autres éruptions qui envahissent non-seulement toutes les parties frictionnées, mais même les autres régions du corps; et nous avons cité ailleurs des exemples de pareils désordres survenus soit à la suite de quelques frictions, soit même après l'application d'emplâtres contenant le mercure divisé.

Si les frictions mercurielles, faites même à très-faibles doses, n'enflammaient pas quelquefois si rapidement la muqueuse buccale, ce mode de traitement serait assurément préférable à tous les autres, dans les cas où l'on croit nécessaire de faire usage des mercuriaux; mais cette circonstance doit le faire choisir plus rarement; car, bien que des médecins prétendent que cet accident a peu d'importance, nous le regardons comme une complication fâcheuse, et nous pouvons affirmer qu'il est extrêmement redouté par les malades; ajoutons que rarement les individus qui se font traiter à leur domicile se trouvent placés dans des conditions favorables à son emploi, puisqu'ils sont le plus souvent forcés de cacher à ceux qui les entourent la nature de leur affection.

La crainte de la salivation doit donc engager le médecin à examiner chaque jour la bouche des malades soumis à l'usage des préparations mercurielles quelconques, à les interroger avec soin, et à supprimer tout emploi des mercuriaux dès qu'on aperçoit le plus léger gonflement des gencives.

C'est à cette précaution qu'est dû le petit nombre de salivations mercurielles que nous observons à l'hôpital des Vénériens; des gargarismes émollients et acidulés suffisent presque toujours pour arrêter sur-le-champ l'irritation des gencives, quand elle a lieu. Mais on peut juger quelquefois de la gravité de cette complication chez des malades qui entrent dans cet établissement dans l'état le plus déplorable : la face énormément gonflée, la langue sortant de la bouche et un flot de salive inondant leur lit. Il faut avoir été témoin des souffrances qu'éprouvent ces malheureux et des accidents quelquefois portés jusqu'à la suffocation, pour se faire une idée de leur supplice. La gravité d'une pareille complication serait suffisante à elle seule pour engager à ne prescrire les mercuriaux qu'avec réserve dans toute affection syphilitique.

L'onguent mercuriel est, en outre, administré à l'intérieur. On sait qu'il constitue les pilules de Sédillot dont quelques praticiens font usage. M. Cullerier administre ces pilules de la manière suivante :

Pr. Savon médicinal,
Onguent napolitain, } ââ p. é.

Faites des pilules de quatre grains, et donnez-en deux à quatre par jour.

Les pilules suivantes sont aussi fréquemment administrées :

Pr. Mercure coulant, un scrupule;
Conserve de roses, un gros.

Pour vingt-quatre pilules, une à deux par jour.

L'action du mercure saccharin ainsi prescrit est à peu près la même.

Pr. Mercure coulant, un scrupule;
Sucre, deux scrupules;
Excipient, quantité suffisante.

Pour faire vingt-quatre pilules, une à deux par jour.

Telles sont les formes sous lesquelles nous avons vu employer le mercure métallique.

On fait peu d'usage des oxydes mercuriels. Quelquefois, mais rarement, on donne le mercure d'Hahnemann ou celui de Moscati, à la dose d'un quart de grain à un grain pour vingt-quatre heures.

Les sulfures de mercure, et, en particulier, le cinabre, sont employés avec un succès marqué. C'est spécialement dans les maladies de la peau qu'on les prescrit avec avantage.

Le malade étant renfermé dans une boîte, jusqu'au col, un demi-gros, un gros ou deux gros de ces substances sont jetés sur une plaque chauffée qui se trouve à ses pieds. On prépare aussi pour ces fumigations faites en ville des pastilles composées de deux scrupules de cinabre unies à une quantité suffisante de gomme adragant, et qu'on jette sur la plaque.

Ces fumigations ne sont pas utiles seulement dans le cas de maladies de la peau; elles peuvent être employées dans les ulcères chroniques, quel que soit leur siége, dans les exostoses, les douleurs ostéocopes; on les dirige même jusqu'au fond de la gorge, dans les fosses nasales, etc. A l'aide d'un petit appareil disposé pour cet effet, la vapeur de quelques grains de cinabre est dirigée vers les parties malades, et ces symptômes en éprouvent quelquefois une très-prompte amélioration.

Les fumigations avec les sulfures de mercure produisent assez souvent la salivation. De plus, il est des malades qui ne peuvent les supporter à cause de la chaleur excessive qu'il est nécessaire de produire; elles irritent en outre assez souvent la peau, quelque faible que soit la dose employée.

On prescrit ces fumigations tous les jours ou tous les deux jours; et il faut avoir la précaution de donner de temps à autre des bains simples ou gélatineux.

Les fumigations cinabrées ont quelquefois produit des guérisons remarquables; il est rare que les syphilides exanthématiques, papuleuses ou même pustuleuses résistent à leur action, et l'on doit regretter que la difficulté de les administrer et la nécessité d'avoir un appareil construit à cet effet n'en permettent pas aussi facilement l'usage dans la pratique particulière.

Les chlorures sont les préparations sous lesquelles le mercure est le plus habituellement administré par la plupart des médecins. M. Cullerier les emploie peu; il leur préfère, soit le mercure divisé, soit le même métal présenté sous d'autres formes que nous indiquerons plus bas.

Le protochlorure de mercure, mercure doux ou calomel, est quelquefois donné en pilules, mais à très-faible dose, dans la crainte de produire, soit la salivation, soit une irritation du tube digestif, qui en sont un effet assez ordinaire (1).

(1) Nous ne considérons ces diverses préparations que dans leur application comme méthode générale; car nous verrons, en nous occupant des modificateurs locaux, que plusieurs d'entre elles, qui sont à peine mentionnées ici, sont au contraire d'un emploi très-fréquent comme applications locales et pour combattre directement les symptômes.

Deux grains de calomel sont associés à un grain d'opium ou d'extrait de ciguë et donnés dans la journée. C'est surtout dans les inflammations chroniques du testicule qu'on fait usage de cette préparation.

M. Cullerier n'emploie presque jamais le deuto-chlorure de mercure ou sublimé corrosif, parce qu'il a remarqué que cette substance irritait l'estomac, même à très-faible dose, qu'elle produisait promptement des spasmes ou d'autres accidents qui forçaient d'y renoncer. Cependant lorsqu'il juge convenable d'y avoir recours, il y ajoute quelques opiacés qui rendent son administration moins nuisible. Ainsi, il mêle deux gros de laudanum dans une livre de solution de Van-Swieten, ou bien il formule les pilules suivantes:

Deuto-chlorure de mercure, un huitième de grain ;
Extrait d'opium, un quart de grain ;
Excipient, suffisante quantité pour une pilule de quatre grains.
On en prend une le matin et une le soir.

La liqueur de Van-Swieten s'administre à doses semblables dans une petite quantité de lait, de tisane gommeuse ou dans le sirop de salsepareille.

Le cyanure, qui lui est préféré, se prescrit de la même manière que la liqueur de Van-Swieten.

Le proto-iodure de mercure est la préparation la plus employée contre les symptômes secondaires; c'est en pilules qu'on le prescrit. Voici la formule de M. Cullerier :

Pr. Proto-iodure de mercure, douze grains;
Extrait d'opium, six grains;
Extrait de gaïac, un gros.
Pour vingt-quatre pilules.
On prend une pilule le matin et une seconde le soir.

Le proto-iodure et le cyanure s'altèrent moins facilement que le deuto-chlorure et sont beaucoup moins irritants pour l'estomac. Le proto-iodure paraît être absorbé très-vite et détermine assez fréquemment la salivation. Pour cette raison, il faut en surveiller les effets.

C'est principalement dans les cas de syphilis ancienne, avons-nous dit, que le proto-iodure est administré avec succès. Ses effets sont souvent des plus sensibles lorsqu'il existe des ulcérations consécutives des muqueuses, des tubercules cutanés, des exostoses, des engorgements articulaires ou d'autres accidents graves contre lesquels d'autres préparations mercurielles ont échoué.

En résumé, l'onguent napolitain en frictions, et quelquefois à l'intérieur, ainsi que le cyanure de mercure, favorisent la disparition de certains symptômes primitifs, et les fumigations cinabrées, le proto-iodure, sont ordinairement réservés pour les accidents consécutifs.

Quelle que soit la forme sous laquelle il administre le mercure, M. Cullerier allie très-souvent l'opium à ces diverses préparations, non pas seulement dans le but de rendre le médicament moins irritant pour l'estomac, mais encore de favoriser son action thérapeutique. C'est, suivant ce chirurgien, un puissant adjuvant du mercure, et il contribue fortement à la résolution des symptômes.

Deux questions fort importantes pour la pratique s'élèvent maintenant, et nous allons nous efforcer de les discuter. Dans quelles circonstances doit-on se décider à administrer les mercuriaux, et combien de temps doit durer le traitement général?

La première question est difficile à résoudre, parce que c'est d'après une foule de circonstances qu'on juge utile l'emploi des mercuriaux, et que ces circonstances peuvent varier à l'infini, suivant la position des malades, la nature de leurs symptômes, etc. Cependant on peut poser en principe qu'il ne *faut recourir à l'usage des mercuriaux dans les maladies primitives, que lorsqu'on a reconnu l'inefficacité des moyens moins excitants.* Puisque nous ne cherchons pas à décomposer le virus syphilitique, mais seulement à dissiper les accidents qu'il produit, il est évident que, toutes les fois qu'il sera possible d'arriver à ce but sans s'exposer aux dangers qui résultent toujours de l'administration d'un médicament actif, on devra préférer la médication plus douce que nous avons exposée dans l'article précédent, et les moyens locaux dont on verra la description plus tard.

Mais la position des malades n'est pas toujours la même : il en est qui ne peuvent se livrer au repos, qui ne peuvent ou ne veulent pas consentir à diminuer la dose de leurs aliments, qui, enfin, ne se considèrent pas comme malades, et qui continuent, comme par le passé, à vaquer à leurs affaires.

Chez ces malades, le traitement local a beaucoup moins d'efficacité que lorsqu'il est secondé par ces modificateurs généraux; et cependant on en guérira encore un grand nombre sans leur administrer le mercure. Le plus ordinairement, dès qu'un ulcère syphilitique se manifeste au pénis, les médecins prescrivent une préparation mercurielle quelconque; le malade continue de se livrer à ses travaux, et, au bout d'un temps plus ou moins long, il se trouve guéri. Les honneurs de la cure sont attribués au médicament spécifique; mais l'ulcère traité localement, soit par l'onguent mercuriel, soit par un autre topique, se fût cicatrisé tout aussi rapidement. On trouve la preuve de cette assertion dans la foule innombrable de gens, d'ouvriers, et surtout de militaires en campagne, qui contractent la syphilis et s'en débarrassent sans autre soin que des pansements locaux.

D'un autre côté, on rencontre continuellement dans la pratique des malades qui se soumettent vainement à l'administration générale des mercuriaux sans que leurs ulcères, leurs bubons, marchent vers la guérison, parce qu'ils négligent le traitement local ou refusent de se mettre, par l'emploi des moyens débilitants, dans les conditions nécessaires à la guérison.

Il ne faut donc pas croire que l'administration des mercuriaux soit toujours un moyen d'activer la guérison des symptômes syphilitiques; mais on ne peut se dissimuler que les cas dans lesquels on est forcé d'essayer cette méthode générale ne soient plus fréquents en ville, par exemple, que dans les hôpitaux, chez les gens qui continuent de vaquer à leurs travaux que chez ceux qui, se pénétrant de la gravité de leur maladie, consentent à se soumettre à une médication convenable.

Dans le service de M. Cullerier, le mercure est administré comme méthode générale environ au dixième des sujets atteints de symptômes primitifs; mais, chez les malades de la ville, la proportion est plus grande par les raisons indiquées.

Dans les maladies consécutives, on doit faire bien plus fréquemment usage des mercuriaux. Ce n'est pas que nous prétendions que les désordres qui annoncent une infection constitutionnelle ne puissent disparaître que sous l'influence du mercure ou même d'autres médicaments actifs; les symptômes les plus graves cèdent au contraire quelquefois avec une grande facilité à l'éloignement de toute cause de stimulation et à des applications locales qui pourraient paraître insignifiantes. C'est ainsi que nous avons vu chez un infirmier, aujourd'hui admis à Bicêtre, des tubercules qui avaient succédé à un vaste ulcère de l'arrière-gorge, et avaient détruit une partie de la lèvre supérieure et du nez, se fondre et se cicatriser entièrement dans l'espace de deux mois environ, sans que le malade ait fait autre chose que garder le repos, se mettre à une diète modérée, respirer des vapeurs émollientes et se panser avec le cérat opiacé. Cette guérison date aujourd'hui de deux années, et ne s'est point démentie.

Il y avait encore naguère, dans les salles, une femme dont les deux jambes étaient couvertes de larges ulcères résultant de la suppuration de nombreux tubercules sous-cutanés : la cicatrisation a été obtenue dans un espace de temps fort court, par de simples applications de cérat opiacé ou de pommade de proto-iodure de mercure.

Un postillon, admis à la même époque avec des tubercules ulcérés sur les cuisses, les jambes et presque tout le corps, guérissait avec la même facilité.

Les pustules muqueuses, les éruptions légères,

les simples rougeurs de la gorge et une foule de symptômes secondaires ou consécutifs cèdent avec autant de facilité que les primitifs; mais, pour peu que les accidents offrent quelque gravité, cet heureux résultat n'est plus qu'une exception à la règle, et il faut avoir recours à une médication plus active.

Plusieurs écrivains ont si peu fait attention aux symptômes, préoccupés qu'ils étaient de la présence du virus dans l'économie, qu'ils ont conseillé quelquefois d'abandonner à eux-mêmes les malades qui conservaient encore des traces d'infection après un traitement mercuriel complet, considérant comme non syphilitiques les ulcérations ou les tumeurs qui avaient résisté.

Cette opinion est en opposition avec l'observation la plus simple. Comment peut-on considérer comme guéri un sujet qui est encore malade? Car la maladie ne se révélant à nous que par ses symptômes, nous devons regarder comme tel tout individu qui porte encore des signes et des preuves de l'infection; d'ailleurs le pus sécrété à la surface de ces prétendus ulcères simples conserve encore des propriétés contagieuses, ainsi que l'inoculation l'a démontré.

Ce n'est qu'en examinant successivement chaque symptôme qu'on pourrait apprécier le degré de confiance qu'on doit accorder à un traitement interne; il nous suffira de dire, dans ces généralités, que dans les symptômes primitifs on ne doit y recourir que fort rarement, et dans les cas seulement où l'insuffisance des moyens locaux est démontrée; mais que, lorsque la syphilis est constitutionnelle, les mercuriaux sont bien plus souvent nécessaires, et que, tout en consultant l'individualité des malades, on doit en faire le principal moyen de traitement.

Si nous nous demandons maintenant dans quelle proportion le mercure doit être administré pour la guérison de la syphilis, il sera impossible d'en fixer la dose à l'avance et d'une manière générale.

Le but du traitement est en effet de faire disparaître les symptômes; quand les parties lésées sont revenues à leur état naturel, toute prolongation de ce traitement serait au moins inutile; il faudra donc suspendre l'emploi des mercuriaux dès qu'il ne restera plus de trace de l'infection; mais les symptômes syphilitiques disparaissant chez les différens individus à des époques indéterminées, on ne peut fixer à l'avance la quantité du médicament à introduire dans l'économie.

Rarement, dans les symptômes d'infection récente, M. Cullerier est-il obligé d'administrer plus de dix à douze grains de sublimé ou de cyanure, ou un demi-gros à un gros de mercure divisé, et enfin quelques gros d'onguent en frictions; quand, par exception, après l'emploi de cette dose, on n'a pas obtenu la disparition des symptômes, ou tout au moins une très-grande amélioration, il faut suspendre le traitement mercuriel, laisser reposer les malades, ou enfin recourir à l'administration d'un autre médicament; dans tous les cas il faut interrompre de temps en temps tout traitement et revenir ensuite à la médication adoptée.

Le mercure doit en général être administré à très-faible dose, cependant il est quelques cas rares dans lesquels on l'a prescrit à doses très-élevées, et de manière à produire une prompte salivation; ainsi nous avons vu quelquefois des frictions faites à la dose de deux gros et plus par jour, arrêter, par une vive révulsion, la marche d'ulcères rongeurs qui menaçaient d'envahir la totalité du gland. Quelques faits sembleraient autoriser cette pratique; mais on sent que cette méthode perturbatrice ne doit être qu'exceptionnelle et réservée seulement pour quelques cas dans lesquels le traitement antiphlogistique le plus actif est resté sans effet; au reste, on ne saurait préciser les circonstances dans lesquelles elle convient; l'habitude seule de traiter des symptômes syphilitiques détermine l'emploi d'une médication si violente.

Enfin, nous terminerons ce que nous avions à dire sur les mercuriaux, en signalant une faute que l'on commet fort souvent, et qui est très-préjudiciable aux malades. On sait avec quelle facilité la muqueuse buccale s'enflamme sous l'influence d'un traitement mercuriel; elle présente alors, sur divers points, et fréquemment au fond de la gorge, des ulcérations ordinairement superficielles, et qu'il est difficile de distinguer des ulcérations syphilitiques. Beaucoup de médecins s'obstinent en vain à administrer les mercuriaux dans l'espoir de cicatriser ces ulcères, mais on conçoit que les organes digestifs du malade ne peuvent qu'en souffrir, sans aucun bénéfice pour l'état de la bouche; nous pourrions citer plus de vingt exemples de malades qui, après avoir subi plusieurs traitements, entraient à l'hôpital des Vénériens, désespérés de l'état incurable de leur gorge, et qui ont quitté l'établissement au bout de peu de temps, parfaitement guéris par l'effet seul de la suspension de tout traitement.

Sans doute on a assigné aux ulcères mercuriels des caractères qui semblent ne laisser aucun doute sur leur nature; mais cette distinction, si facile à établir dans les livres, n'est plus saisissable aux lits des malades; l'œil le plus exercé s'y trompe, et il n'est pas de praticien qui puisse toujours reconnaître positivement la nature des symptômes qu'il doit traiter.

Mais, sans chercher à prononcer sur les caractères de ces lésions, on évitera toute cause d'erreur, en n'administrant les mercuriaux en général que dans l'espoir de modifier l'économie d'une manière favorable à la disparition des symptômes; lors donc qu'on verra ceux-ci s'amender d'une manière notable, c'est au traitement local qu'on devra s'en rapporter pour en obtenir la disparition complète, et il faudra suspendre toute médication générale, désormais devenue inutile.

§ II. — *De l'iode et du brôme.*

M. Cullerier fait un fréquent usage de l'iode dans le traitement des symptômes syphilitiques, il l'emploie en pommade, en solution, en teinture pour les pansements locaux; uni au mercure, c'est la préparation le plus fréquemment administrée; seul ou allié à la potasse (iodure de potassium), c'est encore une substance qui possède des propriétés antisyphilitiques évidentes.

L'iode est administré de plusieurs manières; voici la forme sous laquelle M. Cullerier prescrit cette substance avec assez de succès pour qu'on doive imiter cette pratique:

Pr. Iode, un grain;
Hydriodate de potasse, deux ou trois grains.

Dans une potion à prendre dans la journée. On élève graduellement la dose d'iode jusqu'à deux grains, et celle d'hydriodate de potasse jusqu'à six à dix grains.

Ce chirurgien donne aussi quelquefois la teinture d'iode à la dose de quinze à quarante ou soixante gouttes dans une potion à prendre en trois ou quatre fois dans la journée

C'est ainsi que nous voyons administrer l'iode à l'intérieur, quand on ne l'associe pas au mercure; ces potions, et surtout la première, sont en général bien supportées par l'estomac; cependant il est des individus dont les organes digestifs en souffrent, et chez lesquels on est obligé de les supprimer, des maux de tête et de la fièvre ne tardant pas à se déclarer.

La potion iodée est prescrite dans les cas d'engorgements chroniques du testitule, des glandes inguinales ou cervicales; dans les tubercules celluleux, qu'il est si difficile de résoudre complétement, même après qu'ils ont suppuré.

Les affections cutanées, ainsi que celles qui siégent dans le tissu osseux lui-même, sont encore avantageusement modifiées par cette médication; enfin on la prescrit dans tous les symptômes qui ont quelque analogie avec les scrofules.

L'iode est un antisyphilitique puissant, mais jamais il n'est administré contre les symptômes primitifs, à moins qu'il ne soit associé au mercure. Les succès qu'il a procurés dans les scrofules, le goître et tous les engorgements chroniques en général, indiquent assez dans quelles circonstances on peut en retirer de bons effets. Nous l'avons vu fondre en quelques mois des testicules vénériens qui avaient résisté à l'action des mercuriaux, et même à celle du proto-iodure de mercure ; il en a été de même d'abcès ou de tubercules de nature douteuse ; d'autres fois l'iode seul ayant échoué, a été remplacé avec avantage par l'iodure de mercure.

Les effets de cette substance sont moins prompts que ceux du mercure, et quand les organes digestifs la supportent bien, il ne faut pas en cesser l'emploi avant que plusieurs semaines de son usage aient démontré qu'elle est tout à fait inefficace.

L'iode est donc un médicament précieux, et il peut remplacer très-avantageusement le mercure dans une foule d'anciennes affections syphilitiques. Le brôme jouit de propriétés à peu près semblables, quoiqu'il soit d'un usage beaucoup moins fréquent. Au surplus, il est administré dans les mêmes circonstances et de la même manière.

§ III. — *De l'or et du platine.*

C'est l'hydrochlorate d'or et de soude que nous avons vu quelquefois administrer avec succès. On le prescrit en pilules à la dosé d'un quinzième, et jusqu'à un huitième de grain. En l'unissant à une poudre inerte, on fait avec cette dose des frictions sur la langue.

On sait que MM. Chrestien et Lallemant, de Montpellier, ont beaucoup vanté l'or et ses préparations dans les affections syphilitiques. M. Cullerier en fait rarement usage, sans doute parce que le mercure et l'iode lui semblent plus efficaces lorsqu'il est nécessaire d'agir sur l'économie en général. Cependant on peut en retirer de bons effets dans quelques affections anciennes que les mercuriaux ou l'iode n'ont pas avantageusement modifiées. Le chlorure d'or est un médicament fort actif, et on doit surveiller son administration avec beaucoup de soin, pour éviter des lésions graves des systèmes digestif et circulatoire qu'il excite fortement.

M. Cullerier oncle avait substitué à l'or le platine, qui paraît jouir de propriétés semblables.

§ IV. — *Des sudorifiques et des opiacés* (1).

Les bons effets des sudorifiques dans la syphilis ont été signalés depuis longtemps, et, par une sorte d'habitude, la plupart des praticiens les unissent au mercure dans tous les symptômes d'infection récente ou consécutive. M. Cullerier

(1) Les opiacés, qui sont très-rarement employés seuls dans les affections syphilitiques, devraient peut-être se trouver classés parmi les débilitants. Nous lès avons placés dans la classe des stimulants parce qu'ils sont presque toujours administrés comme adjuvants de ces derniers.

les prescrit assez fréquemment, mais dans certains cas seulement que nous allons signaler.

Les sudorifiques le plus habituellement employés sont : la salsepareille, le gaïac, la squine, le sassafras, le carbonate d'ammoniaque et l'antimoine. Il est inutile de nous arrêter sur leur mode d'administration, puisqu'ils sont d'un usage général ; mais nous devons entrer dans quelques détails sur les cas qui réclament ces diverses espèces de sudorifiques.

La décoction de salsepareille est prescrite, en général, dans toute syphilis constitutionnelle ; le gaïac est réservé plus spécialement pour les maladies des os et du système fibreux. Lorsqu'il existe des douleurs dans les os, dans les articulations ou dans la continuité des membres, accidents qu'on rencontre très-fréquemment, surtout chez les malades qui ont pris beaucoup de mercure, M. Cullerier prescrit assez fréquemment le carbonate d'ammoniaque, à la dose d'un à deux gros dans une potion.

Quand la peau est atteinte d'une éruption dartreuse, ce chirurgien fait aussi quelquefois usage du daphné-mézéréum et de la douce-amère; mais le médicament qu'il emploie le plus fréquemment peut-être parmi les sudorifiques est l'antimoine dans la tisane dite de Feltz.

Soit que les propriétés de cette tisane tiennent à l'antimoine qui en fait la base, soit peut-être qu'il faille attribuer son action à la petite quantité d'arsenic dont on ne peut dépouiller complétement l'antimoine, toujours est-il qu'elle produit, dans certaines circonstances, des effets précieux lorsque les malades ont été longtemps soumis à l'emploi des mercuriaux ; et nous pourrions citer de nombreux exemples de guérison de tubercules de la face et du nez, d'ulcérations du voile du palais et de nécroses, lorsque toutes les autres médications avaient échoué.

Nous avons dit que la plupart des praticiens employaient les sudorifiques dans les affections récentes. M. Cullerier, se fondant d'ailleurs sur ce que ces diverses substances ont toutes des propriétés stimulantes, a reconnu que cette classe de médicament n'est avantageuse que lorsque la syphilis est à l'état chronique. Ils suffisent quelquefois seuls pour dissiper des symptômes graves ; mais, en général, on les associe, soit au mercure, soit à l'iode, soit aux opiacés.

Enfin les opiacés possèdent encore des propriétés antisyphilitiques très-prononcées. On sait qu'administrés seuls, ils ont quelquefois procuré des guérisons remarquables ; mais M. Cullerier les prescrit fort rarement de cette sorte, et presque toujours il les associe soit aux sudorifiques, soit aux mercuriaux, soit à l'iode. Les malades prennent en général un grain d'opium dans la journée, et ils en éprouvent de très-bons effets lorsqu'il existe une vive douleur ou quand ils sont en proie à une sorte d'éréthisme nerveux qui s'observe quelquefois chez les individus à constitution mobile.

Tels sont les modificateurs généraux que nous voyons mettre en usage à l'hôpital des Vénériens dans certains cas d'infection syphilitique. Nous aurions pu allonger cette liste, car un bien grand nombre d'autres substances ont été préconisées dans cette maladie, et presque tous les médicaments révulsifs pourraient d'ailleurs être rangés dans la classe des antivénériens : il nous suffit d'exposer les médications le plus fréquemment employées et les plus efficaces en même temps, car c'est l'expérience qui a conduit à se borner à celles qui viennent d'être indiquées. Nous devons maintenant nous arrêter quelques instants sur des considérations relatives soit à l'action, soit à l'administration de ces substances.

Il est bien évident qu'on ne peut attacher aucune idée de spécificité à des médicaments si nombreux et si divers qui se montrent efficaces dans la même maladie. On doit se borner à dire que chacun, dans sa sphère, a une action prononcée sur la disparition des symptômes; mais comment opèrent-ils cette disparition? c'est ce que nul ne peut dire : ils guérissent, voilà tout ce que nous savons.

Dirons-nous que le mercure est un antiphlogistique, parce que, dans quelques circonstances, il a arrêté la marche de chancres inflammatoires? Non sans doute, pas plus que nous ne gratifions le vésicatoire de la même dénomination lorsqu'il a jugulé un érysipèle dans sa marche. Tous les médicaments que nous venons de passer en revue sont des stimulants, et c'est sans doute en excitant l'économie qu'ils favorisent la disparition des symptômes. Que cette explication soit ou non suffisante, ce qu'il y a de certain, c'est qu'ils ne doivent être administrés que lorsque les phénomènes inflammatoires sont apaisés. A une autre époque, ils ne feraient qu'augmenter la gravité de la maladie.

Quant aux circonstances particulières dans lesquelles ils se montrent efficaces, elles ont été indiquées pour chaque médicament en particulier : nous allons signaler quelques remarques qui s'appliquent à toutes en général.

On voit d'abord que ces modificateurs sont, à l'exception des mercuriaux, destinés aux symptômes consécutifs; que les mercuriaux eux-mêmes ne sont efficaces que dans un certain nombre de symptômes primitifs et indispensables dans un nombre bien plus faible encore.

Les symptômes syphilitiques primitifs offrent en général peu de résistance, lorsque les malades sont soumis aux précautions hygiéniques convenables. On pourrait aisément se tromper sur la valeur thérapeutique des médicaments, et attribuer à la spécificité d'un remède une guérison qui serait arrivée aussi promptement si on ne l'eût point administré. Mais il n'en est pas de même des symptômes consécutifs; bien que plusieurs d'entre eux cèdent encore à des moyens simples, il est le plus souvent nécessaire d'avoir recours à une médication active pour obtenir leur disparition. Cependant il est des considérations qu'il ne faut jamais perdre de vue quand on fait suivre un traitement quelconque.

La maladie syphilitique offre dans sa marche des bizarreries, des caprices, si nous pouvons employer cette expression, qui dépendent, comme nous l'avons vu, non de la maladie elle-même, mais de l'individualité des malades. Ainsi, tantôt elle résiste aux mercuriaux, à l'iode, puis cède aux sudorifiques; d'autres fois, les mercuriaux paraissent fort bien réussir dans les premiers temps du traitement, puis tout à coup l'amélioration s'arrête, la maladie s'aggrave ou reste stationnaire; il faut changer de médicament, recourir à une autre forme, soit à base semblable, soit à base différente. Un testicule vénérien, par exemple, diminue d'un tiers sous l'influence du sublimé en liqueur, puis tout à coup le mal reste stationnaire: il faut tenter les frictions mercurielles, ou le proto-iodure de mercure, ou l'iode seul, et réciproquement; mais il faut bien se donner de garde de fatiguer les organes par la multiplicité des remèdes ou par des doses trop élevées. Enfin il est des circonstances dans lesquelles il est nécessaire de supprimer toute espèce de traitement, d'abandonner en quelque sorte le mal à lui-même pour le voir se dissiper.

Quel que soit au reste le médicament que l'on emploie, il est indispensable de laisser de temps à autre les organes se reposer : c'est un précepte de tout temps donné par les auteurs, et dont l'expérience vient chaque jour constater l'utilité.

Nous avons cherché à signaler les cas dans lesquels on devait recourir à tel médicament plutôt qu'à tel autre ; mais, indépendamment de l'action bien connue de chaque substance dans les différents symptômes, il est encore quelques circonstances qui doivent avoir de l'influence sur le choix du remède. Le mercure, par exemple, étant considéré comme le plus efficace, est presque toujours prescrit de préférence et administré avec abus dans les cas rebelles ; on en varie les formes, les doses ; on l'allie à d'autres substances ; enfin, on aggrave tellement les symptômes, qu'ils ne sont plus enlevés qu'avec une peine infinie. Or, c'est dans ces circonstances, malheureusement encore si communes, qu'un changement dans le médicament employé procure en général une très-prompte amélioration. C'est alors que les sudorifiques, les opiacés, la tisane de Feltz produisent de si bons effets. S'obstiner à prescrire un remède qui n'est pas suivi d'amélioration sensible au bout d'un certain temps, n'est ni d'un praticien sensé ni d'un bon observateur.

Le mode d'administration de ces divers modificateurs de l'économie n'est pas non plus sans importance sur la disparition des symptômes. Il est des praticiens qui prescrivent de les prendre lorsque l'estomac est entièrement vide; ce mode est vicieux en ce qu'il détermine, chez beaucoup d'individus, des gastrites qu'on aurait évitées en choisissant une autre époque pour cette ingestion. M. Cullerier ne prescrit ces divers médicaments que quelque temps après le repas; déposés dans le bol alimentaire, ils sont portés çà et là dans tous les sens et sur tous les points de la muqueuse par les divers mouvements de cet organe, et ils sont absorbés plus facilement que lorsqu'ils se décomposent dans un espace fort circonscrit, ce qui arrive aux heures éloignées de la digestion.

Telles sont les considérations générales que nous avions à exposer sur les modificateurs généraux à l'aide desquels on dispose l'économie à la disparition des symptômes. Cette manière d'envisager l'action des remèdes nous semble la seule admissible, car, ainsi que nous l'avons remarqué, nous ignorons absolument ce qui se passe dans l'intérieur de nos organes quand nous faisons usage d'un de ces médicaments actifs; nous avons dû seulement rechercher dans quelles circonstances leur administration était suivie de la guérison, signaler les dangers qui peuvent en résulter, et enfin insister sur les cas nombreux dans lesquels on peut se dispenser de leur secours; il n'en est pas de même du repos, du régime alimentaire et de quelques autres débilitants exposés dans le premier paragraphe de ce chapitre, qui doivent être prescrits dans tout accident vénérien de quelque gravité, qui, le plus souvent, remplacent avantageusement les médicaments dont nous venons de donner la liste, et qui enfin secondent si utilement les modificateurs locaux dont nous allons rappeler l'histoire, que cette réunion suffit, dans la majorité des cas, par la guérison des symptômes syphilitiques.

CHAPITRE II.

DES MODIFICATEURS LOCAUX.

Le traitement rationnel de la syphilis consiste d'une part à modifier l'économie tout entière de manière à favoriser la disparition des symptômes, et de l'autre à agir directement par des topiques, des pansements ou des opérations, sur les parties qui portent les traces de l'infection. Nous venons de voir quels sont les modificateurs généraux à l'aide desquels on dispose les malades à la guérison ; ces modificateurs sont nombreux et ils demandent dans leur application autant de prudence que de sagacité ; mais les modificateurs locaux varient pour ainsi dire à l'infini, et il est impossible de tracer leur histoire complète sans passer en revue les accidents si variés qui résultent de l'inoculation de la syphilis, c'est-à-dire sans faire un traité complet de cette maladie.

L'ouvrage que nous publions n'ayant été conçu que dans le but de faire connaître d'une manière générale la thérapeutique adoptée par M. Cullerier, et de démontrer sa supériorité sur la méthode ancienne, nous allons en faire l'application aux deux symptômes les plus communs, qui, dans l'opinion de ce chirurgien, sont les signes les plus positifs de l'infection syphilitique et le point de départ de tous les autres phénomènes de la maladie, c'est-à-dire le chancre et le bubon.

Nous espérons que nos lecteurs auront, après cet exposé, une idée exacte de la manière dont ce praticien combat tous les symptômes en général, et qu'ils pourront faire l'application de sa méthode à tous les cas d'infection syphilitique, récente ou constitutionnelle.

Si nous avons attaché tant d'importance à l'exposé des moyens généraux tirés de la classe des débilitants, c'est qu'en effet l'économie est tellement modifiée par leur seule application, que le plus souvent les symptômes syphilitiques sont arrêtés dans leur développement, et s'effacent, pour ainsi dire, d'eux-mêmes ; les moyens locaux les plus simples achèvent leur disparition complète ; et quand la maladie est ainsi prise dès son début, quelques semaines peuvent suffire pour enlever jusqu'aux moindres traces de son existence. Mais dans les cas plus rebelles, et malheureusement ils sont fort communs, où les symptômes ne se dissipent pas sous l'influence d'une simple médication, il faut encore, avant de modifier l'économie par l'emploi à l'intérieur de substances actives, s'attacher, par la multiplicité des modificateurs locaux, et surtout par des pansements méthodiquement dirigés, à dissiper les signes extérieurs de l'infection.

On ne saurait apporter dans ces applications locales trop de choix et de persévérance pour obtenir, soit la résolution des tumeurs, soit la cicatrisation des ulcères, en mettant le plus souvent de côté toute idée de virus, et ne prenant aucun souci de son existence dans l'économie.

Le meilleur antisyphilitique est souvent un pansement bien fait, et c'est en vain qu'on s'obstine à recourir à des médications intérieures, si on néglige d'affronter les tissus similaires, de débrider les fistules, de comprimer les foyers, enfin de prendre toutes les précautions que pourraient suggérer le raisonnement et la pratique, si les symptômes que l'on combat n'étaient pas le résultat de l'inoculation d'un virus.

Nous chercherons par des observations particulières à bien démontrer la vérité de cette assertion. L'application méthodique et raisonnée de certains modificateurs locaux qui n'ont rien de spécifique, est le moyen le plus sûr, non-seulement de dissiper rapidement les symptômes, mais encore de prévenir toutes les complications fâcheuses qui donnent si souvent tant de gravité à la maladie qui nous occupe, bien qu'on affecte de soutenir le contraire. Les histoires que nous allons tracer démontreront la nécessité de soumettre les symptômes syphilitiques à l'application méthodique et raisonnée des règles de la chirurgie, et l'on verra que moins on s'écarte des principes de thérapeutique communs à toutes les maladies, moins on rencontre de ces cas rebelles qui font à la fois le désespoir des malades et celui de leur médecin.

ARTICLE Ier.

DE L'ULCÈRE SYPHILITIQUE PRIMITIF.

En parlant de l'ulcère syphilitique primitif et du bubon, notre intention étant seulement de démontrer par des exemples toutes les ressources que l'on peut tirer de l'application méthodique et raisonnée d'un traitement local, il est évident que nous n'aurons que peu de choses à dire de la marche et du développement de ces symptômes; que leur diagnostic, leur pronostic et leurs variétés ne devront être étudiés que d'une manière très-superficielle, et, pour ainsi dire, accessoire, et que leur thérapeutique seule nous occupera sérieusement et sera considérée sous toutes ses faces. Si nous suivons ces signes d'une infection récente dans toutes leurs périodes, et si nous signalons quelques-unes de leurs variétés, c'est que ces notions préliminaires sont absolument indispensables pour l'application convenable des moyens locaux.

§ Ier. — *Invasion.*

L'ulcère syphilitique primitif est le signe presque constant de l'infection récente. Si, comme tout le fait présumer, la blennorrhagie est d'une autre nature; si les engorgements, les ulcérations plus ou moins profondes du col utérin qu'on observe chez la plupart des femmes infectées, ont une complète analogie avec les ulcérations de la verge chez l'homme, on peut affirmer que le résultat de la contagion par un coït impur est le développement du chancre dont nous nous occupons dans ce chapitre.

Ce chancre survient après un certain temps d'incubation; quelquefois il se manifeste quelques heures seulement après le coït; d'autres fois, plusieurs jours, et même, dit-on, plusieurs semaines s'écoulent avant son apparition. Quoi qu'il en soit, on a rarement occasion de le voir dès son début, car les malades n'appellent notre attention sur son développement que lorsqu'il est déjà complétement formé. En l'examinant dès sa première période, on voit qu'il présente tantôt la forme d'un bouton ou d'une pustule qni se déchire à son sommet, laisse écouler une petite quantité de sérosité et s'étend peu à peu en largeur et en profondeur; tantôt, au contraire, l'épiderme ou l'épithélium sont soulevés par une espèce d'érosion.

Peu importe au reste son mode de développement à une période où nous ne l'observons presque jamais, nous ne devons nous occuper que du chancre tel qu'il est lorsque nous sommes appelés à le guérir.

Son siége le plus ordinaire est, chez l'homme, derrière la couronne du gland, sur le frein et sur le prépuce, et chez la femme à l'entrée de la vulve et surtout dans cette partie désignée sous le nom de fourchette. On l'observe aussi quelquefois sur le dos de la verge, aux bourses, à l'anus, au méat urinaire, et il peut se développer sur toutes les muqueuses et même sur la peau lorsque la matière virulente aura été déposée pendant un certain temps sur ces parties (1).

(1) Nous avons vu un homme atteint de chancres fort enflammés du gland et du prépuce, et qui, toujours couché sur le côté droit, laissait reposer le sommet de la verge sur

§ II. — *Variétés.*

L'ulcère syphilitique primitif développé offre des variétés assez nombreuses, et leur exposition seule prouve qu'on ne saurait lui attribuer des caractères généraux.

Le chancre folliculaire, qui est le plus commun, résulte, comme son nom l'indique, de l'inflammation d'un follicule qui s'ulcère et suppure, et par conséquent se présente d'abord sous la forme d'une petite cavité ovalaire, infondibulée, dont les bords sont taillés à pic et comme coupés avec un emporte-pièce. L'inflammation s'étend, soit successivement, soit simultanément, à d'autres follicules, et ces sortes d'érosions, s'unissant par leurs bords, forment une ulcération plus ou moins grande dont la circonférence est nécessairement irrégulière, puisqu'elle est formée par la réunion de plusieurs pertuis arrondis. Quelquefois ces follicules s'enflamment et suppurent séparément, et les parties lésées offrent une multitude de petits chancres adossés et séparés par des cloisons minces et résistantes; d'autres fois ces cloisons sont détruites, et l'on n'a plus qu'un

la région inguinale. Chaque matin, une assez grande quantité de pus se trouvait accumulée sur ce point; un bouton ne tarda pas à s'y développer. Ce bouton s'ulcéra à son sommet et prit bientôt l'aspect d'un véritable chancre *Huntérien*, qui mit plus de trois semaines à se cicatriser.

vaste ulcère qui résulte évidemment de la réunion d'un certain nombre de plus petits.

Tel est le chancre folliculaire; c'est celui qui a servi de type dans la description de l'ulcère syphilitique; c'est le chancre *Huntérien*. Ses bords sont engorgés, taillés à pic et comme déchiquetés; son fond est grisâtre, et la description qu'en ont donnée les auteurs est parfaitement exacte. Mais il ne constitue pas seul l'ulcère syphilitique primitif, et on commettrait de graves erreurs si on n'attribuait des propriétés virulentes qu'à celui qui présenterait tous ces caractères réunis.

Le chancre par érosion, absolument semblable à l'ulcère qui résulte soit d'un frottement trop prolongé sur une surface mal défendue par son épiderme, soit d'une inflammation portée jusqu'à l'ulcération superficielle de la muqueuse, est assez commun pour mériter de fixer toute l'attention des praticiens.

Ces exulcérations, pour nous servir de l'expression consacrée, se développent sur toutes les parties du gland, et surtout sur le col utérin; elles jouissent au plus haut degré de la propriété contagieuse; et bien que, le plus souvent, fort peu apparentes, elles deviennent fréquemment la cause immédiate du bubon syphilitique chez l'homme.

Ce chancre par érosion peut se cicatriser en quelques jours; il peut revêtir plus tard les caractères du chancre *Huntérien*; il peut aussi donner naissance à de nouveaux symptômes, tels que bubons, végétations, etc. Enfin, l'expérience prouve qu'il est assez souvent suivi d'une infection générale qui se manifeste plus ou moins longtemps après l'infection première.

Ces deux variétés sont les seules que M. Cullerier admette dans le développement de l'ulcère primitif; car, lorsqu'il rencontre des différences d'aspect et de forme, ce ne sont plus, suivant lui, des espèces différentes, mais seulement des distinctions qui tiennent à la place qu'occupe le chancre ou à des complications qui sont survenues dans son développement. Ainsi le chancre folliculaire, qui a son siége dans les plis de l'anus ou à l'entrée de la vulve, est ordinairement allongé, ce qui tient évidemment à la disposition des parties; celui qui prend naissance sur le sommet du prépuce, sur la peau de la verge ou ailleurs, et qui constitue le chancre élevé de Carmichael, n'est qu'une des deux espèces indiquées plus haut, et d'une date plus ancienne, reposant sur un fond induré qui lui donne une forme qu'il n'a pas eue primitivement.

§ III. — *Marche et pronostic.*

Quelle que soit la forme qu'affecte l'ulcère syphilitique primitif, sa marche peut être aiguë ou chronique. Nous ne dirons pas que le virus qui lui a donné naissance et qui le constitue est plus ou moins actif, puisqu'après avoir revêtu des formes bénignes, il peut, suivant les circonstances, prendre tout à coup des caractères tout à fait différents ; mais il est certain que, quelquefois, il constitue une maladie légère que les applications locales les plus simples suffisent pour dissiper, et que, d'autres fois, il revêt un caractère rongeur fort grave et fort difficile à dompter.

Les chancres se compliquent aussi fréquemment soit de l'engorgement du prépuce (phimosis) ou de l'étranglement du gland (paraphimosis), du gonflement de la vulve, qui produit des effets analogues au phimosis, soit d'hémorrhagies, soit de douleurs excessivement violentes. Leur pronostic doit varier en raison de toutes ces complications ; mais c'est en nous occupant du traitement local que toutes ces circonstances devront être examinées.

§ IV. — *Diagnostic.*

On a beaucoup parlé dans ces derniers temps des chancres virulents et de ceux qui ne l'étaient pas. Nous avons démontré l'impossibilité d'établir cette distinction. Toute ulcération siégeant aux parties génitales et survenue après le coït doit être considérée comme de nature syphilitique, et traitée en conséquence, c'est-à-dire que les modificateurs locaux et généraux lui seront opposés jusqu'à ce qu'on ait obtenu sa disparition complète, jusqu'à ce que la partie sur laquelle elle s'est développée soit parfaitement revenue à son état normal.

§ V. — *Traitement.*

Aucun symptôme syphilitique n'est traité plus irrationnellement peut-être que l'ulcère qui nous occupe. La plupart des praticiens, le regardant comme un indice certain de l'infection, s'empressent de recourir au mercure administré, soit comme traitement général, soit comme topique, pour saisir et annihiler le virus qui n'a pas encore eu le temps de pénétrer dans l'économie. Il résulte de cette méthode deux inconvénients graves : d'abord, en stimulant l'économie par un traitement général, on la met dans des dispositions défavorables à la cicatrisation des ulcères; et, en second lieu, en excitant directement ces chancres, presque toujours trop enflammés à leur début, on leur donne un caractère rongeur qu'ils prennent rarement d'eux-mêmes et qu'ils n'ont presque jamais lorsqu'on les combat par des moyens rationnels.

Plusieurs accidents, en effet, peuvent compliquer les ulcères syphilitiques récents, l'excessive inflammation, d'où la douleur, la gangrène, l'hémorrhagie. Or, rien n'est plus propre qu'un traitement mercuriel, soit général, soit local, à amener ces complications fâcheuses qui, en quelques jours, sont suivies parfois de la destruction de parties importantes. Plus la thérapeutique des maladies syphilitiques se perfectionnera, c'est-à-dire, plus on s'affranchira de la fatale théorie du virus, moins sera grand le nombre des malades qui conserveront ces funestes traces de l'ulcère primitif. Nous pouvons affirmer que jamais nous n'avons vu pour notre part d'accidents graves se déclarer dans l'hôpital des Vénériens à la suite des chancres des parties génitales. Souvent les malades se présentent à cet établissement dans l'état le plus effroyable : la verge énormément gonflée, infiltrée, œdématiée ; le prépuce, et quelquefois le gland lui-même, tombant en gangrène ; il est évident qu'on ne peut remédier au mal qui est fait à l'avance et rétablir dans leur intégrité des parties qui sont détruites. Mais, quelque graves que fussent les accidents, jamais nous ne les avons vus s'accroître sous l'influence des moyens qu'on leur opposait, et jamais surtout il n'en est survenu quelques jours après l'entrée des malades dans l'établissement.

Ce fait est important à noter, car on ne rencontre pas, dans la pratique particulière, d'ulcérations syphilitiques plus graves et développées chez des sujets plus malheureusement prédisposés, que ceux que l'on observe dans l'hôpital des Vénériens ; or, si la méthode de traitement qu'on y a adoptée était contraire, comme on l'a prétendu, aux idées les plus saines sur la nature de la syphilis, il est évident que les résultats n'en seraient pas si heureux, et qu'on n'éviterait pas, d'une manière si constante, des accidents qui étaient loin de passer pour de rares exceptions sous l'influence de la méthode ancienne.

Ainsi, non-seulement, par l'application de la thérapeutique que nous exposons, le virus syphilitique ne manifeste pas sa présence par des accidents plus graves, mais encore, bien qu'on ne s'occupe, en aucune manière, de sa présence dans les tissus, et qu'on ne combatte que les symptômes qu'il produit, on s'oppose bien plus efficacement que par l'emploi d'un prétendu spécifique à l'invasion de nouveaux désordres.

L'ulcère syphilitique primitif peut être traité dès son début par les antiphlogistiques ou par une méthode perturbatrice : l'inflammation qui l'accompagne est parfois arrêtée, jugulée dans sa marche par certains moyens peu rationnels, mais dont le succès peut justifier l'emploi; nous voulons parler des applications plus ou moins irritantes qui, dans certains cas, la modifient avantageusement, comme on le voit pour les érysipèles ou d'autres phlegmasies cutanées, qu'une méthode perturbatrice dissipe dès leur début : parmi ces moyens, la cautérisation tient le premier rang, puis viennent les applications froides et les irritants spécifiques ou autres.

La cautérisation au début du chancre, avant qu'il ait atteint son *summum* de développement, est une pratique assez générale aux armées, parmi les gens du peuple et même auprès de certains médecins; mais cette médication, quoique fort expéditive, est accompagnée de trop de dangers, pour qu'on ne doive pas la réserver seulement pour quelques cas exceptionnels dans lesquels l'aspect particulier de l'ulcère, le tempérament du sujet et surtout les circonstances au milieu desquelles il se trouve, permettent d'adopter ce mode de thérapeutique. Il est bien certain qu'une cautérisation, exercée fortement, peut enlever en quelques jours un ulcère qui, abandonné à lui-même, ou traité plus rationnellement, eût mis plusieurs semaines à se cicatriser; mais il peut résulter de cette pratique des inconvénients immédiats et consécutifs, qui ne permettent pas d'ériger en précepte un procédé dont les résultats sont aussi incertains.

Les inconvénients immédiats sont les suivants: Si on ne parvient pas à arrêter sur-le-champ la marche de l'inflammation, on la rend infiniment plus grave, et nous avons vu des sujets chez lesquels les chancres s'enflammaient au dernier point, causaient des douleurs excessives, ou, prenant un caractère rongeur, s'étendaient profondément en détruisant les tissus, lorsque plusieurs cautérisations successives avaient été insuffisantes pour en déterminer la cicatrisation. Le second accident immédiat qui résulte de cette pratique est de déterminer dans quelques heures l'inflammation des glandes inguinales, inflammation très-fréquemment suivie de suppuration, et de causer par conséquent une complication grave, qu'une méthode plus douce et plus rationnelle aurait fait éviter.

La cautérisation n'est presque jamais pratiquée au début du chancre par M. Cullerier; cependant, lorsque l'ulcération qui se forme n'annonce pas devoir s'accompagner d'accidents inflammatoires bien prononcés, ce chirurgien en arrête quelquefois le développement par l'application de la pierre infernale ou d'un pinceau imbibé d'un acide minéral; mais ces cas sont rares et exceptionnels, et toujours accompagnés d'ailleurs de précautions qui mettent à l'abri des accidents qui pourraient survenir immédiatement. Ces précautions consistent à faire garder le lit au malade, à le soumettre à une diète sévère, enfin à le maintenir pendant plusieurs jours dans des conditions favorables à la résolution de toute phlegmasie; cette mesure est indispensable à quelque époque que l'on cautérise l'ulcère syphilitique, si l'on veut éviterl'accident dont il est question.

Mais le résultat le plus fâcheux de la cautérisation du chancre à son début, est le développement d'accidents consécutifs, au bout d'un temps plus ou moins long, après la guérison apparente; nous en avons cité des exemples en faisant remarquer que ce mode vicieux de traitement est assez fréquemment suivi de récidive. Plusieurs praticiens ont signalé cette conséquence fâcheuse, et M. Dupuytren, entre autres, regardait cette méthode comme la moins rassurante pour l'avenir des malades.

Quant aux irritants moins actifs que la pierre infernale, aux lotions stimulantes, aux applications mercurielles, aux réfrigérants, nous n'avons jamais vu M. Cullerier y avoir recours au début de l'ulcère syphilitique ; ces moyens ont les mêmes inconvénients que la cautérisation, et sont d'ailleurs beaucoup moins efficaces.

Nous avons fait observer que les malades admis dans l'hôpital des Vénériens présentent rarement l'ulcération syphilitique à son début et dans son état de simplicité ; généralement l'inflammation et l'ulcération des follicules ont déterminé une solution de continuité plus ou moins large, plus ou moins profonde ; les parties voisines sont rouges et gonflées, et une sanie purulente infecte s'écoule en abondance et irrite ou excorie les tissus environnants. Les hommes, ayant d'ailleurs continué de se livrer à leurs travaux, offrent presque toujours des complications qui donnent à ce symptôme syphilitique beaucoup plus de gravité qu'on ne l'observe communément dans la pratique particulière. Ainsi, dans une foule de cas, la verge est énormément tuméfiée ; souvent elle est œdématiée et prend l'aspect et la forme d'un bâton ; il y a phimosis ou paraphimosis, etc. ; et toutes ces circonstances méritent d'être examinées séparément. On conçoit donc que le traitement adopté au début de l'ulcère syphilitique primitif doit être purement antiphlogistique, et de l'activité que l'on mettra dans l'emploi des moyens adoucissants dépendra la prompte disparition du cortége effrayant qui accompagne ce symptôme.

On prescrit d'abord, avec toute la sévérité convenable, l'emploi des modificateurs généraux tirés de la classe des débilitants (1). Les malades, condamnés à un repos absolu, sont mis à une diète sévère, et toutes les fois que les accidents inflammatoires ont quelque gravité, on favorise l'action de ces moyens en ouvrant largement la veine du bras, ou en faisant des applications plus ou moins réitérées de sangsues au pli des aines, au périnée, dans les ulcères eux-mêmes, mais jamais sur la peau enflammée. Tels sont les seuls moyens généraux employés d'abord pour dissiper les accidents inflammatoires dont les fâcheux résultats sont imminents, et ils sont prescrits, quel que soit le siége des ulcères dans les deux sexes. Quant aux modificateurs locaux, ils ne consistent que dans des bains locaux et des injections émollientes et narcotiques, dans des cataplasmes ou des applications de cérat opiacé. Au bout de deux ou trois jours de l'emploi actif de ces moyens, cette excessive inflammation est tombée, et l'on peut apercevoir toute l'étendue

(1) Voyez page 110.

des désordres, presque toujours beaucoup moins graves qu'on ne l'aurait supposé à l'entrée des malades dans l'établissement. Dans tous les cas, la marche de la phlegmasie est arrêtée ; il n'y a plus de nouveaux accidents à craindre, si l'on persiste dans l'emploi unique des émollients et des opiacés. L'observation suivante, en résumant les moyens actifs qui sont en notre pouvoir et les accidents principaux qui peuvent accompagner le chancre inflammatoire, donnera une idée exacte de la thérapeutique que nous exposons.

Un maçon, d'une constitution robuste, s'est présenté à l'hôpital dans l'état suivant : Il se traînait avec peine, en poussant des gémissements à chaque pas ; la figure était rouge et animée, la peau chaude, le pouls fréquent. Depuis huit jours, il portait derrière la couronne du gland des chancres fort enflammés, et il n'avait cessé de travailler que lorsqu'il s'était vu dans l'impossibilité de le faire.

La verge était prodigieusement tuméfiée : la peau qui la recouvre était d'un rouge violacé et noire sur plusieurs points ; le prépuce énormément infiltré, et il s'écoulait de son ouverture presque fermée une sanie grisâtre d'une odeur infecte qui avait rougi et excorié la partie supérieure des cuisses. Cet homme accusait des douleurs excessives, et malgré la gravité de ces désordres, les glandes inguinales présentaient fort peu d'engorgement.

Une large saignée du bras fut immédiatement pratiquée, puis renouvelée le soir. On couvrit la verge de compresses trempées dans une solution émolliente et narcotique, et on donna pour la nuit une potion calmante. Enfin, la diète la plus absolue fut prescrite et le malade maintenu dans le lit, couché en supination.

Le lendemain les douleurs étaient encore très-vives, l'amélioration était peu prononcée. *Vingt-cinq sangsues au périnée, deux demi-bains émollients, applications fréquemment renouvelées de compresses trempées dans le même liquide, potion calmante, lavements émollients, diète absolue.*

Le troisième jour on était maître de l'inflammation; la verge avait considérablement diminué de volume, elle était rouge et présentait sur un point seulement une tache gangreneuse qui correspondait à la couronne du gland. Les douleurs étaient presque nulles; le malade, qui était pâle et débarrassé de sa fièvre, demandait des aliments. On permit quelques bouillons et l'on continua les applications émollientes.

Bientôt l'escarre gangreneuse se détacha, mais elle n'occupait pas toute l'épaisseur du prépuce; la cicatrisation s'opéra rapidement. La verge avait presque repris son volume ordinaire, mais il était impossible de découvrir le gland derrière lequel devaient exister des chancres nombreux. On se borna à prescrire des injections émollientes et narcotiques. Au bout de trois semaines l'ouverture du prépuce avait acquis des dimensions suffisantes pour qu'on pût mettre le gland à découvert; on trouva plusieurs chancres en bonne voie de guérison, d'autres étaient cicatrisés, et l'un d'eux avait laissé une dépression profonde dans laquelle on eût pu loger un pois ; de légères cautérisations suffirent pour achever la cicatrisation des ulcères restants ; et ce malade, entré à l'hôpital dans un état en apparence si grave, qui semblait destiné à perdre, par la gangrène, une partie des organes enflammés, sortit parfaitement guéri au bout de six semaines, et n'ayant d'autres difformités qu'une dépression au milieu de la couronne du gland, dépression résultant d'une profonde ulcération qu'il avait entretenue pendant huit jours de fatigue et d'incurie avant de réclamer des secours.

Cet exemple, en donnant le résumé des moyens prescrits dans des cas semblables par M. Cullerier, nous offre une preuve bien sensible des puissants effets des modificateurs généraux secondés activement du traitement local qui, comme on le voit, doit être purement émollient dans la période inflammatoire de l'ulcère syphilitique.

Sans doute on ne considérera pas comme une méthode nouvelle celle qui consiste à combattre par un traitement antiphlogistique le gonflement inflammatoire accompagnant certains chancres des parties sexuelles ; on dira que déjà on a démontré la nécessité de saigner largement dans ces cas, de ne recourir qu'aux topiques émollients. L'utilité de ce précepte est, il est vrai, démontrée depuis longtemps; mais les praticiens en sont-ils convaincus, et ne voit-on pas, au contraire, continuellement des ulcérations traitées à la fois et par les antiphlogistiques et par les mercuriaux, et s'est-on si bien débarrassé des préjugés consacrés par la doctrine du virus, qu'on consente à négliger l'élément syphilitique pour ne s'occuper que de l'élément inflammatoire? Nous ne pouvons invoquer que l'expérience pour fournir la preuve du contraire. C'est dans les consultations avec les confrères qu'on voit jusqu'à quel point cette habitude d'opposer les mercuriaux à tout symptôme syphilitique fait oublier les plus simples notions de thérapeutique. Chaque jour M. Cullerier est consulté par des médecins, instruits d'ailleurs, qui lui présentent des malades atteints d'ulcères rebelles, et contre lesquels toutes les médications ont échoué. « J'ai fait, disent-ils, ce que nous enseignent les auteurs, j'ai pratiqué une saignée du bras, puis j'ai couvert l'ulcération d'onguent mercuriel; pour arrêter les progrès du virus, j'ai donné le mercure à l'intérieur, puis en frictions; j'ai cautérisé, et cependant l'ulcère suit sa marche rapide; il a dévoré une partie du gland; il s'étend au reste du pénis, malgré la plus stricte application des règles de l'art, et ne cède ni aux spécifiques ni aux antiphlogistiques. » On conçoit facilement la cause de cet insuccès, quand on songe à la nature inflammatoire du chancre dans cette période, et à cette bizarre association de stimulants locaux et généraux avec les antiphlogistiques.

C'est uniquement, disons-nous, dans cette dernière classe qu'il faut chercher des modificateurs lorsque le chancre s'accompagne d'accidents inflammatoires; mais il ne suffit pas de pratiquer une saignée, ou de couvrir l'ulcère de topiques émollients, il faut à la fois mettre le malade à la diète la plus sévère, lui imposer le séjour dans le lit, le saigner convenablement suivant la gravité des cas, et maintenir la partie lésée dans une atmosphère continuelle de chaleur et de vapeur humides.

Lorsque l'ulcère syphilitique résiste encore à ces moyens généraux et locaux, on place une ou deux sangsues dans son centre, et on renouvelle cette application plusieurs fois s'il en est besoin; aucun moyen n'est plus puissant pour arrêter les accidents qui résultent d'un excès d'inflammation, et ces évacuations sanguines locales n'exposent à aucune espèce de danger lorsqu'elles sont faites convenablement, c'est-à-dire lorsque les sangsues sont déposées dans le centre même de l'ulcère.

C'est en suivant cette pratique rigoureuse qu'on prévient la désorganisation si prompte et si facile des parties sur lesquelles les ulcères se développent ; le mal est assez grave et les risques sont assez sérieux et assez imminents pour qu'on astreigne les sujets à l'emploi de moyens si actifs. Cette médication, convenablement appliquée, est toujours suffisante, ou du moins les cas exceptionnels sont si rares, que nous ne l'avons jamais vue échouer, bien que chaque semaine on reçoive, dans le service de M. Cullerier, plusieurs hommes dont l'état est presque aussi grave que celui dont nous avons tracé l'histoire (1).

Le chancre inflammatoire s'accompagne d'accidents autres que la gangrène ; un symptôme assez commun est la douleur que les malades manifestent parfois avec une énergie extrême, et cette douleur est d'autant plus importante à signaler, que souvent elle est l'avant-coureur de la gangrène.

Indépendamment des modificateurs généraux et locaux dont nous venons de parler, M.Cullerier

(1) Ces lignes étaient écrites lorsque le 7 mars il est entré à l'hôpital un homme dont le pénis était considérablement tuméfié. Un état typhoïde compliquait l'affection syphilitique et fut la cause sans doute de son issue fâcheuse. Loin de céder aux moyens employés, la phlegmasie du pénis augmenta rapidement; dès le second jour, on put prévoir le développement de la gangrène; le prépuce fut incisé, mais de larges taches gangreneuses se manifestèrent sur le gland, qui se détacha bientôt en entier, ainsi qu'une portion des corps caverneux.

a recours, pour la combattre, aux opiacés déposés directement sur la plaie, au laudanum pur ou à une très-forte solution d'opium versée sur la solution de continuité elle-même; cette pratique, fréquemment renouvelée, ne tarde pas à engourdir la sensibilité, et l'inflammation, combattue d'ailleurs activement par d'autres moyens, s'affaiblit et s'efface en même temps. Dans les cas moins graves, on se borne à panser les ulcères avec le cérat opiacé ou belladoné.

C'est dans cette complication que les évacuations sanguines locales dont nous parlions tout à l'heure ont des effets avantageux, et il ne faut pas balancer à y recourir dès qu'on reconnaît l'inefficacité des opiacés.

L'hémorrhagie, qui survient dans quelques circonstances, a parfois beaucoup de gravité; on la combat par les moyens généralement employés dans toutes les pertes de sang; mais en raison de son siége, celle qui reconnaît pour cause le développement de chancres du pénis nécessite quelquefois des précautions indiquées par la cause qui l'entretient; ainsi le gonflemement qui suit nécessairement le développement sur un tissu érectile de chancres inflammatoires, peut déterminer l'étranglement du gland et entretenir, de cette manière, l'écoulement du sang, en établissant une sorte de ligature derrière la couronne; c'est une des complications les plus fâcheuses du phimosis, car elle nécessite toujours le débridement du prépuce, et nous allons démontrer tout à l'heure que cette légère opération n'est pas sans danger à cette époque.

Lorsque le prépuce est débridé, l'hémorrhagie peut encore persister; quelquefois elle provient du frein lui-même, qui, étant en partie ulcéré, fournit le sang par son artériole; presque toujours, dans ce cas, il suffit de couper transversalement ce repli pour remédier immédiatement à cet accident; mais s'il persistait, on appliquerait un bouton de feu sur l'orifice de l'artère, et l'on supprimerait à l'instant l'hémorrhagie.

Nous avons à parler maintenant d'un accident beaucoup plus commun que l'hémorrhagie et la gangrène, et qui complique très-fréquemment les ulcères du pénis, c'est le phimosis, qui se manifeste presque toujours chez les hommes dont le prépuce est très-allongé, et dont l'orifice est par conséquent fort étroit; pour peu que des chancres situés sur le gland s'accompagnent d'inflammation, l'ouverture prépuciale n'est plus assez large pour qu'on puisse mettre à découvert les parties malades, et, à moins d'efforts très-douloureux, et qui ne sont pas sans danger, il est impossible de visiter les ulcères et de les panser avec autant de soin qu'on le ferait s'ils étaient situés sur un point plus accessible à la vue; dans quelques cas même la constriction opérée sur le gland peut être portée au point de déterminer la gangrène ou de favoriser des hémorrhagies graves, comme nous l'avons fait remarquer.

C'est pour éviter la gangrène du pénis autant que pour pouvoir appliquer directement des topiques sur les chancres, et les débarrasser de la sanie qui s'écoule de leur surface, qu'on a conseillé de fendre le prépuce dans cette période inflammatoire, et beaucoup de médecins ont adopté cette pratique, bien qu'il soit démontré par l'expérience qu'elle peut être suivie de résultats tout aussi fâcheux que ceux que l'on veut éviter. Il est d'observation, en effet, que toutes les fois qu'on pratique une incision sur des tissus enflammés par suite de l'infection syphilitique, on s'expose à voir les plaies récemment faites se transformer en ulcérations dont la disposition à s'étendre est le caractère dominant ; si donc on incise le prépuce, alors qu'il est gorgé de sucs, alors qu'il baigne habituellement dans un liquide éminemment contagieux, on devra s'attendre à voir les deux plaies qui résulteront de l'incision se transformer en autant de chancres beaucoup plus difficiles à cicatriser que ceux qui auront nécessité cette opération.

C'est en effet ce que M. Cullerier a bien souvent observé, et qui l'a conduit à ériger en règle générale de ne pratiquer le débridement du prépuce que dans deux cas, la gangrène et l'hémorrhagie entretenue par l'étranglement du gland.

Et encore faut-il déplorer cette obligation d'opérer, à cause de l'ulcération presque inévitable des plaies; mais de deux maux il faut choisir le moindre; et, dans ce cas, une temporisation intempestive pourrait avoir des résultats extrêmement fâcheux. Voici une observation dans laquelle l'incision du prépuce fut rendue inévitable.

Un homme se présenta à l'hôpital des Vénériens offrant sur le gland plusieurs chancres syphilitiques : un paraphimosis étranglant l'extrémité de la verge, une hémorrhagie assez abondante avait lieu par la surface d'un des ulcères. On réduisit, non sans quelque peine, et les accidents cessèrent sur-le-champ. Le repos au lit, la diète et une large saignée du bras semblèrent arrêter les progrès de l'inflammation, et la verge diminua de volume; mais, au bout de quelques jours, l'hémorrhagie reparut. Les fomentations émollientes, les cataplasmes de même nature avaient secondé les moyens généraux. On eut recours inutilement aux bains locaux froids et astringents; on chercha à établir une légère compression; mais, vers la fin du second jour, le sang continuant à couler assez abondamment et le malade se trouvant notablement affaibli, on jugea nécessaire d'inciser le prépuce. L'hémorrhagie cessa aussitôt. On prescrivit des bains locaux émollients, et on continua l'emploi d'un traitement antiphlogistique actif; mais, au bout de deux jours, les plaies faites au prépuce étaient transformées en vastes ulcères qui détruisirent une portion de sa circonférence et ne furent cicatrisés que très-difficilement.

C'est la seule fois que nous ayons vu pratiquer l'incision du prépuce dans cette période inflammatoire pour cause d'hémorrhagie. Lorsque la gangrène se manifeste, lorsqu'on voit s'écouler par l'orifice prépucial une sanie annonçant cette fâcheuse décomposition, il faut bien avoir également recours à ce débridement; mais l'inconvénient que nous avons signalé, et qui, dans cette observation, n'a pas manqué de se produire, en est un résultat presque assuré, et les praticiens doivent être convaincus de la nécessité d'éviter autant que possible ces incisions, que l'imminence des accidents peut seule justifier (1).

Le meilleur moyen de prévenir la gangrène

(1) Nous avons publié ailleurs (*Journal de médec. et de chir. prat.*, art. 919) une lettre adressée à M. Cullerier par un malade habitant la province et dont cette opération pratiquée mal à propos avait considérablement aggravé l'état. La constriction exercée par le prépuce était médiocre, et cependant ses médecins avaient persisté, malgré son opposition, à vouloir l'inciser, bien qu'il n'existât aucune espèce d'accidents; on trouva de chaque côté du frein un petit chancre de peu d'importance; mais les deux incisions ne tardèrent pas à s'enflammer, à s'ulcérer, et, malgré tous les moyens employés, deux vastes chancres se trouvaient ajoutés aux premiers et avaient donné à la maladie une gravité toute nouvelle.

du pénis, dans le cas de phimosis accidentel, est d'employer un traitement antiphlogistique extrêmement actif. L'inflammation ne fait plus de progrès quand on l'attaque par des moyens généraux et locaux, et qu'on agit à la fois et sur toute l'économie et sur la partie lésée; mais il faut mettre une certaine énergie dans l'emploi de ces moyens, car les moments sont précieux, et la moindre hésitation pourrait être funeste aux malades. Quant à la guérison des chancres ainsi recouverts du prépuce, elle s'opère tout aussi rapidement que s'ils étaient situés à l'extérieur, si l'on a soin de faire, à l'aide d'une petite seringue, de fréquentes injections avec un liquide émollient qui entraîne toute la sanie accumulée entre le gland et son enveloppe. M. Cullerier emploie fréquemment un mélange liquide ainsi composé:

Cérat ou miel, } ââ huit parties;
Huile, }
Calomel, une demi-partie;
Extrait d'opium, une partie;

qu'il fait injecter entre le prépuce et le gland.

Ce topique n'est pas employé au summum de la période inflammatoire.

Au bout d'un certain temps, le gland étant revenu à son volume naturel, et le prépuce ayant repris sa souplesse, on peut mettre les ulcères à découvert, et on les rencontre ordinairement cicatrisés pour la plupart.

Une autre complication plus rare, mais fort grave, est le paraphimosis, qui dépend : 1° du développement même des chancres chez les hommes dont le prépuce large se retire trop librement derrière le gland; 2° d'une manœuvre imprudente de la part des malades qui retiennent à dessein ce replis derrière la couronne, ou qui, conduits par la curiosité, s'efforcent de découvrir le gland lorsque le prépuce est naturellement étroit.

L'indication pressante dans des cas de ce genre est de ramener promptement les parties dans leur position naturelle. Mais il est souvent assez difficile d'y parvenir; et cette manœuvre est même impossible dès que, le paraphimosis durant depuis quelques jours, il s'est formé des adhérences entre le pénis et sa membrane. Chacun connaît la manière d'obtenir cette réduction. Le gland étant saisi avec la main, on le comprime lentement, on le malaxe, et bientôt il se flétrit et perd considérablement de son volume. On voit souvent le liquide épanché dans le tissu cellulaire remonter vers la partie supérieure de la verge; puis, lorsque l'organe est réduit à des dimensions proportionnées à l'orifice du prépuce, on saisit ce dernier entre l'indicateur et le médius de chaque main, et on le ramène à sa place par un mouvement de traction, en refoulant le gland avec les deux pouces.

A moins qu'il n'existe des adhérences qu'on ne peut plus détruire, cette opération est presque toujours suffisante pour réduire le paraphimosis; à peine, dans quelques cas, est-il nécessaire d'inciser préalablement le limbe du prépuce sur quelques points de sa circonférence qui est toujours le lieu de l'étranglement; mais, lorsque les parties adhèrent entre elles, il est impossible d'en obtenir la réduction, et alors il reste, après la guérison, une difformité fort désagréable.

Le gland une fois recouvert de son prépuce, on a changé l'accident qu'on avait à combattre en un phimosis qui nécessite l'emploi des moyens qui viennent d'être exposés, c'est-à-dire un traitement antiphlogistique actif, des bains locaux et généraux, et surtout des injections émollientes entre le gland et la membrane qui le recouvre. Il peut même survenir des complications fâcheuses, telles que la gangrène et l'hémorrhagie; et, dans une observation citée plus haut, on a vu qu'il avait été nécessaire de débrider le prépuce pour arrêter une hémorrhagie inquiétante.

On voit donc que les ulcères syphilitiques primitifs à la période inflammatoire devront être combattus par des modificateurs généraux et locaux; que les premiers, toujours puisés dans la classe des débilitants, seront plus ou moins actifs, suivant la gravité des cas; que les seconds consisteront dans l'application des médicaments émollients ou narcotiques, abstraction faite de la cause qui les a produits; car c'est l'oubli de ce précepte qui a fait et qui fait tous les jours commettre tant d'erreurs pratiques.

Soit qu'on ait combattu les ulcères enflammés par les moyens indiqués, soit que les efforts de la nature aient triomphé de l'intensité des accidents, soit enfin que les chancres aient, dès leur début, présenté un caractère moins grave, ils se présentent bientôt sous un aspect plus favorable, et se montrent disposés à marcher vers la cicatrisation. D'autres fois cependant ils ne tendent plus à s'accroître, mais restent pendant un temps illimité dans un état de chronicité et d'indolence qui recule indéfiniment leur guérison.

Dans des cas assez nombreux, les antiphlogistiques seuls, convenablement administrés dans la période inflammatoire, sont suffisants pour conduire le malade jusqu'à guérison parfaite; mais on n'est pas toujours assez heureux pour éviter cette période de chronicité; et afin d'obtenir la cicatrisation dans un temps convenable, il est nécessaire parfois d'employer méthodiquement les stimulants, soit généraux, soit locaux. Nous allons donc examiner maintenant le mode d'application de ces modificateurs, dont l'expérience a démontré l'efficacité.

Les praticiens doivent savoir que, lorsqu'on a

dompté l'excès de l'inflammation, si l'on n'a plus à redouter l'hémorrhagie, la douleur, la gangrène, etc., il est d'autres complications qui menacent encore, et contre lesquelles il faut prémunir les malades. Si le chancre a perdu son caractère rongeur, s'il ne tend plus à envahir les tissus voisins, à détruire les organes sur lesquels il s'est développé, il peut prendre d'autres caractères qui rendront sa cure tout aussi difficile. Ainsi, cet ulcère repose parfois sur un noyau d'induration qui ne permettra pas à la cicatrisation de s'opérer si l'on ne commence par en obtenir la résolution. C'est un des caractères de l'ulcère syphilitique d'être entouré de tissus engorgés qui retardent sa guérison; mais ces indurations ne sont guère assez considérables pour offrir des difficultés sérieuses à la guérison, que chez les individus qui ont négligé leurs chancres à la période inflammatoire, ou qui se sont empressés de les couvrir avec des topiques stimulants.

Il ne faut pas se hâter de stimuler les chancres qui présentent cette complication. L'engorgement des tissus sous-jacents, à moins qu'il ne soit fort circonscrit et superficiel, pourrait ne pas céder aux topiques irritants qui auraient pour effet de raviver la surface de l'ulcère. C'est encore des antiphlogistiques qu'il faut lui opposer, des bains locaux émollients, des applications de même nature, et, dans les cas rebelles, des sangsues sur le milieu même de sa surface; tels sont les modificateurs locaux qui doivent être employés de préférence. Mais lorsque les antiphlogistiques sont insuffisants, ou lorsque l'engorgement est médiocre, que ce n'est plus qu'un accompagnement presque indispensable du chancre, les topiques stimulants et les fondants en amènent la résolution en même temps qu'ils déterminent une complète cicatrisation.

Une autre complication fort à redouter dans cette période est l'engorgement des glandes inguinales, qui ne survient pas ordinairement lorsque les ulcères du pénis sont fortement enflammés. Nous ne connaissons qu'un seul moyen de prévenir le développement de ce bubon, c'est d'astreindre les malades à garder le repos. Bien que les ulcères syphilitiques soient excessivement fréquents à l'hôpital des Vénériens, on n'y voit presque jamais des bubons inguinaux se développer dans le cours du traitement, parce que les malades sont forcés de garder le lit ou du moins d'observer un repos presque complet. Cette précaution est surtout indispensable lorsqu'on juge convenable de cautériser les chancres pour hâter leur cicatrisation, car on sait que très-fréquemment les glandes inguinales s'engorgent aussitôt après cette manœuvre. Or, on est à peu près certain d'éviter cet accident en soumettant les malades à un repos de quelques jours.

De nombreux modificateurs locaux se présentent quand on veut stimuler la surface des ulcères syphilitiques primitifs : le premier, le plus usité de tous, est l'onguent mercuriel seul ou mitigé par une certaine quantité de cérat, des plumasseaux de charpie trempés dans une solution mercurielle, d'acétate de plomb, de sulfate de cuivre ; la pommade de proto-iodure de mercure, le calomel en poudre, le proto-iodure, etc.

Quand il est besoin d'une stimulation plus forte, on cautérise légèrement avec le nitrate d'argent, ou plus souvent peut-être avec une solution de sublimé à la dose de dix grains par once d'eau distillée. Nous examinerons au reste avec beaucoup plus de détails, en nous occupant du bubon ulcéré, tous ces modificateurs locaux, qui sont absolument les mêmes dans ces deux symptômes, et dont l'exposition ici nous forcerait à des redites inutiles. Nous y renvoyons le lecteur.

Si nous jetons maintenant un coup d'œil sur la thérapeutique que nous avons exposée, nous voyons que les modificateurs généraux, tirés de la classe des débilitants, ont été conseillés, et doivent être employés avec énergie dans la première période du chancre syphilitique ; que les modificateurs locaux seconderont puissamment leur action ; que ces topiques doivent être d'abord uniquement puisés dans la classe des émollients et des narcotiques ; puis enfin qu'à une époque plus reculée on a recours à des applications locales, stimulantes, mercurielles ou autres.

En suivant cette méthode, une guérison prompte et complète du symptôme qui nous occupe est obtenue à l'hôpital dans l'immense majorité des cas, sans qu'il soit besoin de recourir à la seconde classe des modificateurs généraux; en d'autres termes, si l'on se conforme aux préceptes qui viennent d'être énoncés, un traitement général mercuriel ou autre sera en général rendu inutile; cependant ce résultat n'est pas tellement constant qu'on doive toujours rejeter l'emploi de ces modificateurs, dont la nécessité est parfois démontrée. Nous allons chercher à préciser ces cas, qui, dans l'hôpital où nous observons, peuvent être considérés comme exceptionnels, mais qui, dans des circonstances moins favorables, se présenteront plus communément.

Quelles sont les conditions qui nécessiteront un traitement mercuriel général? Ce ne sera jamais, sauf des cas rares, l'excès d'inflammation qui accompagne l'ulcère syphilitique dans sa première période. Dans quelque position que soient les malades, qu'ils continuent à se livrer à leurs travaux ou qu'ils consentent à s'occuper de leurs symptômes, qu'ils habitent des pays chauds ou froids, qu'ils aient un tempérament lymphatique ou sanguin, il ne faudra, pas plus en ville que dans un hôpital, les stimuler par un traitement général mercuriel, car ce serait ajouter aux accidents qui n'accompagnent que trop souvent les ulcères syphilitiques à leur début.

Mais quand cette période inflammatoire sera passée, les modificateurs locaux ne seront pas toujours suffisants pour amener la disparition complète des symptômes, et ces cas rebelles varieront singulièrement pour le nombre, suivant l'individualité des malades, mais surtout suivant les conditions intérieures dans lesquelles ils vivront. Ainsi, dans un hôpital où on peut les soumettre avec rigueur à l'influence des modificateurs généraux débilitants, on pourra, dans la plupart des cas, se passer d'un traitement intérieur. Il n'en sera pas toujours de même chez les sujets qui, se traitant à leur domicile, ont coutume d'irriter leurs ulcères par la marche ou la fatigue, ou qui les ont stimulés par des prétendus spécifiques, à une époque où un traitement plus doux était indiqué; chez ceux-là le caractère de chronicité est beaucoup plus prononcé, les tissus sont profondément engorgés, et les modificateurs locaux n'ont, sur leur guérison, qu'une influence souvent trop faible pour amener la cicatrisation.

On peut en dire autant des différentes températures sous lesquelles vivent les malades. Les pays froids sont plus contraires à la guérison des ulcérations syphilitiques que les pays chauds, et par conséquent on trouvera plus de résistance au traitement simple pendant la saison froide que pendant les mois d'été; enfin les individus qui auront été plusieurs fois atteints d'ulcères semblables, ceux qui présenteront ce tempérament lymphatique dans lequel toutes les lésions en général ont de la tendance à revêtir un caractère chronique, ceux-là, disons-nous, seront plus fréquemment soumis à l'emploi d'un traitement mercuriel général, que ceux qui se trouvent dans des conditions opposées.

Loin de rejeter les mercuriaux administrés à l'intérieur dans le traitement des ulcères syphilitiques primitifs, nous reconnaissons que, dans certains cas, ils sont nécessaires, indispensables, et nous convenons que ces cas seront plus ou moins nombreux, suivant les circonstances dans lesquelles vivront les malades, suivant aussi le degré d'énergie que l'on aura apporté dans le traitement rationnel de la période inflammatoire.

Lors donc qu'on aura reconnu l'inefficacité des modificateurs locaux pour obtenir la cicatrisation de ces ulcères, il faudra soumettre les malades à un traitement mercuriel général. Les frictions, le mercure divisé, les oxydes ou le cyanure de mercure sont les préparations que M. Cullerier préfère ordinairement dans ce symptôme, en se conformant aux règles que nous avons tracées dans le précédent chapitre. Pour ce symptôme comme pour tous les autres, on doit suspendre le traitement général, dès que l'organe malade est parfaitement revenu à son état naturel, lorsqu'il ne reste absolument aucune trace de la maladie; on peut même, suivant les circonstances, cesser beaucoup plus tôt l'usage du mercure, si l'on juge que les modificateurs locaux puissent achever seuls la cure que ceux-ci ont commencée.

Mais, dans l'application de ces modificateurs généraux, comme dans celle de tous les topiques que nous avons énumérés, il faut, à chaque instant, consulter l'état des ulcères et l'influence des divers modificateurs. Les ulcérations sont-elles trop vivement excitées, il faut se hâter d'employer des stimulants moins énergiques, ou même, suivant le besoin, de recourir aux antiphlogistiques et aux émollients; les topiques excitants sont-ils au contraire inefficaces pour changer l'aspect intérieur de l'ulcère, c'est aux caustiques qu'il faut avoir recours ou au traitement mercuriel général, qu'on suspendra de nouveau dès qu'on verra la plaie éprouver un degré de surexcitation nuisible à la cicatrisation. Nous n'insisterons pas sur ces détails communs à la thérapeutique de toute lésion extérieure qu'on stimule ou qu'on traite par des adoucissants, afin de maintenir l'inflammation dans de justes bornes qui permettent à la cicatrice de se former.

Rarement il est nécessaire de pratiquer une opération chirurgicale pour arriver à la guérison des ulcères syphilitiques primitifs. Cependant nous avons vu que, dans le cas d'hémorrhagie, on pouvait se trouver forcé de fendre le prépuce; lorsque l'inflammation est entièrement tombée, la résection de cette membrane peut encore devenir indispensable, si une portion ayant été gangrenée, les lambeaux qui survivent doivent gêner pour l'exécution des fonctions du pénis. Ainsi nous avons vu quelquefois, le gland s'étant fait jour par le plan supérieur ou latéral de son enveloppe sphacélée, l'ouverture prépuciale se trouver en dessous de la verge, de manière à apporter une gêne considérable dans le coït : il fallait bien, avec l'instrument tranchant, faire la résection de toute la portion restante du prépuce ; mais, pour pratiquer cette opération, il est nécessaire d'attendre la guérison complète des ulcères syphilitiques, dans la crainte de voir les incisions s'ulcérer à leur tour.

Il est encore un cas dans lequel on pratique la résection du prépuce, c'est lorsque des chancres, siégeant à son sommet, en ont rétréci l'ouverture par les cicatrices qu'ils ont laissées. M. Cullerier préfère, en général, attendre avec patience que les engorgements soient dissipés. Les pommades fondantes et résolutives que nous avons indiquées sont introduites dans l'ouverture prépuciale qu'on maintient élargie à l'aide d'une mèche de charpie, et, après quelques semaines de persévérance, la peau de la verge reprend sa souplesse ordinaire, et le malade guérit sans difformités.

Jusqu'à présent nous nous sommes occupé presque exclusivement du traitement des ulcères syphilitiques développés sur le pénis. Lorsqu'ils se manifestent chez la femme, ils nécessitent dans le traitement quelques modifications qu'il est important de signaler. Nous ne dirons rien de ceux que l'on observe à l'entrée de la vulve, sur les grandes ou les petites lèvres : ils ne réclament aucun changement dans la thérapeutique, et les moyens à leur opposer sont absolument les mêmes que ceux qui conviennent lorsque ces ulcères se développent sur le pénis. On en rencontre rarement dans la profondeur du vagin; mais il n'en est pas de même du col de l'utérus. Nous avons signalé la fréquence des ulcérations de nature syphilitique qu'on observe sur cette partie.

Il est impossible de soumettre les femmes à un traitement antisyphilitique rationnel, si on n'examine pas, à l'aide du spéculum, l'état des parties génitales internes, aussi profondément du moins que les investigations avec cet instrument le permettent. Tout ce qu'on a écrit sur la blennorrhagie chez la femme, et sur le mode de contagion de la syphilis, avant d'avoir fait usage du spéculum dans l'étude de cette maladie, doit être considéré comme non avenu, puisque les symptômes syphilitiques siégent plus fréquemment peut-être sur le col utérin qu'à l'extérieur de la vulve. Il faut donc soumettre à ce mode d'exploration toute femme qui présente à l'extérieur un symptôme syphilitique quelconque, et même toutes celles qu'on a quelque raison de supposer infectées.

Il y a toujours à l'hôpital des Vénériens des femmes qui ne présentent à l'extérieur aucune trace d'infection, mais qui sont venues réclamer des secours, parce que dans leurs rapports avec des hommes sains, elles ont déterminé chez eux le développement de symptômes syphilitiques. Ces femmes, soumises à l'application du spéculum, nous montrent une maladie du col qui ne se manifeste par aucun signe extérieur. Nous nous servons à dessein de ce mot *maladie*, parce que souvent la lésion qu'on y observe n'a aucun rapport de forme et d'aspect avec l'ulcère syphilitique que nous observons sur différentes parties du corps, et cependant il paraît que ces symptômes divers sont de même nature.

Tantôt, en effet, le col est simplement boursouflé; il est rouge, volumineux et semble hypertrophié, mais il n'est pas ulcéré, ou du moins, s'il existe quelques érosions, elles sont si légères, que l'œil ne peut les distinguer. Ce gonflement du col utérin paraît cependant de nature syphilitique, et détermine, par le contact, le développement d'ulcères du pénis.

Le plus souvent le col est non-seulement gonflé à peu près comme le gland dans la balanite, mais encore il est parsemé d'ulcérations plus ou moins nombreuses, plus ou moins profondes, desquelles il s'écoule une sanie qui paraît jouir de propriétés virulentes. Cette lésion est probablement le véritable chancre du col utérin; elle correspond aux chancres du pénis, et leur ressemble, sinon par la forme, au moins par la marche, la durée, et surtout par le virus qui se trouve à sa surface.

Enfin, dans un très-petit nombre de cas, on rencontre de véritables chancres huntériens, à bords taillés à pic, à fond grisâtre; mais cette forme est fort rare, et nous l'avons à peine observée un petit nombre de fois.

Quel que soit, au reste, l'aspect sous lequel se montre cette affection du col, on doit lui opposer les mêmes moyens de traitement que pour les chancres du pénis. Ainsi le spéculum étant introduit, des injections émollientes seront faites d'abord, puis on introduira dans le fond du vagin des mèches de charpie imbibées d'un liquide de même nature. Plus tard, on remplacera le liquide émollient par une substance plus active, l'eau de Goulard, le calomel en poudre, les cautiques. Enfin, on fera usage des modificateurs locaux qui ont été exposés en parlant du chancre du pénis.

Nous n'avons rien de particulier à mentionner dans l'application de ces remèdes; mais nous devons signaler les difficultés que l'on éprouve à ramener le col utérin à son état normal. Tandis que chez l'homme les ulcérations syphilitiques primitives se cicatrisent, en général, dans un intervalle de trois à cinq semaines, celles que l'on rencontre sur le col utérin de la femme sont beaucoup plus rebelles et ne disparaissent guère d'une manière complète avant deux à trois mois de traitement.

Le siége de l'ulcération syphilitique peut encore nécessiter quelques modifications dans le traitement. Ainsi, il n'est pas rare de rencontrer chez l'homme et chez la femme des chancres à la marge de l'anus. La disposition rayonnée de cette partie s'oppose en général à leur cicatrisation, parce que l'ulcère étant ainsi replié, sa surface se trouve en contact avec elle-même, et les mouvements continuels augmentant l'irritation, produisent de la douleur et s'opposent indéfiniment à la guérison. On remédie à cet inconvénient en maintenant introduite dans l'anus une mèche de charpie enduite du topique que l'on a jugé convenable, de cérat opiacé dans la période inflammatoire, et, plus tard, d'une pommade excitante.

L'ulcère syphilitique a, parfois, son siége à l'orifice du canal de l'urètre. L'urine, qui s'écoule à des époques répétées, irritant sa surface, en retarde la cicatrisation, et la persistance de ce chancre le fait souvent confondre avec la blennorrhagie chronique. En voici un exemple assez remarquable.

Un homme s'est présenté à l'hôpital des Vénériens, portant, disait-il, depuis un an, une blennorrhagie contre laquelle plusieurs médecins avaient vainement employé des doses considérables de copahu, de cubèbe et d'autres astringents. Cet écoulement avait toujours été, suivant son rapport, très-peu abondant, et, en pressant fortement la verge, à peine faisait-on couler par l'urètre quelques gouttes de pus.

Le gland était considérablement tuméfié; on sentait à son sommet une induration du volume d'une aveline environ, enveloppant le méat urinaire, et, lorsqu'on écartait les parois de l'orifice de l'urètre, on apercevait un vaste chancre, qui avait creusé profondément les parois du canal. Cet homme avait inutilement fait plusieurs traitements mercuriels, et il ne guérissait pas parce qu'on négligeait l'emploi des modificateurs locaux; on suspendit en effet tout traitement intérieur, et, après avoir soumis le malade au repos et à une alimentation légère, on appliqua, à diverses reprises, des sangsues dans l'ulcère lui-même, puis, dans l'intervalle, on laissait, introduite dans le méat urinaire, une petite mèche de charpie enduite de cérat opiacé; on prescrivait en outre de fréquents bains locaux émollients, et on tenait la verge enveloppée d'un cataplasme de même nature. Sous l'influence seule de ces moyens, l'induration ne tarda pas à se dissiper, l'ulcère prit un bon aspect, et il suffit de le cautériser légèrement pour en amener la cicatrisation complète. Cet homme sortit de l'hôpital entièrement guéri, après un séjour de deux mois.

Cette observation nous dispense d'entrer dans de plus longs détails sur les modificateurs locaux à opposer au chancre de l'orifice de l'urètre. Nous appelons l'attention des praticiens sur le développement de cet ulcère, qui n'est pas aussi rare qu'on l'a prétendu, et qui, comme on le voit, peut être l'occasion d'une erreur de diagnostic.

Enfin, l'ulcère syphilitique peut siéger à la commissure des lèvres, sur la muqueuse buccale et sur différents points de la peau; mais les indications thérapeutiques sont les mêmes; et ce que nous avons dit de son traitement lorsqu'il se développe sur les autres parties du corps, est suffisant pour faire apprécier l'utilité et l'opportunité des modificateurs locaux.

Nous ne terminerons pas ce que nous avions à dire sur l'application des divers modificateurs généraux et locaux au traitement de l'ulcère syphilitique, sans signaler un point de pratique fort important pour la cure complète de ce symptôme: il arrive fréquemment que, sous l'influence d'un traitement même convenablement dirigé, la cicatrice s'établit, et qu'on pourrait croire le malade guéri, si, en examinant avec plus d'attention, on ne reconnaissait que l'induration que nous avons signalée plus haut n'est pas complétement dissipée. Tant qu'il reste un certain engorgement des parties sur lesquelles reposait le chancre, il faut bien se donner de garde d'abandonner un traitement qui serait incomplet, car l'expérience prouve que dans ce cas, ou bien la cicatrice ne tarde pas à se rompre dès que le malade se livre à quelque exercice, ou bien, ce qui est beaucoup plus fâcheux, des signes d'une infection secondaire se manifestent sur des points éloignés. Il faut donc s'attacher à dissiper jusqu'aux plus légers signes d'infection, et ne considérer le malade comme entièrement guéri que lorsque ses organes sont parfaitement revenus à leur état normal.

Tels sont les principes qui guident M. Cullerier dans le traitement de l'ulcère syphilitique primitif.

Nous n'avons pas à nous occuper des résultats de ce traitement sur l'avenir des malades. Les relevés que nous avons donnés au commencement de cet ouvrage des affections consécutives, et l'exposé des antécédents des malades qui en offraient des exemples, sont une preuve suffisante que, quand par des moyens rationnels on a obtenu d'une manière complète la disparition de l'ulcère syphilitique primitif, les malades doivent être, sinon tranquillisés sur leur avenir, au moins aussi certains d'être à l'abri de toute rechute que s'ils avaient été guéris par toute autre méthode.

Après avoir ainsi tracé les règles qui doivent

nous guider dans l'application des modificateurs locaux au traitement des ulcères, nous allons nous occuper d'un autre symptôme de syphilis dont l'étude est encore plus importante, parce qu'il offre des variétés, des complications nombreuses que ne présente pas le chancre primitif, et qu'il nécessite, plus encore que ce dernier, une multiplicité de soins et d'applications locales qui ont sur sa résolution bien plus d'action que les modificateurs généraux.

ARTICLE II.

DU BUBON SYPHILITIQUE.

On a donné le nom de bubon syphilitique à une tumeur siégeant le plus ordinairement dans l'aine et dépendant de l'inflammation des ganglions lymphatiques de cette région et du tissu cellulaire environnant, développée sous l'influence d'une infection syphilitique. Ce mot (βουβὼν, aine) est loin, il est vrai, d'avoir une acception exacte, car le bubon dont il s'agit peut se rencontrer également au cou, sous les aisselles, etc.; mais celui d'adénite (ἀδὴν, glande), par lequel on a voulu le remplacer dans ces dernières années, ne donnant pas une idée beaucoup plus juste de la nature de ce symptôme, nous conserverons l'ancienne dénomination, comme étant plus généralement admise et plus conforme à nos habitudes. Nous nous occuperons presque exclusivement, dans cet article, du bubon inguinal, ce que nous en dirons pouvant s'appliquer à celui des autres régions, où il existe d'ailleurs beaucoup plus rarement.

De tous les symptômes syphilitiques, le bubon est peut-être celui qui, par sa fréquence, sa gravité et ses suites souvent fâcheuses, mérite le plus de fixer l'attention des praticiens : chez les hommes, en effet, et surtout chez les hommes du peuple, qui ne suspendent leurs pénibles travaux que lorsqu'ils y sont forcés par la violence du mal, c'est une suite si commune des chancres de la verge que dans les hôpitaux civils on compte au moins un tiers des malades dont les glandes inguinales sont engorgées. D'un autre côté, si l'on considère la longueur de sa durée, les accidents graves auxquels il donne lieu, la fréquence des erreurs qu'on commet sur sa nature, et les difficultés de tout genre qui surviennent dans le cours de son traitement, on conviendra que s'occuper de ce symptôme, c'est en quelque sorte étudier la syphilis en général, et les diverses questions qui s'y rattachent.

§ Ier. — *Causes du bubon.*

Quelque opinion que l'on adopte sur la nature du principe contagieux, qu'on admette ou non l'existence d'un virus transmis dans l'économie par le rapprochement des sexes, ce principe sera toujours la cause première du bubon syphilitique, mais le développement de ce symptôme sous son influence reconnaîtra des causes prédisposantes ou déterminantes qui méritent bien plus d'être étudiées que la nature intime du virus lui-même. Ainsi, l'observation a suffisamment démontré que le bubon est presque toujours un symptôme secondaire, c'est-à-dire succédant à un autre symptôme, tel qu'un ou plusieurs chancres sur les parties génitales, une blennorrhagie, une balanite, etc. Le bubon *d'emblée,* celui qui se développe sans autre signe de syphilis préexistant ou coïncidant, est excessivement rare; des recherches attentives pourraient, dans la plupart des cas qui semblent témoigner contre cette assertion, démontrer que de légères ulcérations des parties sexuelles, inaperçues par le malade, ont donné naissance à la tumeur inguinale qui semble alors produite par le transport direct du virus.

L'expérience et le raisonnement viennent chaque jour confirmer cette remarque : on rencontre très-communément des sujets qui portent dans l'aine une tumeur volumineuse, et qui affirment avec conviction qu'ils n'ont eu aucune ulcération du pénis. Cette partie, examinée avec soin, offre cependant encore de la rougeur ou même des traces de cicatrices récentes; nous avons eu cent fois occasion de nous en convaincre; quand on ne trouve pas de traces de ces légères ulcérations, on doit être porté à croire qu'elles ont existé dans le principe, car elles passent inaperçues chez un trop grand nombre de malades, et leurs effets sont trop sensibles et trop prompts pour ne pas supposer leur existence dans l'immense majorité des cas où l'on observe les mêmes désordres.

Ce n'est pas, en effet, comme nous l'avons déjà fait remarquer, lorsque des chancres rongeurs et enflammés envahissent les parties génitales, que l'on voit en général se développer le bubon syphilitique. Il semble au contraire que la violence de l'inflammation, que l'induration des tissus sur lesquels reposent alors ces ulcères, s'opposent à l'absorption du virus, comme on l'observe dans l'application de certains poisons corrosifs; mais, lorsque cette turgescence inflammatoire est tombée, et que les chancres reviennent à un état d'irritation modéré, ou lorsque, sans avoir présenté cette vive réaction, la surface du gland semble à peine légèrement écorchée, les malades se livrent-ils à la marche ou au coït, ou irrite-t-on ces ulcères par l'application intempestive de caustiques ou d'autres stimulants, c'est alors qu'on voit les glandes inguinales devenir tout à coup douloureuses, s'engorger et présenter, dans l'intervalle de quelques jours, une masse considérable, chaude, douloureuse, indurée, qui n'est nullement en rapport avec le peu de gravité de l'affection primitive.

Voilà ce que l'observation démontre ; nous croyons pouvoir affirmer que le bubon est presque toujours la suite d'une ulcération des parties génitales, et que dans la très-grande majorité des cas, c'est un résultat grave d'une cause en apparence assez légère.

Avant d'examiner les causes déterminantes ou prédisposantes du bubon syphilitique, tirons les conséquences pratiques qui peuvent découler de cette remarque. On en pourra conclure d'abord que les bubons qui se développent sans aucune autre trace d'infection aux organes sexuels sont rarement de nature syphilitique ; que, *dans le plus grand nombre des cas,* ils tiennent à un vice scrofuleux, à une blessure du membre inférieur, de la fesse, a un furoncle de cette région, à une simple fatigue, ou bien ils sont le signe d'une infection syphilitique ancienne. En second lieu, dans le traitement du chancre de la verge, le praticien, éclairé par cette observation, devra employer tous les moyens qui sont en son pouvoir pour prévenir l'absorption du virus et son action fâcheuse sur les ganglions lymphatiques, lorsque ces ulcères, en apparence peu graves, sembleraient pouvoir être négligés par les malades, sans qu'il en dût résulter des conséquences funestes.

Enfin, ne pourrait-on pas conclure en troisième lieu, de cette facilité d'absorption du virus lorsque la muqueuse est très-légèrement enflammée, que c'est à des exulcérations de ce genre qu'il faut attribuer ces infections consécutives et générales, dites d'*emblée*, que l'on observe chez des personnes qui affirment avec opiniâtreté et bonne foi qu'elles n'ont jamais offert de symptômes primitifs de syphilis?

Les ulcérations des parties génitales ne sont pas les seules causes premières du bubon. Cet accident s'observe encore parfois durant le cours d'une blennorrhagie, ou lorsque des pustules muqueuses en grand nombre se développent et surtout s'ulcèrent, comme nous en avons recueilli quelques exemples. Mais ces cas ne sont pas ordinaires; et, quand on observe un véritable bubon coïncidant avec une blennorrhagie, il existe le plus souvent un chancre vers l'orifice de l'urètre, accident plus commun qu'on ne le croit généralement. On voit, du reste, très-fréquemment une violente irritation du canal déterminer un certain engorgement des glandes inguinales, engorgement qui n'est presque jamais suivi de suppuration et qui se dissipe promptement avec la cause qui l'a produit.

Souvent ces lésions sont suffisantes pour amener le développement du bubon syphilitique; mais, en général, on reconnaît en outre des causes déterminantes qui ont été signalées par tous les auteurs. Ainsi la marche, le coït, les excès, toutes les manœuvres enfin qui peuvent stimuler les parties génitales, favorisent l'engorgement des glandes de l'aine chez des sujets affectés de syphilis; et la meilleure preuve que l'on puisse donner de la fréquence d'action de ces diverses causes, est la rareté de cet engorgement après l'entrée des malades dans les hôpitaux où ils se trouvent soustraits à toute espèce de stimulation.

Les causes premières et déterminantes ne suffiraient pas peut-être pour produire, chez les divers individus, le développement du bubon syphilitique. Il existe, en outre, des causes prédisposantes qui, la plupart du temps, nous échappent, mais enfin dont quelques-unes sont connues ou du moins soupçonnées. Ainsi la constitution des sujets les prédispose évidemment à la formation du bubon, et il est certain que plus le système glandulaire est développé, plus les malades sont exposés à cet accident. Mais cette règle est sujette à tant d'exceptions, qu'il n'est guère possible d'en faire l'application dans la pratique, où l'on rencontre sans cesse des gens de tempéraments opposés, des individus lymphatiques ou sanguins, secs ou scrofuleux, qui offrent des bubons plus ou moins volumineux et opiniâtres. Dans cette incertitude sur les causes prédisposantes, peut-être devons-nous nous arrêter à une seule, parce que l'observation journalière la met hors de doute : c'est celle qui dépend du sexe.

Le bubon syphilitique, si commun chez l'homme, est en effet extrêmement rare chez la femme. Au moment où nous écrivons, sur quatre-vingt-dix hommes que renferment les salles de M. Cullerier, les deux tiers au moins sont affectés de bubons simples ou doubles; sur cinquante femmes, une seule offre un bubon inguinal simple, et cette proportion n'est guère plus forte à toutes les autres époques de l'année.

Les auteurs ont depuis longtemps fait cette remarque, mais on ne saurait expliquer cette différence comme le font quelques-uns d'entre eux, et M. Lagneau en particulier, par l'exercice violent auquel se livrent les hommes en général, tandis que les femmes, occupées à des travaux plus sédentaires, garderaient plus soigneusement le repos et stimuleraient moins, par conséquent, les ganglions inguinaux et les parties génitales enflammées. Cette raison est assurément de peu de valeur, car la plupart des femmes admises dans le service de M. Cullerier sont des domestiques, des femmes de peine. Souvent il en arrive de la campagne qui, ayant fait de longues routes à pied, sont dans un déplorable état de souffrances et de malpropreté; elles sont, ainsi que les hommes, exposées à toutes les causes d'irritation des glandes inguinales, et cependant l'engorgement de ces organes est fort rare chez elles, malgré le tissu cellulaire abondant qui les entoure. Nous avons remarqué même que la plupart des bubons se sont manifestés chez celles qui avaient des professions sédentaires. Il faudrait donc chercher ailleurs la cause de cette différence bien notable dans la fréquence du bubon syphilitique chez les deux sexes.

Indépendamment de ces causes principales que nous venons d'énumérer, il faut bien admettre une certaine prédisposition qui fait que des individus sont plus souvent que d'autres affectés de bubons. Cette prédisposition, qu'on ne saurait reconnaître à l'avance par l'examen du malade, mais qui se manifeste de la manière la plus évidente par ses effets, existe également pour les autres symptômes de syphilis, lesquels se répètent constamment chez certains individus toutes les fois qu'il y a nouvelle infection. Les uns ont presque constamment des blennorrhagies; d'autres des ulcères du gland, et chez d'autres enfin ce sont les ganglions inguinaux qui s'engorgent. Cette disposition est aussi manifeste qu'inexplicable, et nous ne pensons pas qu'aucun praticien voulût la nier.

§ II. — *Variétés du bubon.*

Développé sous l'influence de quelques-unes des causes indiquées dans le précédent paragraphe, le bubon syphilitique peut offrir une foule de variétés qu'il est important de bien connaître pour pouvoir faire une application convenable des moyens thérapeutiques; ainsi, bien que nous n'ayons guère à nous occuper que de celui qui se développe dans la région inguinale, nous aurons encore des distinctions de lieu fort importantes à établir, et peut-être n'a-t-on pas assez insisté sur ce point dans les ouvrages publiés jusqu'à ce jour.

Les ganglions inguinaux ressentent les premiers l'effet de l'irritation des parties génitales, deviennent douloureux, s'engorgent et acquièrent enfin le caractère du bubon. Cette tumeur ainsi formée a reçu le nom de *bubon glanduleux*. Dans d'autres cas plus rares, c'est le tissu cellulaire seul qui reçoit l'irritation, s'engorge, et forme alors l'espèce de bubons qu'on a désigné sous le nom de *phlegmoneux;* enfin, il en existe une troisième espèce, qu'en pourrait appeler *mixte*, et qui consiste dans l'engorgement des ganglions lymphatiques et du tissu cellulaire environnant.

Ces divisions sont fondées sur l'observation exacte du symptôme qui nous occupe. Le bubon glanduleux, en effet, est facile à reconnaître au début de la maladie; si l'on porte la main dans l'aine, on sent que les ganglions sont augmentés de volume; mais le plus souvent le tissu cellulaire voisin ne tarde pas à se prendre, et l'on n'a plus alors qu'une masse dont il n'est plus possible de distinguer les éléments par le toucher. Cependant, à une époque plus avancée encore, la tumeur se termine-t-elle par suppuration, il n'est pas sans importance de distinguer le bubon glanduleux de l'espèce mixte, car lorsque le pus se forme dans la glande elle-même, ce qui arrive rarement, la marche de la tumeur n'est plus la même que lorsque le tissu cellulaire seul fournit cette sécrétion.

D'un autre côté, les abcès qui s'établissent superficiellement sur tous les points de la partie antérieure du bassin, et même quelquefois sur les parties génitales elles-mêmes, ces bubons phlegmoneux, disons-nous, diffèrent beaucoup des précédents, bien qu'ils reconnaissent la même cause, c'est-à-dire la présence d'un ulcère syphilitique dans quelque point du voisinage, et le transport du principe irritant par les vaisseaux absorbants superficiels.

Il existe donc trois variétés de bubons bien distincts sous le rapport des tissus qui sont affectés. Nous aurons occasion de rappeler ces divisions en parlant de leur marche, du pronostic et du traitement.

Une autre distinction importante à établir est celle du lieu où ces bubons se développent. Le bubon phlegmoneux peut s'établir sur tous les points de la partie antérieure du bassin garnis de tissu cellulaire; ainsi, nous en avons vu à la racine de la verge, sur le milieu du pubis, dans les aines et sur des points de l'hypogastre assez éloignés des parties génitales; mais ces phlegmons, qui dépendent de l'influence directe de l'ulcère syphilitique, et qui se forment ainsi indépendamment des ganglions lymphatiques, ne se rencontrent que très-superficiellement; car, quand le tissu cellulaire des parties profondes du bassin s'engorge et forme une tumeur inflammatoire, c'est toujours par propagation de l'irritation qui s'est étendue des ganglions lymphatiques enflammés aux parties situées à une plus grande profondeur. C'est ainsi qu'on observe quelquefois jusque dans la cavité du bassin des phlegmons dont la suppuration peut entraîner la mort. Les exemples suivants feront mieux comprendre cette extension successive du bubon phlegmoneux.

Un homme est entré à l'hôpital dans le courant de l'année 1834, présentant l'état suivant : Les deux aines offraient de larges cicatrices récentes, et ce malade déclarait avoir séjourné pendant un an dans un hôpital pour deux énormes bubons qui s'étaient terminés par suppuration : celui du côté gauche offrait encore une tumeur assez volumineuse, presque indolente, lorsqu'il voulut reprendre ses travaux. L'exercice auquel il se livra ne tarda pas à ramener l'inflammation près de s'éteindre ; la tumeur s'enflamma, mais il reconnut bientôt que la douleur se faisait sentir plus profondément que de coutume, et il entra à l'hôpital des Vénériens, présentant des signes manifestes d'un vaste engorgement dans la profondeur même du bassin.

Ici l'inflammation s'était étendue d'avant en arrière ; dans l'exemple suivant, elle remonta vers la partie supérieure du bassin. C'était chez un homme reçu quelque temps après dans les mêmes salles : il offrait dans les deux aines d'énormes bubons ulcérés; celui du côté gauche surtout, qui avait été ouvert dans plusieurs sens, était du volume du poing. Ce malade, qui avait pris infructueusement pendant huit mois une quantité énorme de mercure, fut soumis au traitement simple. Au bout de six semaines, toutes ses plaies étaient fermées, et on croyait qu'il touchait à la guérison, lorsqu'il se forma au-dessus du bubon du côté gauche une vaste tumeur qui s'élevait jusqu'à la crête antérieure et supérieure de l'os des iles. Bientôt de la fluctuation s'y fit sentir; mais une simple incision vida le foyer dont les parois s'affaissèrent et adhérèrent en quelques jours. C'était un simple bubon phlegmoneux produit par l'extension de l'inflammation de la tumeur première.

On voit donc que le bubon phlegmoneux peut exister sur les divers points du bassin, mais que lorsqu'il se trouve à une certaine profondeur, il n'est que le résultat de l'inflammation ganglionnaire qui s'est prolongée dans les tissus voisins.

Le bubon glanduleux peut offrir des différences aussi importantes à notre examen.

On sait que les ganglions inguinaux sont distingués en superficiels, placés entre la peau et l'aponévrose, et au nombre de huit à douze, et en profonds, au nombre de deux à quatre, situés sous l'aponévrose, autour de l'artère fémorale. Les uns et les autres reçoivent des vaisseaux lymphatiques de la verge ou de l'orifice du vagin ; ils peuvent donc s'engorger, s'enflammer et former ainsi des bubons sus-aponévrotiques ou superficiels et sous-aponévrotiques ou profonds. Les ganglions hypogastriques eux-mêmes peuvent être pris d'inflammation et constituer ainsi une troisième variété de bubon beaucoup plus grave que les deux premières.

Cette distinction, d'après le siége des ganglions, a été signalée par M. Desruelles, dans une brochure qu'il publia dans l'année 1828. Depuis longtemps M. Cullerier l'avait établie dans ses cours et avait démontré tout le parti qu'on en pouvait tirer, tant pour le pronostic que pour le traitement.

De toutes les divisions du bubon, cette dernière est assurément la plus importante, et nous aurons maintes fois occasion d'en faire ressortir toute l'utilité pratique.

Outre ces distinctions de tissus et de lieux, on a encore admis pour le bubon, comme pour tous les symptômes syphilitiques, deux grandes divisions fondées sur la durée de l'infection : dans l'une sont rangés les bubons *primitifs* qui se manifestent peu de temps après la contagion première, et dans l'autre les bubons *consécutifs* qui ne surviennent qu'à une époque beaucoup plus éloignée, et alors seulement que l'infection est devenue générale.

Ces derniers sont extrêmement rares; il n'est pas ordinaire d'ailleurs de les rencontrer dans les régions inguinales : ils siégent le plus souvent au col ou aux aisselles, et les autres symptômes qui se montrent en même temps, tels que les tubercules, les exostoses, les ulcères de la gorge, font en général facilement reconnaître leur nature.

Quelle que soit, au reste, l'époque de l'infection, le bubon se présente dans l'une des trois conditions suivantes : ou bien il est plus ou moins enflammé avec sensibilité, chaleur et battements dans son intérieur, ou bien de la suppuration est déjà formée et amassée dans son centre, ou enfin il est à l'état chronique, indolent, ne tendant ni à la résolution ni à la suppuration.

De nombreuses différences peuvent encore exister dans la forme, la dimension, le nombre des tumeurs inguinales; ainsi, elles sont aplaties ou saillantes, unies, bosselées, simples, multiples, petites, volumineuses; mais il serait superflu de nous arrêter sur des distinctions qui sont communes à toutes les espèces de flegmons, quel que soit le siége qu'ils occupent dans l'économie.

§ III. — *Symptômes et marche.*

C'est ordinairement peu de jours après que des symptômes syphilitiques se sont manifestés sur les parties génitales que le bubon inguinal se développe; cependant l'époque de son apparition peut varier suivant une foule de circonstances : ainsi, lorsque les individus chez lesquels la syphilis est déclarée se livrent à la marche, au coït, ou qu'ils irritent leurs ulcérations par des cautérisations ou des applications stimulantes, les glandes inguinales peuvent s'engorger à une époque où cet accident ne semblait plus à craindre. Quel que soit, au reste, le moment de cette complication, le malade ressent d'abord de la douleur dans la région inguinale ; c'est le premier signe de l'extension de l'inflammation. On a remarqué que l'aine du côté gauche était plus souvent que celle du côté droit le siége du bubon syphilitique. Quelquefois l'engorgement se manifeste dans les deux côtés à la fois ; mais si l'on examine avec attention, dès le début, la marche de la maladie, on peut voir que presque toujours l'inflammation passe d'un côté à l'autre, en laissant un certain intervalle entre cette double invasion, comme dans l'orchite il est extrêmement rare que les deux testicules s'engorgent en même temps.

Si l'on porte alors la main sur la partie douloureuse, on reconnaît que les ganglions lymphatiques sont tuméfiés, volumineux, sensibles à la pression, en un mot, qu'ils sont le siége d'un travail inflammatoire. Le plus souvent un ganglion seul est enflammé dans le principe, mais bientôt les autres s'engorgent successivement ; l'irritation se propage au tissu cellulaire environnant, et quelquefois par cet intermédiaire aux ganglions plus éloignés. Toutes ces parties se gonflent, s'abreuvent de liquides, et, soulevant la peau dans une certaine étendue, constituent le bubon syphilitique inflammatoire.

Tel est le mode de développement le plus ordinaire de cette tumeur, et quelques jours en général suffisent pour lui donner un volume assez considérable ; mais il faut noter aussi que dans un certain nombre de cas les ganglions, faiblement irrités par la lésion des parties génitales, n'éprouvent que peu de gonflement, et le tissu cellulaire environnant participe à peine à cette légère fluxion inflammatoire; le bubon s'arrête donc ainsi de lui-même à son début et ne nécessite aucun moyen thérapeutique.

La forme qu'affecte le symptôme qui nous occupe peut varier suivant les circonstances indiquées dans le paragraphe précédent : ainsi, tantôt il offre un petit noyau engorgé du volume d'une aveline, tantôt une énorme masse occupant toute l'aine, la partie supérieure de la cuisse, ou les régions profondes du bassin. Tantôt la tumeur est arrondie ou ovale; sa surface est unie, régulière; d'autres fois la main reconnaît en la pressant qu'elle est divisée en plusieurs lobes de volumes variables; sa surface est inégale, raboteuse; enfin, le bubon offre toutes les différences de forme et d'aspect qui peuvent résulter de ses nombreuses variétés de lieux, de tissus, de nombres, que nous avons exposées plus haut.

Si nous examinons la marche du bubon, nous verrons que, de même que tous les engorgements inflammatoires, ce symptôme peut revêtir des formes différentes. Les auteurs admettent la *délitescence*, la *résolution*, la *suppuration*, la *gangrène* et l'*induration*, qu'ils considèrent comme des terminaisons du symptôme, mais qui, sauf la résolution, ne sont autre chose que des variétés qu'il offre dans sa marche. Il est évident, par exemple, que l'induration n'est pas une terminaison : ce dernier mot, en effet, nous offre l'idée d'une disparition complète de l'objet, d'une dissolution, d'une fin qui, dans ce cas, est au contraire démentie par le nom même qu'on lui donne : on en peut dire autant de la gangrène, qui n'est qu'un accident produit par l'excès de l'inflammation, et après laquelle le bubon n'est jamais terminé ; enfin, la suppuration elle-même n'est pas davantage une terminaison, puisque le pus étant écoulé, il reste presque toujours encore de l'engorgement, soit des ganglions eux-mêmes, soit du tissu cellulaire, soit enfin des téguments. Nous devons cependant convenir que certains bubons flegmoneux n'offrent absolument qu'un foyer purulent, et que le liquide une fois évacué, il ne reste dans l'aine aucune trace d'engorgement ; mais la solution de continuité qui lui succède annonce que la maladie n'est pas terminée.

Nous ne considérerons donc la gangrène, l'induration ou l'engorgement chronique et la suppuration, que comme des accidents qui viennent compliquer le bubon, et nous partirons de cette idée pour l'application des moyens thérapeutiques.

La *délitescence* est une terminaison rare lorsque le bubon est développé; cependant on voit quelquefois une tumeur inguinale se fondre presque subitement, et une seconde se développer aussitôt dans l'aine du côté opposé. Peut-être n'a-t-on jamais observé le transport de ce symptôme syphilitique sur un organe viscéral, et a-t-on pris pour une métastase ce qui n'était que le résultat d'une infection générale, le développement d'un accident consécutif. Quant aux petits noyaux d'engorgement dont nous parlions tout à l'heure, à ces bubons avortés qui tendent d'eux-mêmes à se résoudre, il n'est pas rare de les voir se dissiper du jour au lendemain par une véritable délitescence; mais ce symptôme est trop léger pour mériter qu'on y attache aucune importance.

La *résolution* est la véritable terminaison du bubon syphilitique. On doit toujours chercher à l'obtenir, alors même qu'une portion de la tumeur offre des signes manifestes de fluctuation.

La *suppuration* est presque toujours un accident fâcheux, une complication qui prolonge de beaucoup la maladie et peut lui donner une certaine gravité. Elle reconnaît en général pour cause un traitement mal dirigé ou la négligence des malades et leur refus de se soumettre à une médication convenable.

Les causes qui déterminent la suppuration peuvent aussi compliquer de gangrène le bubon syphilitique lorsqu'elles sont portées à un haut degré d'intensité. La gangrène, en effet, est presque toujours le résultat d'exercices violents ou d'applications très-irritantes faites à une époque où les téguments sont violemment enflammés. C'est un excès d'irritation qui amène la mortification des tissus; mais il est important de remarquer que le bubon lui-même reste étranger à cette mortification. Cet accident, qui est rare dans la pratique civile, s'offre assez fréquemment dans les hôpitaux, et voici ce que nous avons observé dans tous les cas : des rouliers, des maçons, des hommes de peine, après avoir longtemps persisté à se livrer à des marches forcées, à de rudes et pénibles travaux, se présentaient avec une vaste tumeur inguinale rouge, érysipélateuse, fluctuante, au centre de laquelle on voyait une plaque noire plus ou moins large qui constituait l'escarre gangréneuse et ressemblait assez exactement à celle qui résulte d'une application de potasse caustique. Cette escarre étant fendue ou s'étant détachée au bout de quelques jours, laissait voir une plaie vermeille et d'un aspect satisfaisant. L'épaisseur de la peau seule avait été atteinte, et au-dessous d'elle existait un foyer purulent, puis un engorgement ganglionnaire ou celluleux, tout à fait exempt de gangrène. La tumeur se trouvait donc réduite à l'état de bubon inflammatoire ulcéré, et ne réclamait que les soins indiqués pour cette forme, et que nous exposerons plus bas.

Il est une autre espèce de gangrène qui se rencontre beaucoup plus rarement, qui se manifeste sous l'influence des mêmes causes, mais seulement chez des gens d'une constitution détériorée, faibles, cacochymes et disposés à l'œdème : c'est la gangrène grise, espèce de pourriture d'hôpital, complication assez rare, mais dont nous pourrions cependant citer quelques exemples.

Enfin, dans les maladies graves, lorsque tous les tissus de l'économie semblent disposés à se mortifier, dans la fièvre typhoïde, par exemple, la gangrène du bubon peut encore s'observer. Cet accident pouvait être assez fréquent lorsqu'on s'empressait, à toutes les périodes et chez tous les sujets, de stimuler l'économie par des moyens généraux ; mais, comme les malades que nous observons sont soumis à un traitement doux et rationnel ; que, dans l'administration des médicaments à l'intérieur, l'état de leurs organes digestifs et pulmonaires est toujours scrupuleusement interrogé, c'est une complication que nous n'avons pas encore rencontrée dans les salles de M. Cullerier.

L'induration, ou plutôt le passage à l'état chronique, est un accident assez commun. C'est à cette marche fâcheuse que sont dues les principales difficultés que l'on rencontre dans le traitement du bubon syphilitique. Cet engorgement chronique peut se présenter à divers degrés. Ainsi, l'on ne doit pas oublier que les glandes inguinales, une fois enflammées, ne reprennent qu'après un temps fort long le volume qu'elles avaient avant l'infection syphilitique. Il ne faut donc pas considérer comme un reste de la maladie ce noyau induré que beaucoup d'individus présentent après leur guérison, et s'obstiner à vouloir en obtenir la résolution, soit à l'aide des fondants, soit par un nouveau traitement mercuriel : l'expérience a prouvé que ce léger engorgement doit se dissiper de lui-même au bout d'un certain temps, lorsque le malade a repris ses occupations ordinaires.

La véritable induration est bien autrement grave, et il n'est pas rare de voir, après plusieurs mois de traitement infructueux, lorsque surtout le sujet a été infecté plusieurs fois, lorsqu'il offre un tempérament lymphatique et une constitution détériorée, une tumeur inguinale volumineuse ayant en quelque sorte la dureté de la pierre, qui s'enflammera partiellement dès que les malades cesseront de garder le repos. Les auteurs s'accordent même pour considérer ces tumeurs comme voisines du squirre et pouvant dégénérer, au bout d'un certain temps, en cancer, lorsqu'elles auront été longtemps le siége d'engorgements réitérés. Cette dégénérescence est assurément extrêmement rare, et on ne la rencontre que chez des individus éminemment prédisposés au développement du cancer, car on observe assez fréquemment ces tumeurs indurées dans un état de subinflammation presque continuelle, couvertes de cicatrices et d'une peau érysipélateuse, et le cancer des ganglions lymphatiques de l'aine est un accident qui ne s'observe dans la pratique qu'à des intervalles très éloignés.

Quand nous nous occuperons de la thérapeutique du bubon, nous verrons combien les progrès de la médecine moderne ont apporté d'heureux changements dans l'ordre de fréquence de ces diverses formes de la maladie. Depuis qu'on ne craint plus, par exemple, sa délitescence avec métastase, combien il est commun de *juguler* l'inflammation inguinale au moment même de son début! combien la résolution est une terminaison commune depuis qu'on ne stimule plus sans discernement par un traitement mercuriel général ou par l'application de topiques toujours irritants! combien on épargne aux malades de vastes débridements, de larges ouvertures par la potasse caustique, jadis nécessités par de vastes foyers purulents, par des fusées, des clapiers, si communs alors, aujourd'hui si rares ! enfin, combien est petit le nombre des malades qui, après un traitement minutieux, conservent ces masses indurées qui rendaient la maladie interminable !

Voilà les changements que nous voulons surtout démontrer dans ce travail, où nous cherchons à signaler les progrès immenses que l'observation et la saine philosophie ont apportés dans le traitement d'une affection sur le compte de laquelle tant d'erreurs sont encore accréditées.

On conçoit que la durée du bubon syphilitique doit varier suivant la marche qu'il affecte ; que très-promptement enlevé par la délitescence, il nécessitera un plus long traitement lorsqu'il devra se fondre par résolution, un traitement plus long encore lorsqu'on n'aura pu éviter la suppuration ; enfin, que le développement de clapiers, de fistules, de tumeurs indurées, pourra éloigner la guérison pour un terme qu'on ne saurait préciser.

Les divers traitements qu'on adoptera auront aussi une influence marquée sur la promptitude de sa terminaison, et l'on verra plus bas quels sont les progrès que l'art a faits sur ce point dans ces dernières années. La docilité des malades, une foule de circonstances que nous ne pouvons préciser ici, seconderont plus ou moins ces traitements ; enfin, il faut bien convenir encore que l'idiosyncrasie des individus est pour beaucoup dans la terminaison plus ou moins prompte de ce symptôme syphilitique, sans qu'il soit possible quelquefois de prévoir, à l'inspection du sujet, quelle en doit en être la durée.

§ IV. — *Diagnostic.*

La région inguinale peut être le siége de plusieurs tumeurs qu'une observation superficielle a quelquefois fait confondre avec le bubon syphilitique; de ce nombre sont la hernie, un anévrisme, un dépôt par congestion, le testicule resté à l'anneau, etc. Tous les auteurs ayant signalé la possibilité d'une méprise dans ces cas, nous ne nous arrêterons pas sur les moyens de l'éviter; mais on n'a peut-être pas suffisamment insisté sur les difficultés que présente le diagnostic relativement à la *nature* du bubon lui-même. Il n'est aucun signe, en effet, qui nous apprenne d'une manière précise et à la simple inspection des parties, si la tumeur est syphilitique, scrofuleuse, ou si elle est simplement inflammatoire et dépendant de l'irritation exercée sur les glandes et le tissu cellulaire environnant par la fatigue, un violent travail, un point enflammé ou ulcéré, etc. On a bien dit que cette distinction était facile à établir, que le bubon scrofuleux s'accompagnait des signes qui annoncent ce tempérament, et de traces d'anciennes cicatrices au col et sur d'autres parties du corps; que les individus qui en étaient porteurs avaient un nez épaté, de grosses lèvres, des cheveux blonds, une peau fine, etc. Tandis que lorsqu'on avait affaire à un bubon de nature syphilitique, on rencontrait sur les parties génitales ou ailleurs d'autres symptômes qui ne laissaient aucun doute sur le genre de la tumeur. Mais ces théories sur le bubon syphilitique et le bubon scrofuleux, construites dans le silence du cabinet, viennent échouer d'une manière complète quand on se transporte au lit des malades. Les bubons scrofuleux se rencontrent en effet assez fréquemment chez des individus qui n'offrent point les attributs du tempérament lymphatique, et rien d'un autre côté n'est plus commun que le bubon syphilitique chez des sujets évidemment entachés de ce vice. Dès ulcères à la verge, ou d'autres symptômes de vérole, ne sont pas d'ailleurs toujours suffisants pour faire prononcer sur la nature du bubon, et leur absence, ainsi que nous l'avons dit plus haut, ne doit pas éloigner nécessairement le soupçon d'une infection syphilitique, puisque le bubon peut se développer dans un petit nombre de cas *d'emblée*, et que, dans des circonstances bien plus fréquentes, on n'aperçoit, lorsqu'on examine le malade, aucune trace évidente d'ulcérations des parties génitales.

Si l'on étudie la marche de ces tumeurs, on trouvera encore autant de difficulté pour se prononcer sur leur nature syphilitique ou scrofuleuse. Toutes les deux, en effet, se montrent fréquemment à l'état chronique, suppurent partiellement, s'indurent ou fournissent des fistules, des clapiers qui nécessitent des ouvertures multiples et retardent indéfiniment la guérison. Le bubon scrofuleux est aussi rebelle à nos moyens de traitement que le bubon syphilitique; et, dans le plus grand nombre des cas, ni son développement, ni son aspect, ni sa marche, ni sa terminaison ne peuvent suffisamment nous éclairer sur la cause qui lui a donné naissance.

Chaque jour nous voyons des malades offrant des bubons plus ou moins volumineux, chez lesquels l'attention la plus minutieuse, les questions les plus précises ne sauraient nous faire reconnaître la présence d'un virus syphilitique plutôt que d'un vice scrofuleux. C'est un homme d'une bonne constitution qui persiste à soutenir qu'il ne s'est jamais livré au coït, et chez lequel, après avoir constaté qu'il n'existe aucune cause appréciable de l'engorgement des glandes inguinales, on est bien forcé d'admettre la présence d'un bubon scrofuleux. Chez un autre, un temps trop long s'est écoulé depuis le coït pour qu'on puisse faire remonter à cette époque la cause du développement si tardif de la tumeur inguinale. Nous avons vu en 1834, par exemple, un homme d'une quarantaine d'années qui avait eu des rapports avec sa femme *trois mois* avant le développement du bubon, et qui semblait assez soigneux de sa personne pour n'avoir pas laissé passer inaperçues des ulcérations, même légères, du gland ou du prépuce. Ce bubon, qui était fort volumineux, passa à l'état chronique, suppura, se compliqua de fistules, de clapiers, et nécessita quatre ou cinq mois de traitements variés; encore le malade quitta-t-il l'hôpital emportant un engorgement des glandes inguinales de la grosseur d'un œuf de pigeon. Quelle était la nature du bubon dans ce cas? Etait-il syphilitique ou scrofuleux? Cette question nous paraît tout à fait insoluble, et malheureusement les faits de ce genre sont loin d'être rares; nous pourrions en citer un bon nombre, si nous ne craignions d'entrer dans des répétitions fastidieuses; et d'ailleurs les causes diverses, quelquefois inconnues ou plutôt indéterminées, qui agissent sur nos organes et les enflamment, ne peuvent-elles pas produire l'inflammation des ganglions lymphatiques tout aussi bien que celles des autres parties? Et faut-il, dans tous les cas, assigner une nature quelconque à ces irritations ganglionnaires? — Ne nous obstinons donc pas à donner une cause scrofuleuse, syphilitique ou autre, dans tous les cas d'adénite, et surtout ne jugeons pas de sa nature d'après sa gravité, car il y a des adénites simples fort opiniâtres.

Les partisans exclusifs du mercure, ceux qui demeurent persuadés que cette substance est la pierre de touche de toute affection syphilitique, espèrent sans doute pouvoir établir la nature de ces bubons en soumettant les malades à un traitement mercuriel général. Mais cette théorie vient encore échouer contre l'expérience des faits. Rien de plus ordinaire que de voir le mercure échouer complétement lorsqu'on l'administre même méthodiquement contre un bubon de nature évidemment syphilitique, tandis que le même médicament dissout admirablement certaines tumeurs scrofuleuses ou autres. Ainsi les moyens thérapeutiques employés ne nous éclairent pas davantage sur la nature syphilitique ou scrofuleuse du bubon.

Au reste, ce symptôme syphilitique n'est pas le seul qui offre, avec les scrofules, des ressemblances si parfaites; les tubercules, les caries, les nécroses, ne semblent-ils pas participer aussi bien du virus syphilitique que du vice scrofuleux, et présentent-ils des signes pathognomoniques qui les différencient aux yeux des praticiens?

Mais ce ne sont pas seulement des bubons scrofuleux qui induisent les praticiens en erreur; les détails dans lesquels nous allons entrer démontreront à combien de tumeurs inguinales on attribue le caractère syphilitique, lorsqu'un examen approfondi ferait reconnaître en elles une nature bien différente.

On sait que les clous, les ulcères, les blessures

des membres inférieurs, les écorchures des téguments des fesses ou du voisinage des aines, peuvent amener dans cette région le développement de bubons d'apparence syphilitique. Un examen attentif suffira sans doute pour reconnaître la nature de ces tumeurs; mais il est des cas dans lesquels le diagnostic est bien plus difficile à porter: nous faisons allusion ici aux individus qui offrent des tumeurs inguinales non syphilitiques et non scrofuleuses, sans solution de continuité des téguments. Toute marche forcée, en effet, tout travail qui met en mouvement les muscles du corps, et spécialement ceux des extrémités inférieures, l'exercice du cheval chez les jeunes recrues, sans même que la peau du siége soit entamée; toutes ces causes, disons-nous, peuvent donner naissance au bubon inguinal qui se développe, suppure ou suit une marche chronique, bien qu'en général plus rapide que celle du bubon syphilitique. Fréquemment nous avons observé ces sortes de bubons chez des individus qui affirmaient n'avoir eu aucun commerce avec des femmes, mais rien ne pouvant nous garantir la vérité de ces rapports, nous hésitions à leur attribuer leur véritable caractère, lorsque nous avons eu occasion de puiser à des sources plus certaines, et d'acquérir la certitude que des bubons semblables n'étaient pas rares chez des prisonniers et dans des maisons de correction, où les détenus n'ont aucun commerce avec le dehors pendant des années entières. M. de

Beaunez, chirurgien aide-major des ateliers de Belle-Croix (Charente-Inférieure), fixa notre attention sur ce point en 1832 (1) :

« Les individus, nous écrivait ce chirurgien, » qui font un exercice violent, entraînant la fa- » tigue des membres abdominaux, tels que les » cavaliers et les grands marcheurs, ceux qui font » abus des plaisirs vénériens, enfin tous ceux qui, » par un travail quelconque, stimulent les petits » organes contenus dans le pli de l'aine, sont su- » jets à l'engorgement inflammatoire simple des » ganglions inguinaux. Ces ganglions, sans ap- » parence dans l'état physiologique, deviennent » bientôt sensibles au toucher et à la vue, par suite » d'irritation, d'exaltation de leurs propriétés vi- » tales ; un ou plusieurs petits corps ovalaires, » durs, très-douloureux à la pression, soulevant » les téguments, effaçant le pli de l'aine, donnent » à la partie l'apparence d'une tumeur plus ou » moins circonscrite, suivant le nombre et le » siége des ganglions affectés. Ainsi elle peut être » bornée comme un anévrisme, une hernie qui se » forme, représenter une hernie ancienne et vo- » lumineuse, un dépôt, etc. Mais l'affection que » cette tumeur simule le plus communément est » le bubon vénérien. Les caractères sont tellement » identiques, qu'ils donnent lieu journellement » aux plus fâcheuses méprises.

» Une multitude de causes tend à produire

(1) *Journal de méd. et de chir. prat.*, art. 427 et 936.

» l'engorgement inflammatoire de ces ganglions » lymphatiques. On l'observe fréquemment chez » les hommes peu ou point habitués au cheval, » chez le fantassin peu formé aux marches for- » cées, chez ceux qui se livrent à une vie active » pendant la convalescence, le journalier qui » roule, porte ou manœuvre habituellement des » fardeaux pesants, l'artisan bâtonnier, tisserand, » forgeron, charron, etc., gens dont les organes » abdominaux éprouvent des secousses violentes » et réitérées, les mineurs, badigeonneurs, dont la » progression et la sustentation sont habituelles, » les déchireurs de bateaux, les blanchisseurs » qui sont obligés de se tenir plongés dans l'eau » froide, et une multitude d'autres individus » chez lesquels on reconnaît des causes de sti- » mulation des glandes inguinales agissant di- » rectement ou indirectement, par continuité de » tissus ou par sympathie.

» Si tant de causes étrangères à la syphilis, » ajoutait M. de Beaunez, peuvent produire l'en- » gorgement inflammatoire de ces ganglions » lymphatiques, ne doit-on pas les examiner » toutes avec soin, avant de prononcer sur » l'existence d'une tumeur vénérienne? Quelle » cause d'infection prochaine ou éloignée pour- » rait-il exister, par exemple, dans nos ateliers » militaires, lorsqu'on sait que les malheureux » qui y sont détenus demeurent quinze ou vingt » mois entièrement isolés et éloignés de toute » fréquentation suspecte ! Cependant l'engorge-

» ment inguinal y est extrêmement fréquent ; on
» le rencontre aussi souvent au canal de Briare,
» à La Rochelle, dans le roulage en rampe, tra-
» vail fort pénible, dans lequel tous les muscles
» du corps sont occupés, dans les travaux à la
» mine, à la pioche, à la charge, à la décharge,
» enfin chez tous les ouvriers qui se livrent con-
» tinuellement à de rudes exercices. »

Si nous insistons sur ce point, c'est qu'il est de la plus haute importance pour la pratique, et que nous sommes persuadé que dans un grand nombre de circonstances on considère comme syphilitiques des bubons inguinaux qui sont d'une tout autre nature. Cette citation en est la preuve, et elle offre d'autant plus d'intérêt, qu'elle est le fruit d'une observation faite dans une circonstance toute particulière, et qui donne à ces recherches toute l'authenticité désirable, puisque les sujets de ces remarques étaient séquestrés et à l'abri de tout soupçon d'une infection syphilitique. Ce qu'on a observé dans les ateliers de Belle-Croix doit se rencontrer continuellement dans le monde ; or, comme les médecins, aussi bien que leurs malades, s'empressent, en général, de qualifier de syphilitique tout bubon inguinal développé sans excoriation ni blessure des téguments, on doit en conclure que dans une multitude de circonstances on se trompe sur la nature de la tumeur, et qu'on fait subir aux malades des traitements mercuriels qu'un examen plus approfondi des causes déterminantes aurait pu leur faire éviter.

Le diagnostic du bubon syphilitique n'est donc pas toujours d'une application si facile qu'on le croit communément. Si, jusqu'à ce jour, on a passé si légèrement sur l'embarras que l'on doit éprouver pour différencier ces sortes de tumeurs inguinales, c'est probablement à cause du peu d'inconvénient qu'offre en apparence cette erreur de diagnostic, et de la difficulté qu'on éprouve à la reconnaître plus tard. Lorsque en effet on ouvre une hernie inguinale au lieu d'un bubon, ou lorsqu'on laisse la gangrène s'emparer d'une portion étranglée d'intestin, l'erreur du chirurgien est manifeste, et ce triste exemple le tient en garde contre de semblables accidents ; mais lorsque, pendant deux ou trois mois, il aura soumis son malade à un traitement mercuriel, et que cependant ce bubon, simplement inflammatoire, ne dépend que d'une des causes que nous venons d'énumérer, aucun indice ne l'avertira de son erreur, et il conservera, ainsi que son malade, l'idée d'une infection qui devait être combattue par des moyens spécifiques.

Nous ne saurions trop appeler l'attention des médecins sur ce point de pratique important, car il est hors de doute que, dans un très-grand nombre de cas, ils commettent, sur la nature des bubons inguinaux, des erreurs de diagnostic d'autant plus graves qu'ils conservent encore une confiance plus absolue dans la spécificité du mercure, et qu'ils soumettent par conséquent leurs malades avec plus de scrupule à son action prolongée.

Il serait inutile de nous arrêter sur le bubon critique, et spécialement sur celui qui se développe dans le cours du typhus pestilentiel, les signes qui les distinguent du bubon syphilitique étant trop connus et trop sensibles pour que nous nous occupions de signaler ces différences.

Mais ce n'est pas assez de diagnostiquer la nature du bubon, il faut encore préciser quelles sont les parties engorgées, reconnaître si les glandes superficielles ou les glandes profondes sont le siége de l'inflammation, si ces glandes sont à l'état d'engorgement simple, de suppuration ou d'induration ; si le tissu cellulaire est enflammé dans une grande étendue, s'il a fourni seul le pus réuni en foyer, etc. Toutes ces considérations sont d'une haute importance pour établir convenablement le pronostic, et nous en ferons la matière du paragraphe suivant.

§ V. — *Pronostic.*

On peut établir, en règle générale, qu'un bubon convenablement attaqué dès le début doit être aussitôt arrêté dans son développement; mais plus on s'éloigne de cette première époque, plus il devient difficile d'en obtenir la résolution immédiate. Ainsi, quand l'engorgement occupe déjà non-seulement les glandes inguinales, mais encore le tissu cellulaire environnant, que la main saisit une tumeur qui semble adhérente et immobile, il faut s'attendre à d'assez grandes difficultés dans le traitement. Le cas est plus grave encore quand la suppuration est formée, quand surtout le bubon s'est ouvert spontanément, que ses bords sont décollés et flottants ; enfin le pronostic le plus fâcheux est celui du bubon passé à l'état chronique.

A quelque époque du développement de cette tumeur que l'on soit appelé, il est des circonstances qui doivent avoir une grande influence sur la gravité du bubon. Ainsi, quand les glandes superficielles sont seules atteintes, on peut espérer d'obtenir une prompte résolution ; il n'en est pas de même quand l'engorgement s'étend dans la couche profonde, et surtout lorsque les glandes du bassin elles-mêmes sont enflammées. Cette dernière espèce est excessivement grave, et la mort des malades en est souvent la suite, si l'on ne peut prévenir la suppuration.

Si le tissu cellulaire suppure seul, on est bien moins exposé à voir se former des clapiers et des trajets fistuleux qui éloignent toujours le terme de la guérison. Quand au contraire la glande elle-même subit cette altération, il est difficile d'obtenir la cure complète sans diviser les téguments dans une certaine étendue, et par conséquent sans produire de cicatrices plus ou moins difformes.

On conçoit en effet qu'il doit y avoir autant de foyers que de noyaux glandulaires. Ces abcès multiples sont à divers degrés de maturité, les uns encore indurés, les autres ramollis, les autres prêts à se dissoudre. Le pus qui se forme dans ces foyers séparés ne peut s'écouler par une seule ouverture; et d'ailleurs, quand un point tend à se cicatriser, les parois environnantes qui sont encore indurées ou en suppuration s'opposent à l'agglutination des parois et entretiennent ainsi la masse dans un état d'inflammation chronique permanent.

On peut encore jusqu'à un certain point remédier à ces accidents quand la couche superficielle des ganglions est seule affectée. Les moyens qu'on emploie ont une action assez directe sur la masse indurée pour qu'on puisse espérer la ramener dans des conditions plus favorables à sa résolution; mais lorsque l'inflammation a pénétré dans le paquet des glandes lymphatiques qui forment la seconde couche de ces petits organes, on ne peut plus atteindre cette induration que par des moyens tout à fait indirects, et l'on reste, en quelque sorte, désarmé devant une affection des plus désespérantes par sa tenacité.

Le pronostic variera donc singulièrement suivant la nature et le siége des parties qui fournissent le pus. C'est en quelque sorte une affection toute différente, et l'on ne saurait, avant d'avoir établi cette distinction, assigner un terme probable à la disparition de ce symptôme.

Ce ne sont pas seulement des différences de temps et de lieux qui doivent faire varier le pronostic; il faut aussi prendre en considération l'état général du sujet : le tempérament lymphatique est le plus favorable au développement de ces vastes tumeurs inguinales dont la résolution est presque impossible. Ayant été autrefois attaché comme élève au service d'un hôpital dans lequel étaient reçus des soldats suisses, nous avons pu remarquer que presque tous ces militaires, qui, en général, étaient d'une constitution très-robuste, mais dont le système glandulaire était fort développé, offraient, lors de leur entrée dans les salles des vénériens, des bubons très-volumineux. Ces tumeurs se manifestaient presque au début de l'infection, car ces hommes, soumis à une inspection sévère, étaient dirigés sur l'hôpital dès qu'on découvrait chez eux les premiers symptômes de syphilis. Plusieurs d'entre eux présentaient déjà à cette époque deux énormes bubons qui avaient envahi le plan surperficiel et le plan profond des glandes lymphatiques.

Mais ce n'est pas toujours dans ce tempérament qu'il faut chercher l'indice d'une maladie longue et difficile à guérir : il faut avouer aussi que toutes les autres constitutions peuvent cacher certaines prédispositions fâcheuses qui ne se révèlent par aucun attribut extérieur et qui n'en ont pas moins l'influence la plus déplorable sur la terminaison du bubon. On ne saurait dire, en effet, pourquoi chez certains sujets tous les ganglions inguinaux superficiels et profonds ont une tendance à s'engorger, à suppurer malgré l'emploi des moyens les plus rationnels, et l'on chercherait vainement dans la constitution la cause apparente de cette opiniâtreté.

Ce n'est pas assez d'examiner l'état du bubon et la constitution du sujet, il faut encore interroger avec soin tous ses organes. Le traitement à suivre pour la résolution de cette tumeur ne sera assurément pas le même chez un homme vigoureux et bien portant, et chez un individu débile atteint d'une gastro-entérite chronique, ou d'une phthisie pulmonaire. Mais indépendamment de cette différence dans la thérapeutique à adopter, le pronostic variera singulièrement encore suivant l'état de santé du malade. Quand en effet le symptôme qui nous occupe se développe chez un individu atteint d'une maladie quelconque, on en obtient bien plus difficilement la résolution. Cette remarque peut être faite surtout à l'occasion du bubon ulcéré. Rien n'est plus commun que de voir alors les chairs devenir blafardes, fournir un pus séreux et de mauvaise qualité, enfin offrir une résistance opiniâtre et inattendue à la cicatrisation.

Ce n'est pas à l'occasion du pronostic qu'il convient de rappeler les dangers d'un traitement mercuriel imprudemment administré, mais nous devons faire remarquer que, pour se faire une idée exacte du degré de gravité du bubon syphilitique, il faut s'enquérir avec soin du nombre et de la nature des traitements auxquels le sujet a été soumis. Il est d'observation, en effet, que lorsqu'un ou plusieurs traitements mercuriels, complets ou incomplets, ont échoué contre le bubon, sa résolution est beaucoup plus difficile à obtenir que lorsque la maladie, tout à fait abandonnée à elle-même, a suivi sans obstacle sa marche ordinaire.

Nous en dirons autant du nombre d'affections vénériennes déjà contractées : un sujet neuf, et qui, pour la première fois, offre un bubon syphilitique, doit guérir, toutes choses égales d'ailleurs, beaucoup plus rapidement que celui qui, déjà à diverses reprises, a eu les glandes inguinales engorgées. Cette remarque est applicable à tous les symptômes de la syphilis; c'est, au reste, une loi commune à toutes les maladies.

Enfin, le bubon inguinal cède, en général, plus facilement que celui qui se développe au cou, aux aisselles, derrière les mâchoires, etc.

Il est superflu d'ajouter que lorsque ce symptôme annonce une infection générale, la résolution s'en obtient beaucoup plus difficilement que lorsqu'on n'a à combattre que le résultat d'une infection primitive.

§ VI. — *Traitement.*

Le mercure ayant été jusqu'à ces derniers temps considéré comme le remède spécifique nécessaire de tout symptôme syphilitique, cette substance devait faire la base du traitement adopté contre le bubon, signe certain de la présence du virus dans l'économie. Aussi voyons-nous que les praticiens ont toujours négligé en quelque sorte ce symptôme pour ne s'occuper que de l'affection générale, et s'opposer, par l'administration du médicament à l'intérieur, aux désordres dont les malades étaient menacés pour une époque plus reculée. Non-seulement le mercure était prescrit contre tout bubon syphilitique, quels que fussent l'aspect de la tumeur et la constitution des malades, mais encore on en faisait un abus effroyable, l'administrant presque toujours à de très-fortes doses, surtout dans les temps où l'on regardait la salivation comme une nécessité et un émonctoire salutaire par lequel s'échappait le virus.

Pendant qu'on stimulait ainsi l'économie, on cherchait, par l'emploi de topiques excitants, à faire suppurer la tumeur, qu'on ouvrait ensuite largement afin d'évacuer ainsi la totalité de ce même virus qu'on supposait aggloméré sur ce point. Puis, quand le bubon avait suppuré un temps convenable, quand surtout on avait introduit dans l'économie une suffisante quantité de mercure, alors seulement on abandonnait la plaie à elle-même ou on cherchait à en obtenir la cicatrisation.

Beaucoup de praticiens étaient convaincus que le bubon une fois formé, il était nécessaire, pour que les malades fussent préservés de toute récidive, qu'on obtînt une terminaison par suppuration. C'est vers ce but qu'ils dirigaient tous leurs efforts, employant, dans ce dessein, les maturatifs et les stimulants, jusqu'à ce que la fluctuation devînt sensible ; puis ils s'empressaient de donner issue au liquide purulent, dans la crainte que ce pus ne fût absorbé et ne portât son action délétère sur toute l'économie.

Un homme, dont la longue expérience apporta de grands changements dans le traitement des symptômes syphilitiques, M. Cullerier oncle, s'éleva un des premiers contre l'abus qu'on faisait des préparations mercurielles. L'observation lui avait démontré une partie des inconvénients attachés à l'administration de ce médicament ; mais il cédait encore aux opinions du temps, et jusqu'à la fin de sa carrière il continuait de soumettre tous ses malades à un traitement mercuriel complet, alors même que leurs bubons avaient disparu depuis longtemps. Cependant il s'en fallait de beaucoup qu'il administrât ce prétendu spécifique avec autant de prodigalité qu'on le faisait avant lui. Il attachait une grande importance à l'état des symptômes locaux. Ainsi, le bubon était-il inflammatoire, il cherchait par la saignée, le repos, la diète, les applications émollientes, à prévenir la suppuration qu'il regardait comme une terminaison fâcheuse. La tumeur était-elle indolente, il conseillait de la couvrir d'excitants, tels que l'emplâtre de Vigo, de diachylum, etc. Il faisait faire des frictions avec le liniment oléo-ammoniacal, avec l'onguent mercuriel; il appliquait des réfrigérants; mais ce n'était point la formation du pus qu'il cherchait à produire par cette manœuvre; non-seulement il préférait de beaucoup la résolution à la terminaison par collection purulente, mais encore il ne craignait pas de favoriser l'absorption de ce liquide. Remarquons cependant que cette sécurité sur les résultats du transport du pus dans l'économie reposait sur la certitude qu'il avait qu'un traitement mercuriel général annihilait le virus, dans quelque région du corps qu'il fût parvenu. « Beaucoup de médecins, dit-il, veulent encore » favoriser, et même quelquefois forcer en quel» que sorte la suppuration, dans la croyance » erronée où ils sont que le virus s'évacue » avec le pus, ce qui est contre l'observation » journalière. En effet, un bubon a beau sup» purer pendant trois mois et au delà, si on » n'administre point un traitement antivénérien, » le virus restera toujours, et sa présence sera

» prouvée, soit par la persévérance du bubon, » soit par la manifestation d'autres symptômes, » comme pustules croûteuses, ulcères à la gorge, » exostoses, douleurs ostéocopes, etc. Au con- » traire, qu'il y ait résolution d'une tumeur, ou » absorption d'une collection de pus, lorsqu'un » traitement méthodique est administré, le ma- » lade guérit radicalement. L'expérience la plus » constante ne laisse aucun doute sur ce point » de doctrine. » (*Dict. des sci. méd.*, *art.* BUBON.)

L'observation était exacte, mais aujourd'hui cette explication n'a plus de valeur.

Quoi qu'il en soit, la méthode professée par M. Cullerier oncle différait de celle qu'on suivait généralement avant lui et autour de lui, en ce qu'il administrait le mercure avec beaucoup plus de ménagement qu'on ne l'avait fait jusqu'à cette époque, en ce qu'il ne craignait pas d'obtenir de promptes guérisons, et surtout en ce qu'il s'occupait beaucoup du symptôme local, tout en poursuivant néanmoins, par un traitement général, le virus qu'il espérait atteindre et expulser de l'économie. Il apporta en outre de grands changements dans le régime alimentaire de ses malades et dans l'hygiène, autrefois totalement négligée dans son hopital.

Cette méthode, plus ou moins modifiée, est encore celle d'un grand nombre de praticiens ; cependant, en parlant des inconvénients d'un traitement mercuriel chez tous les malades et contre tous les symptômes, nous avons suffisamment démontré les mauvais effets que doit avoir u[n] pareil mode de thérapeutique. Nous allons cher cher à faire sentir, par l'exposé minutieux d[e] tous les moyens employés par M. Cullerier ne veu pour obtenir la disparition de ce signe d'in fection, tous les avantages que peut présente[r] l'application raisonnée des modificateurs locau[x] sur l'administration intérieure d'un médicamen[t] actif, qui, dans un grand nombre de circonstances, doit retarder la guérison ou augmenter la gravité du mal.

Le chirurgien ne doit pas avoir en vue, lors de l'apparition d'un bubon syphilitique, de détruire un virus répandu dans l'économie, et se manifestant par le gonflement des glandes inguinales, mais bien de mettre d'abord le malade dans des conditions nécessaires à la résolution de toute tumeur inflammatoire. La première indication est donc de le soustraire à toutes les causes d'excitation et d'irritation qui produisent ou entretiennent ce symptôme, et d'obtenir une certaine débilitation qui prépare à l'action des remèdes locaux; il aura recours, à cet effet, aux moyens généraux tirés de la première classe, c'est-à-dire au repos des membres, à une grande diminution dans les aliments et aux évacuations sanguines.

Aucun symptôme syphilitique ne réclame plus impérieusement, que le bubon, l'absence complète de tout mouvement. Les malades ne pouvant pas faire un pas sans que la tumeur inguinale soit tiraillée, puisqu'à chaque mouvement du corps ou des extrémités inférieures, cette région éprouve, soit de la tension, soit du relâchement, on sent combien les ganglions lymphatiques qui sont gonflés et douloureux doivent souffrir de cette continuelle excitation. De plus la station verticale favorise la stagnation des liquides dans cette partie, et l'on peut remarquer que dès que les malades font quelques pas, ou seulement restent debout pendant peu d'instants, les téguments de la région inguinale, qui recouvrent un bubon enflammé, s'injectent, rougissent, s'abreuvent de liquides, et semblent devenir érysipélateux ; mais lorsque le repos au lit ou sur une chaise longue a été observé, tous ces phénomènes disparaissent, et l'on reconnaît souvent que la peau, qui semblait participer à l'irritation des ganglions, est encore intacte, et ne devait sa rougeur et son injection qu'à la station verticale ou à la marche qui y déterminaient l'afflux et la stase des liquides.

Les effets du repos au lit sont surtout évidents à l'hôpital des Vénériens, où les malades ne se présentent guère que lorsque la gravité des symptômes les met dans l'impossibilité de continuer leurs travaux. Au moment de leur réception ils se traînent avec peine, et leurs mouvements décèlent à chaque pas une violente douleur. Les aines, découvertes, sont le siége de tumeurs volumineuses, sensibles à la moindre pression ; les téguments d'une rougeur érysipélateuse, gonflés ou œdémateux, quelquefois même sphacélés dans plusieurs points, annoncent un vaste flegmon qui a envahi la région inguinale, le bas-ventre et quelquefois la partie supérieure des cuisses. Si le bubon est ulcéré, ses bords sont élevés, de couleur noirâtre; son fond, gris sale et fournissant une sanie de mauvaise nature; tout semble annoncer une de ces affections syphilitiques graves, qui, après avoir détruit les téguments, laissent à découvert une vaste plaie au fond de laquelle les ganglions, sus et sous-aponévrotiques, fournissent une suppuration interminable. Mais ces malades sont-ils admis dans l'établissement, et maintenus pendant quelques jours dans un repos parfait, on reconnaît avec surprise, chez un certain nombre d'entre eux, que leurs symptômes ne ressemblent en rien à ceux qu'on avait observés. La peau de la région inguinale a repris sa couleur naturelle, les bords de l'ulcère se sont affaissés; celui-ci ne fournit plus qu'une suppuration de bonne nature; en un mot, on n'a plus qu'une plaie simple, au lieu d'un ulcère qui semblait nécessiter un long traitement.

Des changements si prompts, si inespérés dans l'aspect du bubon syphilitique, sont dus principalement au repos absolu auquel on condamne les malades; car, dans le cours de leur traitement, si l'on voit la marche vers la cicatrisation s'arrêter tout-à-coup, l'ulcère pâlir et ses bords s'engorger, on ne tarde pas à apprendre qu'ils sont descendus dans la cour, et se sont promenés plus que ne leur permettait l'état de la tumeur inguinale. Combien n'avons-nous pas vu d'individus qu'on s'était obstiné en ville à soumettre à l'usage des mercuriaux sous toutes les formes, sans pouvoir fondre des tumeurs inguinales ou cicatriser des ulcères rebelles, et qui se trouvaient, après quelques semaines de repos, entièrement débarrassés de symptômes en apparence si opiniâtres !

Mais il faut convenir, ainsi que nous l'avons fait déjà, que ce repos absolu, cette absence de tout mouvement des extrémités inférieures, est difficile à obtenir chez beaucoup de malades qui ne croient pas devoir interrompre entièrement leurs affaires pour une affection purement locale, et leur laissant ordinairement le libre exercice de tous les organes. Le séjour dans le lit n'est heureusement pas nécessaire pour toutes les périodes du bubon. Il suffit du repos dans un fauteuil ou sur une chaise longue, lorsque la tumeur est peu inflammatoire et suit sa marche ordinaire; mais lorsqu'elle menace de se terminer par suppuration, ou lorsqu'un ulcère déjà formé devient blafard et résiste à la cicatrisation, il est indispensable de mettre les ma lades dans l'impossibilité de se livrer à la progression ou de prendre une position verticale.

Il est inutile de répéter ici ce que nous avons

dit de l'avantage que présentent ces modificateurs généraux ; il suffira de faire remarquer que dans aucun symptôme syphilitique ils ne sont plus clairement indiqués, plus absolument indispensables que dans le bubon, et que s'ils n'en produisent pas seuls la résolution, ils favorisent du moins l'action des modificateurs locaux d'une manière si sensible, que par leur réunion on évite bien souvent l'emploi des médicaments stimulants.

A. Traitement du bubon au début.

Il est rare que le médecin assiste au début même du bubon syphilitique : les malades ne réclament guère nos soins que lorsqu'une tumeur déjà assez volumineuse s'est développée dans l'aine, gêne leurs mouvements et cause de la douleur. Cependant, lorsqu'on est assez heureux pour être appelé à l'époque où les ganglions, légèrement développés, sont sur le point de s'engorger et de constituer le symptôme qui nous occupe, on est certain, par l'emploi des moyens convenables, d'enrayer la marche du mal et de prévenir le développement de la tumeur. Ces moyens consistent dans la saignée générale, l'application des sangsues, de glace pilée ou d'un vésicatoire suivi de la cautérisation.

Une saignée plus ou moins copieuse, une ou deux applications de sangsues, suivant la force du sujet, suivant l'état de pléthore dans lequel il se trouve, ne manquent pas de dissiper cette irritation commençante. Dans les hôpitaux où l'on est forcé de recourir aux moyens les plus économiques, on se borne souvent à tenir constamment appliqués dans l'aine des cataplasmes froids, des compresses trempées dans le sous-acétate de plomb liquide, l'eau vinaigrée, etc.

Mais ces topiques ne seraient pas suffisants, si, d'une part, on n'agissait activement sur l'économie entière par les moyens généraux que nous venons de rappeler, et, de l'autre, sur les ulcérations des parties génitales, par les émollients, les adoucissants, les narcotiques.

De cette manière, disons-nous, on prévient le développement de la tumeur inguinale. Cependant il faut avouer que, si les sangsues ou les moyens perturbateurs ont une action très-prompte et très-sensible sur les glandes superficielles engorgées, les modificateurs locaux sont presque impuissants lorsque celles qui sont situées sous l'aponévrose participent au gonflement; et, malgré l'emploi des moyens les plus rationnels, on voit assez fréquemment l'inflammation s'étendre et le bubon se développer.

Le bubon sous-aponévrotique est heureusement fort rare à cette époque. Nous avons dit que ce plan de ganglions ne reçoit guère l'irritation directement des parties génitales, qu'il ne s'enflamme et ne s'engorge que par extension de l'inflammation qui, du plan superficiel, s'étend aux parties voisines et plus profondes; on peut donc affirmer, attendu la rareté de cette adénite, qu'en général le bubon, pris à son début et convenablement attaqué, sera arrêté dans sa marche et disparaîtra promptement.

Le bubon syphilitique à cette époque doit être considéré comme une inflammation pure et simple; on ne doit avoir égard, dans son traitement, qu'à l'irritation qui le produit, et les moyens que nous venons d'indiquer sont d'ailleurs suffisants quand ils sont convenablement employés.

B. Traitement du bubon développé et inflammatoire.

Les circonstances favorables dans lesquelles se présente le bubon syphilitique à son début ne sont pas de longue durée, et bientôt l'inflammation faisant des progrès, envahissant successivement le tissu cellulaire voisin des ganglions, ou les ganglions sous-aponévrotiques eux-mêmes, acquiert en quelque sorte droit de domicile dans ces tissus divers, et n'est plus enlevée qu'avec une difficulté beaucoup plus grande. Cependant les mêmes moyens conviennent encore à la tumeur inguinale inflammatoire et développée, mais ils doivent être employés avec plus de vigueur et de tenacité. La saignée générale est même quelquefois nécessaire, non-seulement lorsque les sujets sont pléthoriques, mais encore lorsque le bubon est très-volumineux et fort enflammé. Elle convient encore lorsque les glandes sous-aponévrotiques sont le siége de l'engorgement. Enfin, la phlébotomie est surtout indiquée dans ces cas heureusement assez rares où le bubon a son siége dans la profondeur du bassin lui-même. Dans ces tristes conjonctures, on ne saurait insister avec trop de force sur les antiphlogistiques, si la santé générale du sujet le permet encore; malheureusement l'inflammation ne pénétrant dans le bassin qu'en envahissant successivement et de proche en proche les tissus qui forment les parois de cette cavité, cette sorte de tumeur syphilitique ne se rencontre guère que chez des gens déjà depuis longtemps en traitement et qui sont épuisés, tant par la souffrance et la longue durée de la maladie, que par les remèdes nombreux et violents à l'usage desquels ils ont été soumis.

Ce n'est cependant que dans des cas exceptionnels qu'on a recours à la saignée générale; les applications de sangsues sont presque toujours préférables; elles désemplissent les vaisseaux de la tumeur elle-même ou du moins des parties environnantes, mettent un terme d'abord à son accroissement, puis en favorisent peu à peu la résolution. Cette évacuation sanguine, pour être efficace, demande à être faite avec une certaine vigueur. Un petit nombre de sangsues ne fait qu'augmenter l'afflux des liquides et favoriser les progrès du bubon : on en place donc à la fois vingt, trente, quarante, suivant la force du sujet; et, facilitant l'écoulement du sang par des cataplasmes émollients ou un bain chaud, on dégorge toutes les parties de l'aine qui, sans être encore indurées, contribuaient cependant par leur turgescence à donner à la tumeur un volume considérable. Quant aux ganglions eux-mêmes, ils se divisent, présentent entre eux des intervalles dans lesquels les doigts peuvent être introduits, et tendent enfin à rentrer dans leur état normal. En même temps la sensibilité diminue, et la tumeur n'offre plus cette chaleur, ces battements qui annonçaient la formation prochaine d'une collection purulente.

C'est surtout pour empêcher cette sécrétion du pus que les évacuations sanguines locales doivent être employées avec vigueur. Si une première application de sangsues ne suffit pas pour procurer une amélioration notable dans l'état du bubon inflammatoire, une seconde et même une troisième pourront le ramener à un état meilleur. Cependant il ne faut pas abuser de ce moyen, et l'on se tromperait grandement si l'on croyait que ces applications, chaque jour renouvelées, pourraient tenir lieu de toute autre médication contre le symptôme qui nous occupe. La peau qui recouvre un bubon syphilitique demande à n'être excitée que dans une certaine mesure, car elle s'enflamme aisément, et les piqûres trop multipliées et surtout trop réitérées pourraient s'irriter et même s'ulcérer de manière à former une nouvelle maladie plus grave encore que la première. On se bornera donc, à moins d'indications particulières, à deux ou trois applications de sangsues, en ayant soin de les faire plutôt abondantes que répétées, si l'on juge que le flegmon nécessite une forte évacuation sanguine. Dans le plus grand nombre des cas, une seule émission sera suffisante, secondée des moyens généraux indiqués, pour prévenir l'extension de l'inflammation ou la suppuration des parties engorgées.

Nous devons encore faire observer que dans le bubon inflammatoire développé, comme dans celui qui est à son début, les applications de sangsues n'ont d'action bien sensible que sur la résolution des ganglions superficiels engorgés. Trop de parties sont interposées entre le derme et les ganglions sous-aponévrotiques, pour qu'on puisse espérer agir avec autant d'efficacité lorsque ces derniers sont le siége de l'engorgement. Néanmoins il s'en faut de beaucoup qu'elles soient sans action contre cette variété du bubon syphilitique : les effets des émissions sanguines locales sont trop connus pour qu'on veuille prétendre que même à cette distance la révulsion opérée sur la peau et la quantité de sang soustraite n'aient pas une influence marquée sur la marche du bubon.

Ce moyen est donc encore indiqué, quand l'engorgement est sous-aponévrotique; seulement il n'en faut pas attendre tout le succès qu'il procure lorsque la tumeur est plus superficielle.

Le premier effet des piqûres de sangsues dans la région inguinale est ordinairement d'amener dans les téguments un certain empâtement qui ferait croire, si l'on examinait la tumeur à la simple vue, que, loin d'avoir produit un dégorgement salutaire, on en a singulièrement favorisé le développement. Mais le toucher rectifie bientôt cette erreur dans laquelle paraissent être tombés les partisans exclusifs du mercure, lorsqu'ils ont proclamé l'inutilité et même les effets nuisibles des évacuations sanguines locales contre ce symptôme de syphilis. Leur efficacité au contraire est aujourd'hui démontrée par une trop longue expérience pour qu'on puisse élever sur ce point le plus léger doute, et les praticiens qui renonceraient à leur emploi dans les premières périodes de ce symptôme, seraient aussi peu excusables que ceux qui rejettent les préparations mercurielles dans toutes les circonstances. Les uns et les autres se priveraient des moyens les plus précieux de combattre le bubon syphilitique.

Mais, en admettant les avantages qu'on peut retirer des émissions sanguines locales, nous ne nous dissimulons aucun des inconvénients que ce moyen peut offrir dans la pratique. Comme il n'est guère possible de remplacer les sangsues par des ventouses scarifiées, on a objecté avec raison le prix élevé de ce mode de traitement dans les hôpitaux, où le plus grand nombre des malades (parmi les hommes du moins) en réclameraient l'emploi. Cette considération n'est pas sans importance, et elle a engagé M. Cullerier, à l'hôpital des Vénériens, à ne recourir aux applications de sangsues que dans les cas où, le flegmon menaçant de se terminer par suppuration, il est urgent d'obtenir sur-le-champ un dégorgement local qui puisse prévenir une si fâcheuse terminaison. La question d'économie, bien qu'assurément secondaire dans la thérapeutique d'une maladie aussi grave, n'est cependant pas sans intérêt pour le choix des médicaments; il est donc important de savoir que dans la plupart des cas on peut arriver au même but, en suivant une route différente, ce que nous ne tarderons pas à démontrer.

On a reproché en outre aux sangsues de déterminer souvent par leurs morsures un érysipèle qui complique le bubon sans en hâter la terminaison; mais cet érysipèle est bien plutôt le résultat des applications irritantes dont beaucoup de médecins s'empressent de couvrir la tumeur, que des piqûres de sangsues qui ne déterminent sur ce point, pas plus que sur les autres parties du corps, une inflammation cutanée, si on a soin de ne pas trop les y multiplier, et si surtout on a la précaution de tenir la peau dans un grand état de propreté. La crainte du développement d'un érysipèle n'est point un motif suffisant de proscrire les applications de sangsues, car il faudrait bannir également du traitement du bubon toute espèce de topique et même les cataplasmes émollients. Tous en effet sont susceptibles de déterminer un érythème qui ne se borne pas toujours à la région inguinale, mais qui peut s'étendre à toutes les parties du corps, les envahir successivement, et mettre même les jours du malade dans le plus grand danger, comme nous en avons vu des exemples. Il faudrait proscrire surtout les frictions avec l'onguent mercuriel, que la peau de tant de sujets ne peut supporter, même aux plus faibles doses, les emplâtres dits fondants, et enfin toutes les substances qui possèdent une action quelconque sur la résolution de la tumeur inguinale (1).

(1) Nous avons vu quelquefois les érysipèles les plus graves déterminés par *une seule* friction mercurielle, ou par l'application d'un emplâtre irritant dans la période inflammatoire du bubon syphilitique. Un des exemples les plus remarquables que nous possédions sur ce sujet est celui d'un jeune homme de vingt-cinq ans, d'une très-belle constitution en apparence et qui offrait dans l'aine gauche un bubon peu volumineux sur lequel on avait appliqué un emplâtre de Vigo. Déjà, à son entrée, un érysipèle avait envahi la tumeur et les parties environnantes; le malade avait une certaine fixité dans le regard et quelque lenteur dans

Un troisième reproche, fait avec plus de raison aux évacuations sanguines locales, est celui de déterminer, dans certains cas, des ulcérations qui revêtent le caractère syphilitique, et compliquent alors singulièrement le symptôme qu'on avait à combattre. Cette accusation, si elle était faite d'une manière générale, serait injuste, car cette fâcheuse complication n'est qu'une excep-

les réponses annonçant une affection plus grave que celle qui se manifestait à l'extérieur. Il accusait d'ailleurs une sensibilité extrême de la tumeur inguinale et témoignait des craintes excessives sur le résultat de son infection. On s'empressa d'enlever l'emplâtre si intempestivement appliqué; mais, les jours suivants, l'érysipèle envahit le ventre, les cuisses, la poitrine, et s'étendit jusqu'à la face, au cuir chevelu et aux extrémités supérieures. En même temps les symptômes de typhus se prononcèrent de plus en plus, et ce malheureux dut à une cause si légère une des maladies les plus graves qu'on puisse observer.

Ce qu'il y eut de remarquable dans cet érysipèle général, c'est que le bubon resta stationnaire tant que la fièvre typhoïde et l'érysipèle firent des progrès; mais, dès que la dessiccation fut obtenue et la convalescence déclarée, la tumeur, qu'on avait pour ainsi dire perdue de vue, s'enflamma tout à coup, suppura et disparut dans l'espace de quelques jours.

Nous pourrions citer plusieurs exemples d'érysipèles semblables survenus sous l'influence de topiques gras ou irritants, et prouver ainsi que les sangsues ne déterminent pas plus que tous les autres moyens employés contre le bubon syphilitique un accident qui ne tire sa gravité que de dispositions particulières aux sujets.

tion infiniment rare à la règle par laquelle on établit l'utilité des évacuations sanguines locales. Cet accident ne s'observe que dans un très-petit nombre de cas, eu égard à l'usage excessivement fréquent que l'on fait aujourd'hui des sangsues dans le bubon syphilitique, mais enfin il n'est pas sans exemple, et sa gravité mérite qu'on songe à la possibilité de son développement, toutes les fois qu'on veut procéder à une application de sangsues.

La cause immédiate de cette inflammation des piqûres n'est pas bien connue. Est-ce le virus syphilitique qui, partant des parties génitales ulcérées, s'irradie dans toutes les directions, et imprègne la peau de son caractère contagieux? Est-ce le pus du bubon ou plutôt des ulcères primitifs qui, transporté sur une solution de continuité, lui donne tous les caractères de la syphilis? Peut-être ces causes réunies contribuent-elles quelquefois à la production de ce singulier phénomène, qui transforme chaque piqûre de sangsues en un ulcère possédant l'aspect, la forme et toutes les propriétés du chancre des parties génitales; mais il est des circonstances dans lesquelles plusieurs de ces causes sont évidemment étrangères au développement de cet accident; ainsi lorsqu'on observe avec attention la marche de ces ulcères de nouvelle formation, on remarque que, dans un très-grand nombre de cas, ils surviennent lorsque le bubon n'est encore qu'une masse indurée, sans nul foyer de suppuration. Très-souvent, d'ailleurs, les premières piqûres qui s'enflamment sont situées à une distance de la tumeur inguinale telle qu'il est impossible de supposer la moindre corrélation de cause entre les deux affections. C'est ainsi que, dans un cas de ce genre, nous avons remarqué dernièrement une seule piqûre s'enflammer et s'ulcérer, les autres se cicatrisant sans phénomène particulier, et cette piqûre avait été faite par une sangsue qui s'était fourvoyée, et ne s'était fixée que vers le milieu de la cuisse.

Il est donc beaucoup de cas dans lesquels on peut affirmer que le bubon est tout à fait étranger au développement de ces ulcères cutanés; et il faut chercher ailleurs la cause de cette transformation subite de plaies simples en ulcères rongeants et contagieux.

On trouverait plus facilement un rapport entre les ulcérations des parties génitales, et celles qui se développent ainsi sur la peau. Le plus souvent l'inoculation doit être directe. Si, en effet, on lève les couvertures d'un malade atteint de chancres à la verge, et qu'on examine la position de ses parties génitales, on verra que la verge, ordinairement gonflée, décrit un demi-cercle, et que son extrémité repose directement sur l'aine ou sur la partie supérieure de la cuisse. Les malades sont en général dans l'usage d'envelopper le gland, soit avec de la charpie, soit avec un cataplasme, ce qui s'oppose à ce que le pus qui s'échappe de dessous le prépuce ne s'épanche directement sur la peau; mais souvent aussi la sanie, n'étant retenue par aucun pansement, s'écoule pendant le sommeil en assez grande quantité; on conçoit alors parfaitement que l'inoculation puisse avoir lieu lorsqu'il existe dans l'aine plusieurs solutions de continuité, ce qui arrive après une application de sangsues.

L'action d'un pus éminemment contagieux, ainsi déposé sur les téguments, est telle, que nous avons vu plusieurs fois se développer, sans qu'il existât aucune blessure à la peau, des pustules de même caractère aux points sur lesquels reposait habituellement le gland ulcéré; nous en avons cité un exemple plus haut.

Ainsi il paraît prouvé que, dans la très-grande majorité des cas, il y a, dans les piqûres de sangsues dépôt d'un pus contagieux, et, par suite, inoculation de la syphilis sur des parties saines, et développement d'un ulcère semblable, non pas à celui qui succède au bubon, mais bien à l'ulcère primitif du gland ou du prépuce.

Enfin il est une dernière hypothèse à l'aide de laquelle on peut expliquer cette inoculation. La peau voisine des parties infectées contiendrait-elle une portion du virus déposé sur les parties génitales, de manière à manifester sa présence sous l'influence d'une irritation donnée? Nous ne nous arrêterons pas à chercher la cause de cette modification de la peau, à nous demander comment le virus voyage dans l'économie, s'il existe dans nos tissus ou s'il se borne à les modifier; mais il est certain que, dans quelques cas, les téguments éprouvent une modification telle, que les plaies qui y sont faites ne tardent pas à se changer en ulcères plus ou moins rebelles, plus ou moins graves, suivant la nature de la maladie qui favorise leur développement.

Ainsi, des sangsues placées dans le voisinage d'un cancer se transforment souvent en ulcères cancroïdes, qui rongent les téguments et jettent au loin de profondes racines, comme le cancer lui-même; et sans invoquer l'existence d'un virus ou d'un vice cancéreux, scrofuleux ou autre, n'a-t-on jamais vu ces piqûres enflammer certaines peaux délicates, et se transformer en autant d'ulcères, chez des individus affectés seulement de gastro-entérites simples, qui ne semblaient pas offrir une très-grande gravité? Le même effet n'est-il pas souvent produit lorsqu'on dépose ces animaux sur des surfaces irritées, soit par un état morbide local, soit par des frottements réitérés, comme au scrotum, à la partie supérieure des cuisses, chez les gens mal propres et qui se sont livrés à des marches forcées? Enfin, l'exemple suivant n'est-il pas une preuve de cette tendance qu'offre la peau, dans certaines circonstances, à se désorganiser sans qu'on puisse invoquer la présence d'un virus contagieux?

Un militaire eut, au Val-de-Grâce, une variole des plus confluentes. Cet homme, qui ne portait que des traces imparfaites de vaccine, était d'une fort belle constitution et semblait jouir d'une santé parfaite. Il fut saigné largement dans la première période, mais les pustules étant excessivement nombreuses, la suppuration fut fort abondante, et l'on crut plusieurs fois qu'il allait succomber. Cependant il se rétablit peu à peu et il touchait à la convalescence, lorsqu'à la suite d'un écart de régime, plusieurs abcès se manifestèrent dans diverses régions du corps, puis sur la commissure des lèvres se développa un large bouton qui, dès le lendemain de son apparition, s'ouvrit, et se transforma en un ulcère phagédénique à bords renversés, à fond grisâtre, envahissant la joue et pénétrant profondément dans le tissu cellulaire sous-cutané.

Le sujet, exténué déjà par la longueur de ses souffrances et par de nombreuses déperditions qu'il avait subies, n'offrait guère de résistance à cette nouvelle complication. M. Broussais s'empressa de prescrire des sangsues dans l'ulcère lui-même ; par inadvertance quelques-unes furent posées sur ses bords, le lendemain ces dernières piqûres s'étaient transformées elles-mêmes en ulcères qui tous offraient le caractère du premier. De nouvelles sangsues appliquées plus convenablement arrêtèrent enfin la marche envahissante de cette vaste plaie qui menaçait de détruire la joue entière.

De tous ces exemples on doit conclure que la peau est souvent dans des conditions favorables à la transformation des piqûres de sangsues en ulcérations de mauvais caractère, et cela sans qu'on puisse invoquer un virus produisant une inoculation directe. Ces ulcères, qu'on observe quelquefois à l'aine, s'ils sont dus souvent au dépôt d'une matière contagieuse dans la solution de continuité, peuvent donc tenir aussi à une modification particulière de la peau qu'un certain degré d'irritation désorganise facilement.

Cette fâcheuse disposition bien constatée, il s'agirait de reconnaître ses causes. Supposer la présence d'un virus dans les téguments, serait une hypothèse contre laquelle on pourrait opposer des faits nombreux ; bornons-nous donc à examiner les circonstances dans lesquelles elle paraît se produire le plus ordinairement, afin qu'on puisse ou la prévenir ou éviter ses effets fâcheux en employant une autre médication.

Lorsqu'on étudie l'aspect extérieur de la peau, sa structure intime et ses propriétés, on reconnaît que cet organe présente de très-grandes différences suivant les âges, le sexe et les individus. Certaines peaux ne peuvent recevoir la plus légère stimulation sans se couvrir de pustules ou d'érysipèles. Nous en avons cité tout à l'heure quelques exemples remarquables. Chez d'autres sujets, ce sont la structure intime, et surtout les propriétés vitales qui paraissent différer de l'état ordinaire. Ainsi il n'est pas rare de rencontrer des individus chez lesquels les plaies les plus légères ne se cicatrisent jamais par première intention. La peau une fois divisée, ses bords se rapprochent plus sans qu'au préalable il se soit opéré une sécrétion purulente. Ce n'est pas sans motifs qu'un dicton populaire reproche à ces gens *d'avoir les chairs mauvaises*. Il est probable que ces mêmes individus, atteints de syphilis, verraient facilement les plaies, faites dans le voisinage de leurs bubons, se transformer en ulcères rongeurs. Mais existe-t-il des caractères extérieurs à l'aide desquels on puisse reconnaître les personnes qui présentent cette triste condition? Malheureusement on n'en peut spécifier aucun. On dit bien, d'une manière générale, que les sujets dont la peau est blanche, fine, mince, et dont on voit, en quelque sorte, à l'œil nu la structure intime, sont plus que les autres aptes à contracter des éruptions. Cette remarque peut, jusqu'à un certain point, se trouver exacte, s'il s'agit des érysipèles ou d'autres maladies bornées à sa superficie; mais rien ne nous annonce que cette même peau soit disposée à se désorganiser, comme on l'observe dans l'accident qui nous occupe. Nous avons, en effet, souvent étudié l'organisation des malades qui présentaient cette fâcheuse dégénérescence, et nous avons remarqué que la peau qui devenait le siége d'ulcères rongeurs était souvent dans des conditions tout opposées; ainsi un jeune homme dont nous aurons occasion de citer l'histoire, et qui vit des ulcères semblables se développer dans l'aine et envahir le bas-ventre et la partie supérieure de la cuisse, était brun, maigre, sec, et avait une peau noire et épaisse. Un autre malade, que nous observions en même temps, et qui présentait des désordres presque aussi grands, avait une peau blanche, très-fine, et tous les attributs d'un tempérament lymphatique.

Nous ne saurions donc, en examinant la peau saine des syphilitiques, prévoir les effets fâcheux d'une application de sangsues, car aucun tempérament n'est à l'abri d'un pareil accident, et aucun aussi ne semble y prédisposer.

Mais il n'en est pas ainsi de la peau dans un état pathologique. Lorsqu'abreuvée de liquides, celle qui recouvre la tumeur inguinale est rouge ou violacée, érythémateuse ou seulement soulevée par de la sérosité, ces piqûres de sangsues se transforment fréquemment en ulcérations rebelles, et il est prudent de recourir, dans ces cas, à une autre médication, jusqu'à ce que les téguments aient subi une modification qui permette d'employer les évacuations sanguines locales sans s'exposer aux mêmes dangers.

Il est extrêmement probable en effet que, dans le plus grand nombre des cas, les ulcérations qui surviennent sur une peau saine, après une application de sangsues, ont été produites par une inoculation directe, résultat du contact de la sanie qui s'écoule du chancre avec les solutions de continuité qui résultent des piqûres. Lorsque la transformation des plaies en ulcères ne reconnaît pas cette dernière cause, il faut presque toujours en accuser un état de surexcitation de la peau. Les dispositions de cet organe à s'ulcérer et à revêtir les caractères du chancre syphilitique, lorsqu'il est gorgé de sucs, sont bien connues de tous les praticiens ; si par exemple on retranche les bords enflammés d'un bubon ulcéré avant d'avoir cherché, par des moyens convenables, à ramener la peau dans des conditions meilleures, on ne tarde pas à voir la surface de l'incision s'ulcérer, s'étendre en serpentant vers les parties voisines, détruire la peau dans toute son épaisseur, et il ne saurait y avoir inoculation dans ce cas; c'est le développement d'un symptôme tout nouveau, car le pus du bubon introduit sous l'épiderme est en général impuissant pour produire l'inoculation, tandis que celui qui s'écoule de ce nouvel ulcère est éminemment contagieux.

La peau du prépuce éprouve une pareille dégénérescence, lorsque, pour remédier à un phimosis, on la divise dans son épaisseur; presque toujours alors on a deux larges ulcères, bien autrement graves que ceux qui ont necessité l'opération.

De cette disposition de la peau enflammée, que nous avons déjà signalée au commencement de cet ouvrage, on peut avec raison conclure que les divisions opérées par les dents de la sangsue devront éprouver une pareille transformation; c'est, au reste, ce que l'expérience démontre chaque jour, et ce qui fait donner le conseil, par les praticiens prudents, de ne point appliquer ces vers sur la peau rouge, violacée, mais de diriger leurs piqûres dans le fond même de l'ulcère, lorsqu'il en existe, comme nous aurons occasion de le dire plus tard.

Nous pourrions ajouter à ces diverses causes de l'ulcération des piqûres de sangsues, que l'extrême malpropreté des malades, et surtout le frottement exercé par la marche et la fatigue corporelle, contribuent quelquefois à produire cette transformation fâcheuse. Mais l'influence de cette stimulation n'a pas une action bien directe sur le développement de ces ulcères, dont la cause la plus commune est l'inoculation directe ou une certaine disposition des téguments que l'on ne peut souvent ni prévoir ni expliquer.

Quelle que soit la gravité de cette complication, elle n'est point suffisante pour faire proscrire les évacuations sanguines locales du traitement du bubon syphilitique; elle est en effet, nous le répétons, comparativement au fréquent emploi des sangsues dans ce symptôme, excessivement rare, et ne se rencontre qu'à de très-grandes distances, bien que les saignées locales soient, depuis quelques années, employées chaque jour très-communément par les médecins et par les malades eux-mêmes. Autant vaudrait rejeter la sai gnée du bras dans les phlegmasies viscérales parce que son usage est quelquefois suivi d phlébite mortelle.

Quand, par des évacuations sanguines locale proportionnées aux forces du sujet et à la gravit du symptôme, on a suffisamment dégorgé la tumeur inguinale, on favorise encore sa résolution par des topiques émollients, n'ayant aucun égard à la nature spécifique de la maladie. Des cataplasmes de farine de graine de lin sont le plus ordinairement employés; ils contribuent à dissiper l'engorgement sans favoriser la sécrétion du pus, lorsque les évacuations sanguines, et surtout les moyens généraux indiqués plus haut, ont disposé l'économie à une terminaison favorable. A l'époque des chaleurs ces cataplasmes doivent être appliqués froids, parce qu'ils contractent facilement une acidité qui les rend irritants; mais le plus habituellement on les applique chauds, en ayant soin de les renouveler deux ou trois fois par jour. Il est inutile de dire que l'aine a dû être préalablement rasée et maintenue habituellement dans un grand état de propreté.

Les applications de cataplasmes déterminent quelquefois une éruption de petits boutons, une sorte d'érysipèle chez certains sujets dont la peau est délicate; on les remplace alors avec avantage par des compresses trempées dans un liquide émollient et renouvelées très-fréquemment. Ces topiques n'étant autre chose qu'un moyen de maintenir la partie malade dans un bain continuel, il est évident que ces compresses produiront un effet absolument semblable, et qu'elles n'auront que l'inconvénient de se refroidir et de se dessécher très-promptement, ce qui oblige à les renouveler d'heure en heure.

Lorsque la tumeur inflammatoire est très-douloureuse, on arrose quelquefois les cataplasmes avec le laudanum, ou on fait de légères frictions avec un liniment fortement opiacé, recouvrant aussitôt le bubon avec le cataplasme émollient, afin de favoriser l'absorption du narcotique; mais ce moyen n'a qu'une action bien faible et bien indirecte sur la disparition de la douleur. Quand les malades souffrent beaucoup, il faut en général redouter la formation du pus, et les évacuations sanguines sont le moyen le plus efficace pour prévenir cette fâcheuse terminaison.

A ces moyens locaux il faut encore ajouter les bains de siége dans lesquels on peut laisser les malades plusieurs heures par jour lorsque les symptômes ont quelque gravité. Les bains généraux eux-mêmes contribuent à la résolution du bubon, mais ils ne doivent guère être prescrits que dans le but de modifier l'économie, et par conséquent ils rentrent dans la catégorie des moyens généraux indiqués ci-dessus.

Tel est le traitement le plus rationnel du *bubon*

inflammatoire, celui qui prévient le plus fréquemment la suppuration, et qui en amène la résolution, sans exposer à aucun danger, soit immédiat, soit éloigné; mais il est une autre méthode également puissante, quoique d'une exécution moins sûre, et que les praticiens adoptent fréquemment, soit pour débarrasser plus promptement les malades de leur symptôme, soit par des raisons d'économie qui sont prises en grande considération, surtout dans les hôpitaux; nous voulons parler de la méthode perturbatrice qui consiste à opérer une forte révulsion sur la peau, et à obtenir ainsi la résolution de la tumeur avant son passage à l'état de suppuration.

Nous avons parlé de l'application de la glace au début du bubon. Ce moyen est peu employé lorsque la tumeur a pris un certain développement; cependant, lorsque les malades veulent se soumettre aux précautions qu'exige ce mode de traitement et maintenir la glace continuellement appliquée sur la région inguinale, c'est un fondant puissant à l'aide duquel on a souvent obtenu la résolution de tumeurs considérables. Nous devons dire toutefois que ce moyen, indépendamment des difficultés de son application et des précautions qu'il nécessite, ne convient guère dans la variété du bubon qui nous occupe, et qu'on le réserve plus particulièrement pour l'époque où la tumeur, passant à l'état chronique, a besoin d'être fortement stimulée pour ranimer l'activité des vaisseaux absorbants.

Un autre moyen bien plus fréquemment usité depuis quelque temps est le vésicatoire seul ou suivi de la cautérisation, et appliqué soit directement sur la tumeur, soit dans son voisinage. Ce vésicatoire est le principal agent de la méthode perturbatrice; il peut remplacer dans cette période les évacuations sanguines locales, du moins dans un très-grand nombre de cas, et nous nous arrêterions ici sur le parti avantageux qu'on en peut tirer, si l'importance de ce mode de thérapeutique et les conclusions erronées que plusieurs médecins ont fait découler de son action puissante, ne nous engageaient à consacrer un chapitre séparé à spécifier les cas dans lesquels il peut être employé, ainsi que son mode d'application le plus convenable.

Il est encore un topique fréquemment mis en usage par M. Cullerier, et qui peut être rangé dans la classe des moyens perturbateurs; ce sont des frictions mercurielles faites sur la peau rouge, érysipélateuse, qui quelquefois recouvre la tumeur. Il est évident que dans ce cas on agit de la même manière que dans les érysipèles qui n'ont rien de commun avec le bubon inguinal ou même avec la syphilis. La peau ne tarde pas en effet, soit par la stimulation produite par le mercure, soit peut-être par l'action de la graisse, à perdre sa rougeur et sa turgescence, et à rentrer dans ses limites naturelles (1).

Il est à remarquer que cette dernière application n'est employée que contre une irritation de la peau, étrangère en quelque sorte au bubon lui-même. La glace, qui du reste est un moyen peu sûr, mais surtout les vésicatoires, sont des révulsifs très-puissants qui n'ont pas l'inconvénient de stimuler la peau médiocrement et de favoriser la sécrétion du pus dans la tumeur. Quelle que soit l'explication physiologique que l'on adopte pour se rendre compte de l'action bienfaisante de ces topiques, il est bien certain que même dans la période qui nous occupe, ils semblent bien rarement avoir une action défavorable sur la terminaison du bubon; tandis qu'une stimulation moins vive hâte singulièrement la sécrétion purulente et détermine précisément le phénomène qu'on a tant d'intérêt à éviter. Ainsi les frictions mercurielles faites, soit sur la tumeur, soit sur les cuisses du malade, les emplâtres irritants dont

(1) Un chirurgien militaire, M. Barthez, a cherché à prouver par une série d'expériences que les frictions avec la graisse seule étaient tout aussi efficaces dans le traitement des érysipèles que lorsqu'on la mélange avec le mercure. Le mémoire de ce chirurgien contient vingt observations qui mettent hors de doute cette assertion, et précisent en même temps les cas dans lesquels on peut espérer quelque succès de l'application des corps gras sur la peau enflammée. (V. *Recueil des mém. de méd., de chir. et de pharm. milit.*, t. XXXVI.)

plusieurs praticiens ont la mauvaise habitude de couvrir le bubon à toutes ses périodes, loin d'activer sa résolution à cette époque, favorisent seulement l'accumulation du pus dans son intérieur. C'est une méthode pernicieuse, et que tout praticien sage doit rejeter.

Si donc, en résumant tout ce que nous avons dit sur le bubon développé et inflammatoire, nous cherchons les moyens les plus convenables à lui opposer, nous verrons que deux méthodes principales se présentent au praticien : l'une purement antiphlogistique et l'autre révulsive et perturbatrice. Dans la première viennent se ranger les émissions sanguines générales et locales, les applications narcotiques et émollientes, les bains locaux de même nature ; dans l'autre, les applications réfrigérantes, et surtout les vésicatoires, suivis, ou non, de la cautérisation. Toute médication intermédiaire, celle qui tendrait à stimuler d'une manière moins active, ou à chercher dans des médicaments spécifiques des fondants mercuriaux ou autres, doit être rejetée de la pratique dans cette période du bubon.

Il est inutile d'ajouter que, quelque méthode que l'on adopte, les moyens généraux tirés du régime et du repos au lit sont indispensables, aussi bien que des pansements doux et réguliers des ulcères qui ont été le point de départ du bubon syphilitique.

Par l'emploi méthodique de ces divers modificateurs, on obtiendra la résolution de la tumeur inguinale toutes les fois que ce symptôme sera récent, et que les sujets atteints de syphilis se présenteront dans des conditions favorables à la guérison ; c'est-à-dire qu'ils n'offriront pas cette disposition de l'économie vraiment inexplicable qui fait que les symptômes de syphilis les plus légers en apparence s'étendent et acquièrent de la gravité malgré l'emploi du traitement le plus rationnel.

La différence de lieu du bubon inflammatoire et développé est peu importante pour le traitement, et ne mérite guère d'être mentionnée que pour le pronostic. Il n'en sera pas de même dans sa période de suppuration qui peut présenter des indications, tout à fait différentes suivant les parties affectées. Quant aux différences de tissus, nous nous exposerions à des redites inutiles en nous occupant ici d'un point qui a été suffisamment examiné en traitant des variétés du bubon syphilitique.

Quelle que soit au reste l'espèce de bubon qu'on ait à traiter, il arrivera ou bien qu'on obtiendra sa résolution complète, ou bien qu'il passera à l'état de suppuration, ou, enfin, qu'il perdra sa sensibilité et prendra la forme chronique. Dans le premier cas, la tumeur cessera d'abord d'être douloureuse, puis perdra de son volume, puis elle semblera se diviser, et enfin on reconnaîtra par le toucher les ganglions engorgés, mais séparés du tissu cellulaire et roulant sous les doigts. Peu à peu ces ganglions reprendront leur volume primitif, mais ils conserveront longtemps un certain degré d'engorgement. Le traitement du bubon indolent ou chronique fera l'objet de l'article suivant.

C. Traitement du bubon chronique ou indolent.

Soit que les malades n'aient pas réclamé les secours de la médecine dans la période inflammatoire de leur bubon, soit que les moyens énumérés dans l'article précédent n'aient pas été employés avec toute l'énergie nécessaire, soit enfin qu'il existât une prédisposition particulière du sujet, les symptômes finissent quelquefois par perdre de leur acuité, la sensibilité disparaît peu à peu dans la tumeur, qui ne forme plus qu'une masse dure, sans chaleur et sans battement; en un mot, le flegmon passe à l'état chronique, et ne tend à se terminer, ni par résolution, ni par suppuration. Cet état du bubon syphilitique est d'autant plus important à distinguer de la période inflammatoire, que les moyens qui conviennent dans ces deux cas sont directement opposés; dans l'un, en effet, il faut prévenir et diminuer l'afflux des liquides, écarter avec soin toutes les causes de stimulation; dans l'autre, ranimer l'action des tissus, réchauffer la tumeur et activer le travail inflammatoire dont elle est le siége.

Mais le bubon chronique ne doit pas être considéré comme une tumeur entièrement indolente, qu'on peut impunément réchauffer et stimuler outre mesure. Il conserve toujours assez de sa nature primitive pour passer subitement de l'état d'indolence à un état sur-aigu, bientôt suivi d'une collection purulente, et de tous les inconvénients attachés à cette terminaison. Si donc il faut hâter sa marche et s'opposer à ce que cet état chronique éloigne indéfiniment la guérison, on ne doit jamais perdre de vue qu'un certain degré de stimulation suffit pour ranimer les bouches absorbantes, et favoriser la terminaison la plus favorable, la terminaison par résolution.

Ce passage de l'état chronique à l'état aigu est, au reste, un des caractères essentiels de ce bubon indolent, et il est des malades qui, par incurie ou par mauvais traitements, le conservent pendant des années entières, alternativement à l'état subinflammatoire et à l'état de suppuration; nous en avons vu un exemple remarquable chez un homme admis, en 1834, dans les salles de l'infirmerie. Depuis une année il portait dans l'aine gauche une tumeur de la grosseur du poing, et résultant de l'engorgement des ganglions sus et sous-aponévrotiques. Ce bubon, à l'entrée du malade à l'hôpital, était fort enflammé et présentait de la suppuration dans son centre ; la peau qui le recouvrait était érysipélateuse, comme lardacée, et couverte de cicatrices annonçant les nombreux débridements qu'il avait fallu faire pour donner issue à la matière purulente. D'après les renseignements que nous prîmes près de cet homme, on peut croire que cet état fâcheux était dû à l'incurie apportée dès le début de la maladie. Adonné aux femmes et aux liqueurs spiritueuses, il n'avait jamais voulu se soumettre à un traitement régulier; il sortait des hôpitaux dès que la douleur ne le forçait plus à garder le lit, et se livrait ensuite à toutes sortes d'excès. Il avait eu dans le principe, suivant son rapport, des ulcères du gland et un double bubon; celui du côté gauche avait seul suppuré. Après un traitement mercuriel incomplet il reprit ses travaux, conservant dans l'aine du côté gauche une tumeur du volume d'un œuf de pigeon, qui ne lui causait aucune douleur; mais, au bout de quelques semaines, par suite des travaux auxquels il se livrait, cette petite tumeur s'était accrue subitement, et une incision en avait fait sortir une certaine quantité de matière purulente. La plaie cicatrisée, il avait recommencé à marcher, et bientôt un nouvel abcès s'était formé. C'est ainsi que la tumeur inguinale avait passé successivement un très-grand nombre de fois de l'état chronique à l'état aigu, acquérant toujours un volume plus considérable. Sans s'inquiéter des suites que pouvait avoir un pareil flegmon, il continuait sa vie déréglée, se livrant surtout fréquemment au coït, malgré cette volumineuse tumeur, qui, assurait-il, ne le gênait en aucune manière pour l'exécution de cet acte. Il nous donna bientôt la preuve de son incurie, car, ennuyé du régime de l'hôpital, il sortit de cet établissement aussitôt que, par l'usage de quelques antiphlogistiques, on eut ramené le bubon à l'état d'indolence et de chronicité.

Ce triste résultat, d'un mauvais traitement, ou plutôt de l'absence de toute thérapeutique, pourrait être pris pour type du bubon indolent; mais, le plus souvent, ce symptôme a moins de gravité, et sa conséquence la plus fâcheuse est seulement une durée plus longue de la maladie; c'est, en quelque sorte, la prolongation du bubon inflammatoire; et comme il n'y a pas entre ces deux états une ligne de démarcation bien tranchée, il est souvent nécessaire de continuer pendant quelque temps encore les moyens que l'on opposait à ce dernier. Ainsi les antiphlogistiques favorisent quelquefois la résolution du bubon chronique, lorsque la tumeur n'est pas très-dure; lorsque surtout, en la pressant entre les doigts, on détermine un sentiment de douleur; lorsqu'enfin l'affection n'est pas très-ancienne, et que les évacuations sanguines n'ont pas été pratiquées très-abondamment au début; mais, en général, c'est aux irritants de la peau qu'il faut avoir recours pour ranimer la vitalité des tissus engorgés.

Parmi ces irritants on doit placer en première ligne le vésicatoire, suivi ou non de la cautérisation; c'est le fondant le plus actif et le plus sûr pour arriver à la résolution de ce bubon; cependant d'autres moyens nombreux sont à notre disposition, et peuvent remplacer ou seconder le vésicatoire. Les frictions avec l'onguent mercuriel sont le plus ordinairement employées. Elles peuvent être pratiquées, soit sur la tumeur elle-même, soit dans l'aine et sur la partie supérieure de la cuisse. Un cataplasme émollient, appliqué sur le bubon aussitôt après la friction, favorisera l'introduction du mercure par les absorbants; ces frictions mercurielles, destinées à agir localement, doivent être faites avec une très-petite quantité d'onguent, car bien des moyens restent encore à tenter avant de courir les chances et de s'exposer aux inconvénients d'un traitement mercuriel.

L'onguent napolitain est employé de préférence parmi les pommades résolutives, parce que, dans les hôpitaux, on peut se le procurer à l'instant; mais il est beaucoup d'autres substances qui jouissent à un aussi haut degré d'une action fondante, et qui peuvent être prescrites dans le même but. Parmi ces dernières on doit citer la pommade d'hydriodate de potasse, composée d'un gros de ce sel sur deux onces d'axonge; celle de proto-iodure de mercure (un scrupule sur une once d'excipient). Certains topiques, tels qu'un mélange d'une once de teinture d'iode et de deux onces d'eau distillée, ou une solution concentrée de sous-acétate de plomb, peuvent être maintenus à l'aide de compresses dans la région inguinale; dans quelques cas même on frictionne la peau avec l'iode pur, ce qui détermine la séparation de larges plaques d'épiderme et une révulsion assez puissante. Enfin on recouvre la tumeur avec des emplâtres de Vigo, de ciguë, de savon, ou on la frictionne avec le liniment ammoniacal, la créosote et toutes les substances caustiques ou irritantes.

Lorsque tous ces topiques ont été inefficaces, on peut avoir recours à un moyen plus puissant, et qui a quelquefois été employé avec succès pour fondre des tumeurs de nature scrofuleuse; nous voulons parler d'un cautère établi à demeure au centre même du bubon. De tous les moyens de réchauffer un engorgement chronique, celui-là est peut-être le plus puissant; son action est plus sensible encore que celle du vésicatoire suivi de la cautérisation, parce qu'il détruit les tissus à une plus grande profondeur, et qu'il attaque en quelque sorte directement les parties engorgées.

Lorsque le bubon chronique est réduit à un petit volume, on achève ordinairement sa résolution en établissant un bandage compressif qui n'est levé que tous les trois ou quatre jours: mais les malades supportent difficilement la compression dans la région inguinale, et nous avons remarqué que, quelque bien établi que fût le bandage, il était presque toujours tellement relâché le lendemain, que son action devait être presque nulle.

Quand ces divers moyens échouent dans le traitement du bubon chronique, il faut chercher les motifs de cette persistance de la tumeur. On reconnaît quelquefois que les malades ne gardent pas un repos assez parfait, ou prennent trop de nourriture ; d'autres fois c'est à un état maladif général ou à certain tempérament qu'il faut l'attribuer. Il est des hommes du peuple, habitués aux souffrances physiques de toutes sortes, qui supportent sans se plaindre les douleurs d'une phlegmasie viscérale. Chez ces malades une irritation gastro-intestinale ou autre peut déterminer de la fièvre, des douleurs, de l'insomnie, sans que le médecin, attribuant la pâleur et l'amaigrissement à la longueur du traitement et au séjour dans le lit, se doute de cette nouvelle complication. En interrogeant les malades avec soin, souvent on reconnaît qu'une gastro-entérite chronique s'opposait à la résolution du bubon. Il en est de même quelquefois de la phthisie pulmonaire, et l'on peut poser en principe que toute phlegmasie viscérale rend plus longue et plus difficile la guérison du symptôme qui nous occupe.

Quant aux tempéraments, ils ont une influence très-marquée sur la persistance du bubon chronique. On sait que chez les sujets lymphatiques et à fibres molles, les engorgements de toutes sortes ne se fondent que très-difficilement. On a signalé de tout temps un mélange du vice scrofuleux et du virus vénérien : ce n'est point ici l'occasion d'examiner jusqu'à quel point ces deux maladies peuvent s'allier, se marier ensemble ; mais ce qu'il y a de certain, c'est que quelquefois il est nécessaire d'unir le traitement antiscrofuleux aux moyens que nous venons d'indiquer pour obtenir la résolution de certains engorgements chroniques, de changer l'économie, autant qu'il est en notre pouvoir, soit par des soins hygiéniques, soit par une médication appropriée. Nous en dirons autant du scorbut, dans lequel les symptômes syphilitiques, et en particulier le bubon, ont une singulière tendance à rester stationnaires ou même à empirer.

En général, les médecins négligent trop dans le traitement de la syphilis d'interroger les organes et d'étudier le tempérament. Nous avons vu des sujets chez lesquels toutes les médications anti-syphilitiques avaient échoué, et qui conservaient dans les aines des engorgements chroniques excessivement rebelles. Le mercure avait été administré sous toutes les formes, les gencives étaient gonflées, les voies digestives irritées, le malade amaigri au dernier point. Suspendant sur-le-champ toute espèce de médication, on s'occupait de ramener l'estomac à de meilleures conditions ; puis, par l'emploi de bons aliments appropriés aux forces digestives, on obtenait bientôt de l'embonpoint et tous les attributs de la santé. La tumeur inguinale recevait alors une heureuse impulsion des fondants qui naguère étaient restés tout à fait impuissants contre elle, et les malades se rétablissaient, parce qu'on les avait mis dans des conditions favorables à la guérison.

Si l'économie souffrante peut être ainsi modifiée avantageusement, on pourra, dans certaines circonstances, agir avec autant d'efficacité sur l'état général du sujet, lorsque tous ses organes seront dans l'état sain. De toutes les formes du bubon syphilitique, celle dont nous nous occupons dans cet article réclame le plus fréquemment un traitement général intérieur; et si la méthode mercurielle a obtenu des succès contre ce symptôme, c'est certainement dans les cas de bubon chronique; aussi, quand les moyens locaux ont échoué, quand on ne rencontre aucune autre indication dans le tempérament du malade ou dans l'état de ses organes, doit-on recourir à une médication générale qui modifie l'économie et favorise la résolution de ces engorgements chroniques.

Dans cette médication générale, les mercuriaux tiennent le premier rang. Administrés, soit en frictions, soit à l'intérieur, ils ont une action puissante sur la disparition du bubon chronique; mais plusieurs autres substances se montrent aussi efficaces, et les remplacent même avantageusement dans certaines circonstances; ainsi l'iode, dont les propriétés fondantes ont été mises hors de doute dans ces dernières années, le brôme, l'or et plusieurs autres préparations, telles que la tisane de Feltz, dont nous avons signalé les effets avantageux en parlant des modificateurs généraux, ont procuré des cures nombreuses, lorsque tous les moyens locaux avaient échoué.

Quel que soit au reste le traitement qu'on adopte pour obtenir la résolution du bubon chronique; qu'on stimule directement la tumeur ou qu'on agisse sur toute l'économie par une médication générale, on doit observer sa marche avec le plus grand soin, afin dereconnaître si la stimulation est trop faible ou si son action est trop puissante. Si l'on n'obtient aucun changement dans la masse indurée, si elle ne se ramollit point, si les parties qui la constituent restent aussi intimement unies, il faut varier les moyens qu'on lui oppose. Souvent, lorsqu'un traitement a complètement échoué, un autre réussit à merveille, bien que son action soit réputée moins puissante : c'est à l'idiosyncrasie du sujet, c'est à un état qu'on ne peut ni prévoir ni expliquer, qu'il faut attribuer l'action spécifique de tel ou tel remède, alors que tous les autres ont échoué. Le praticien variera ses ressources et multipliera ses moyens thérapeutiques, car nulle maladie, plus que la syphilis, n'offre ce bizarre caprice, qui lui fait résister aux traitements les mieux combinés, et céder souvent à un médicament dont l'action est infiniment plus faible que celle de tous les remèdes qui ont été employés.

Lors donc que le bubon chronique a résisté aux vésicatoires suivis de la cautérisation, il faut essayer les frictions mercurielles, l'iodure de mercure, l'hydriodate de potasse, etc., jusqu'à ce qu'on ait rencontré la substance qui doit exercer sur l'engorgement son action spéciale. Souvent, après avoir subi une certaine diminution sous l'influence d'une de ces pommades résolutives, la tumeur reste stationnaire, et il faut encore varier ces applications. Un médicament qui avait échoué complétement d'abord, peut alors se montrer très-efficace, et achever la cure qu'un autre avait commencé.

On en peut dire autant des substances destinées à modifier l'économie, et l'on commettrait une erreur bien préjudiciable aux malades, si on s'obstinait à persévérer dans l'usage de l'iode ou des mercuriaux, lorsqu'après un certain temps de leur emploi, la tumeur n'en a reçu aucune modification avantageuse.

Si, dans un grand nombre de cas, la stimulation se trouve insuffisante, souvent aussi elle dépasse le but qu'on voulait atteindre, et détermine, dans le bubon chronique, une vive inflammation. Il peut en résulter, en quelques jours, la formation d'une collection purulente, si le médecin n'est pas attentif à arrêter cette médication trop active : on doit alors avoir recours aux antiphlogistiques comme dans le bubon inflammatoire, ou traiter la collection purulente comme nous l'indiquerons dans le prochain paragraphe.

Ce passage à la suppuration est un accident fort commun du bubon chronique, qui ne change ainsi de nature que sur quelques-uns de ses points, car il ne suppure que partiellement, et ces abcès isolés reposent alors sur une masse indurée, qui ne se fond que d'une manière très-imparfaite; quelquefois, le pus étant écoulé, on obtient la cicatrisation de la plaie faite aux téguments pour lui donner issue, et la masse indurée qui persiste, réclame l'emploi des moyens que nous venons d'exposer; si au contraire l'ulcération ne se cicatrise pas, il ne tarde pas à s'établir des fusées, des fistules et toutes les complications du bubon ulcéré dont nous renvoyons le traitement au paragraphe dans lequel nous nous occuperons de cette terminaison.

Si donc nous résumons ce qui vient d'être dit dans cet article sur le traitement du bubon chronique, nous verrons que, dans un petit nombre de cas, il est nécessaire d'employer encore les antiphlogistiques; que presque toujours il faut stimuler, soit la tumeur, soit l'économie en général; que, parmi les moyens locaux, les vésicatoires, suivis ou non de la cautérisation, appliqués sur la tumeur ou dans son voisinage, tiennent le premier rang; que les pommades excitantes viennent ensuite, ainsi que les emplâtres et les liquides de même nature; que, dans les cas les plus opiniâtres, on s'est bien trouvé quelquefois d'un cautère établi sur le centre de l'engorgement; que, lorsque les moyens locaux ont échoué, on doit avoir recours à une médication générale, et qu'on choisit, à cet effet, le mercure, l'iode, le brôme; et que, lorsqu'une de ces médications paraît impuissante, il faut en essayer une seconde, puis une troisième, et chercher, en tâtonnant, pour ainsi dire, le remède applicable à la nature du mal et à l'idiosyncrasie du sujet; enfin que, dans l'emploi de toutes ces méthodes, on doit surveiller attentivement l'état de la tumeur, s'empresser de recourir aux antiphlogistiques lorsque le bubon devient inflammatoire, ou lui opposer la médication qui convient à la période de suppuration ou d'ulcération, lorsque la tumeur revêt l'une de ces deux formes que nous allons étudier.

De même que le bubon chronique succède au bubon inflammatoire, de même aussi le bubon squirrheux peut succéder au bubon chronique; cette fâcheuse terminaison est excessivement rare, et peut-être sans exemple, quand ce symptôme a été traité convenablement; mais les médecins qui font habituellement usage des mercuriaux assurent en posséder plusieurs observations. Pour nous, nous pourrions à peine citer quelques faits de ce genre, et nous les avons toujours recueillis chez des sujets dont la constitution était entièrement délabrée, soit par des doses excessives de mercure, soit par toute autre cause, et qui portaient sur d'autres régions du corps des traces de la désorganisation cancéreuse.

Le bubon, arrivé à ce point, ne conservant rien de sa nature première, ce symptôme doit être rangé dans la classe des maladies cancéreuses, et nous renvoyons aux traités sur cette maladie pour tout ce qui concerne son traitement.

D. Traitement du bubon à la période de suppuration.

Nous avons dit précédemment que le bubon, convenablement attaqué dès son début, devait être arrêté dans son développement. Quand, par mauvais traitement ou par incurie, on l'a laissé s'accroître, il est plus difficile d'en obtenir la résolution; néanmoins, par l'emploi sagement combiné des moyens que nous avons exposés dans le second paragraphe, on doit, dans l'immense majorité des cas, s'opposer à la formation du pus dans son intérieur, et au passage de la tumeur à cette période que nous allons examiner.

Nous ne reviendrons pas sur les dangers et les inconvénients attachés à ces collections purulentes, et sur la nécessité de chercher par tous les moyens possibles à prévenir cette terminaison. Les praticiens sont aujourd'hui assez généralement convaincus que, loin d'offrir des avantages, cette issue est funeste, soit en prolongeant la durée de la maladie, soit en faisant naître des complications, soit enfin en exposant les malades à des rechutes plus probables. La plupart d'entre eux cependant pensent encore que, s'il n'est pas convenable de favoriser la suppuration de la tumeur, il faut, une fois le pus sécrété, se hâter d'en procurer la sortie par de larges ouvertures, afin qu'il n'aille pas porter dans toute l'économie les germes de l'infection. Cette opinion est évidemment erronée et conduit à des procédés vicieux qui doivent être évités.

Il est vrai que, dans certains cas, la résorption du pus a été funeste à des malades atteints de vastes ulcères, d'abcès, de plaies profondes; et, quoiqu'il règne encore sur ce sujet quelque obscurité, nous ne prétendons pas nier ces faits dont tous les praticiens pourraient fournir des exemples; mais croit-on qu'en transformant l'abcès en ulcère, en faisant pénétrer l'air extérieur dans le foyer de suppuration, on préviendra cette complication fâcheuse? L'expérience prouve, au contraire, que, tant que les téguments restent intacts et que le pus est à l'abri du contact de l'air, on n'a point à redouter son transport sur les autres organes, et que le meilleur moyen de s'opposer aux fâcheux effets de cette résorption est de ne pas ouvrir les abcès qui le contiennent.

Non-seulement il ne faut pas redouter l'absorption du pus dans le bubon syphilitique, mais il est des cas dans lesquels on doit la favoriser; ainsi, lorsque la fluctuation est encore peu sensible, lorsque la peau conserve de l'épaisseur et que les glandes superficielles sont seules enflammées, il faut bien se donner de garde de diviser les téguments avant d'avoir essayé d'obtenir la guérison sans recourir à ce moyen extrême. Très-souvent on réussit à vider le foyer sans diviser ses parois, et, nous le répétons, le pus, ainsi résorbé, n'a sur l'économie aucune action fâcheuse.

C'est la pratique que suit M. Cullerier : un bubon inflammatoire s'offre-t-il sous l'aspect d'une tumeur rouge, douloureuse au toucher, avec un point de fluctuation à son centre ? Au lieu de mettre sur cette partie un morceau de pierre à cautère, comme on en donnait autrefois le conseil, ce chirurgien a recours à un traitement antiphlogistique très-actif, et en peu de jours le pus est résorbé, et le bubon réduit à l'état inflammatoire simple. Si la collection purulente est trop abondante pour que les absorbants la reprennent en totalité, elle disparaît au moins en partie, et il suffit alors d'une légère ponction pour que le sac se trouve complétement vidé, et que ses parois adhèrent entre elles.

Aucun accident n'a jamais été le résultat de cette pratique qui offre au contraire de très-grands avantages. Indépendamment de la douleur d'une incision, on évite une cicatrice que la plupart des malades redoutent singulièrement, puisqu'elle atteste l'existence d'une affection qu'on a toujours grand intérêt à cacher ; on obtient en outre, dans la plupart des cas, une guérison beaucoup plus prompte que lorsqu'on est forcé de donner issue à la matière purulente, puisque les parois du sac adhèrent ainsi sans difficulté, et qu'on n'a point à subir les longueurs d'une cicatrisation.

Cependant il ne faut pas se flatter d'obtenir d'aussi heureux résultats dans tous les cas où une collection purulente est formée. Ce n'est guère que dans le bubon flegmoneux, celui qui est presque entièrement formé par l'engorgement du tissu cellulaire, que le pus peut être résorbé en quantité notable, de manière à rendre inutile toute incision. Dans ce cas, en effet, souvent après une application de sangsues, on voit la peau se rider; c'est un indice de la résorption du pus; si l'on continue les moyens adoucissants, la tumeur s'affaisse, n'offre bientôt qu'une sorte d'empâtement, au lieu de la fluctuation qui naguère était évidente, et enfin se réduit à un noyau d'engorgement qui quelquefois ne forme pas le quart de son volume primitif.

Une pareille terminaison ne saurait être obtenue lorsque les ganglions forment la partie principale de la masse engorgée, lorsque la peau est amincie, lorsque les points qui fournissent la suppuration sont multiples et enflammés d'une manière chronique, lorsque le bubon est sous-aponévrotique, que la source du liquide purulent est située à une grande profondeur, et que les moyens employés pour la tarir ne peuvent agir que d'une manière tout à fait indirecte. On s'exposerait d'ailleurs dans ce dernier cas à favoriser, par cette temporisation intempestive, le développement de foyers nombreux, de fusées, de fistules, le décollement des tissus dans une vaste étendue, enfin, à causer des désordres bien plus graves encore, tels que la carie des os du bassin, et l'écoulement du pus dans cette cavité.

Ces derniers accidents peuvent résulter non-seulement d'une inaction fâcheuse, mais encore d'un traitement mal dirigé. Ils étaient assez communs lorsqu'on stimulait les malades par un traitement mercuriel, général et local, dans toutes les périodes du bubon; mais ils sont aujourd'hui devenus si rares qu'à peine en pourrions-nous citer quelques exemples dans l'hôpital où nous observons. Dès que, par le repos absolu, la diète et quelques antiphlogistiques, on a détruit chez les malades cette turgescence inflammatoire qui prédisposait à ces accidents fâcheux, on est maître en quelque sorte du bubon syphilitique, et si l'on ne peut pas toujours le faire rétrograder sur-le-champ, on est certain du moins d'arrêter sa marche et de prévenir les désordres dont on était menacé.

Ce n'est pas seulement lorsque la peau est amincie, et qu'on a perdu tout espoir d'obtenir la résorption du pus, qu'il faut se décider à ouvrir le foyer; il est un cas qui nécessite sur-le-champ une incision, et dans lequel la moindre hésitation pourrait être funeste. Quelquefois, en effet, le malade accuse des douleurs intolérables, il a de la fièvre, des frissons et tous les signes d'une suppuration abondante, bien qu'on ne reconnaisse dans l'aine qu'une tumeur peu volumineuse, au centre de laquelle on distingue bientôt quelque fluctuation. Si on plonge alors le bistouri dans cet abcès, on voit s'en écouler une quantité de pus énorme et tout à fait hors de proportion avec le volume apparent du bubon. Ce pus, par un plus long séjour, produirait des désordres extrêmement graves : ne pouvant s'écouler au dehors, il fuserait dans diverses directions, s'accumulerait dans l'excavation du bassin, ou porterait son action délétère sur les os eux-mêmes, qui seraient dénudés, puis cariés. La mort en pourrait être la suite, et l'on a cité quelques exemples de cette funeste terminaison qu'une ouverture plus prompte et mieux dirigée aurait pu faire éviter.

Ce sont ces vastes décollements qui avaient fait adopter, comme précepte général, l'ouverture des bubons au moyen de la potasse caustique dès que la fluctuation y devenait sensible. Ce précepte, qui nous paraît aujourd'hui devoir être rejeté dans la presque totalité des cas, était alors très-souvent d'une application sage, parce que, ainsi que nous l'avons dit, les suppurations abondantes avec décollement et amincissement de la peau dans une vaste étendue, étaient un accident excessivement commun, et qu'il fallait attribuer à la mauvaise direction qu'on donnait à la thérapeutique des maladies syphilitiques.

C'est dans le traitement du bubon, plus que dans tout autre symptôme de syphilis, qu'on est forcé de reconnaître l'immense supériorité du traitement que nous proposons sur celui de l'ancienne école. Son premier effet est de prévenir des désordres qui semblaient inévitables, et de réduire ce flegmon aux conditions les moins désavantageuses. Les résultats de cette méthode rationnelle sont tels que, sur plus de soixante malades qui habituellement dans les salles de M. Cullerier présentent ce symptôme, il en est à peine deux ou trois chez lesquels on ne puisse prévoir une très-prochaine guérison. La plupart des bubons, il est vrai, sont à l'état de suppuration, parce que les malades ne se présentent dans cet établissement que lorsque le flegmon est déjà arrivé à cette période; mais les ulcères, à un très-petit nombre d'exceptions près, sont tous de bonne nature; il n'y a pour ainsi dire ni fusées, ni fistules, ni vastes décollements, et l'on ne conserve que le souvenir de ces plaies hideuses, de ces cicatrices difformes qui jadis étaient les conséquences inévitables du traitement dans un si grand nombre de cas. Les symptômes primitifs n'offrent rien de repoussant, et si quelques individus semblent atteints plus gravement que les autres, si de temps à autre d'énormes ulcères ont envahi le gland, ou détruit une partie de la région inguinale, c'est qu'au début des symptômes on s'est écarté des préceptes que nous traçons, et que lors de leur entrée les malades étaient déjà dans cet état déplorable.

Pour traiter convenablement le bubon syphilitique à la période de suppuration, il faudra donc examiner d'abord l'état dans lequel se présente le foyer purulent. Si l'on croit pouvoir tenter la résorption du pus, on couvre la tumeur de vingt ou trente sangsues; rarement la saignée générale est nécessaire, si ce n'est chez les sujets pléthoriques et gravement affectés. Si les téguments qui recouvrent la tumeur étaient rouges, enflammés et déjà amincis, et que cependant on conservât l'espoir d'obtenir l'absorption du liquide sécrété, on disséminerait les sangsues à sa base, dans la crainte de mortifier cette enveloppe; on recouvrirait ensuite cette région de cataplasmes chauds ou froids, suivant l'occurrence, ou l'on ferait des fomentations émollientes et narcotiques.

Si l'inflammation n'était pas très-active, et que cependant la fluctuation fût manifeste, on favoriserait l'absorption du pus par quelques frictions mercurielles, à la face interne de la cuisse et autour de la tumeur. Enfin le vésicatoire suivi de la cautérisation est encore un moyen puissant d'activer cette absorption; mais il faut pour cela que les téguments conservent une assez grande épaisseur, car on produirait par cette application l'effet de la potasse caustique, et on pénétrerait immédiatement dans le foyer dont on veut respecter les parois.

Quelque résultat qu'on obtienne, à l'exception du cas que nous avons indiqué plus haut, il n'en est aucun dans lequel ces tentatives infructueuses puissent avoir un mauvais effet. Le bubon, à l'état de suppuration, est toujours un flegmon dont une forte partie est encore indurée, et l'emploi des moyens antiphlogistiques est toujours avantageux pour en amener la résolution, s'ils sont impuissants pour déterminer l'absorption du liquide épanché. C'est en effet attaquer cette suppuration directement à sa source, car plus les parties indurées sont volumineuses, plus les noyaux d'engorgement sont nombreux, et plus on doit s'attendre après l'incision des téguments à voir s'établir des fusées et des conduits fistuleux qui retarderont de beaucoup la guérison.

Il est donc tout à fait rationnel de traiter le bubon à l'état de suppuration, comme si le pus n'était pas encore aggloméré dans son centre, et d'attaquer vigoureusement la source qui doit en produire de nouveau, en même temps qu'on donne issue à celui qui est déjà formé.

On ne saurait trop répéter cependant que ces préceptes sont donnés d'une manière générale, et qu'il est impossible d'indiquer pour chaque cas en particulier le degré d'activité que l'on doit donner aux moyens employés. Les sangsues, qui sont les premiers parmi les antiphlogistiques, ne sauraient être appliquées indistinctement et dans tous les cas de bubon avec foyer de suppuration. Il en est de cette période comme des précédentes; très-souvent elle n'offre pas assez de gravité pour nécessiter l'emploi d'un moyen aussi puissant, et l'on parvient au même but, à la résolution de la tumeur, sans prodiguer chez tous les malades les émissions sanguines. Nous serons donc suffisamment compris, si, laissant à l'expérience des praticiens le choix des moyens antiphlogistiques, nous nous bornons à dire que le bubon parvenu à la période de suppuration nécessite encore le plus ordinairement la continuation du traitement approprié à la période inflammatoire, soit qu'on attende l'époque favorable pour donner issue au pus, soit qu'on juge convenable de pratiquer à l'instant l'incision des téguments.

La manière de pratiquer cette dernière opération mérite de fixer toute notre attention. On trouve dans les auteurs le précepte de débrider largement, afin de donner une libre issue au liquide sécrété et d'éviter son séjour dans les sinuosités que lui offrent les divers compartiments de la tumeur. Plusieurs médecins adoptent encore cette pratique, aussi douloureuse pour le malade qu'inutile pour sa prompte guérison, et appliquent sur le centre de la tumeur un large fragment de potasse caustique, ou la divisent dans toute son étendue à l'aide du bistouri et de la sonde cannelée, ou enfin, après avoir pratiqué sur elle une incision cruciale, saisissent avec une pince à disséquer les lambeaux flottants et les résèquent avec les ciseaux ou le bistouri, de manière à mettre à nu tout le fond de la plaie. Il en est même qui, persuadés que les ganglions, ne revenant plus à leur volume primitif, seront plus tard la source d'une infection générale, les mettent à découvert et les enlèvent, autant qu'il est en leur pouvoir.

Tous ces procédés, qui peuvent dans quelques circonstances recevoir une utile application, adoptés comme méthode générale, sont vicieux et doivent être rejetés de la pratique. Ils ont, à divers degrés, et pour premier effet, l'inconvénient de causer une très-vive douleur, et, en second lieu, d'être suivis d'une cicatrice fort apparente et souvent difforme. Mais ces fâcheux effets sont compensés jusqu'à un certain point, quant au caustique, par l'action favorable que ce dernier a sur la résolution de la tumeur, tandis que les larges incisions ne sont accompagnées d'aucune amélioration, et ne peuvent avoir que les fâcheux résultats que nous venons de signaler. Ajoutons que les uns et les autres, mais surtout les excisions des téguments, sont assez fréquemment suivis de la transformation de la plaie nouvelle en ulcères chancreux qui détruisent la peau avec une rapidité effrayante, envahissent quelquefois toute la région inguinale, et donnent naissance à l'ulcère le plus rebelle qu'on puisse avoir à traiter (1).

. . . .

(1) On voyait encore, il y a peu de temps, dans les salles des Vénériens, un homme qui offrait un exemple bien remarquable du danger qui accompagne ces excisions. Lorsque ce malheureux descendit d'un autre service dans les salles de M. Cullerier, les deux régions inguinales, l'abdomen, la partie supérieure des cuisses et une portion des hanches et du sacrum étaient envahis par un horrible ulcère dont le contour inégal et frangé décrivait en serpentant une circonférence de plusieurs pieds; une sanie excessivement fétide s'écoulait de sa surface. La douleur, l'insomnie, l'abondance de la suppuration avaient jeté cet homme dans un marasme profond, et cet énorme ulcère, menaçant la partie postérieure du tronc, semblait devoir envahir les régions qui supportaient le poids du corps.

Cet affreux désordre reconnaissait pour cause l'excision de quelques portions d'une peau enflammée qui recouvrait un bubon en suppuration. Les surfaces des plaies s'étaient ulcérées, puis transformées en véritables chancres qui peu à peu avaient envahi les parties environnantes depuis l'ombilic jusqu'au pubis, depuis une crête du sacrum jusqu'à celle du côté opposé. Les traitements mercuriels les plus variés, les applications locales de toute espèce avaient complétement échoué pour en arrêter les progrès.

M. Cullerier fit suspendre toute médication et se borna à des lotions emollientes et chlorurées, à des demi-bains émollients et à une alimentation restaurante. Le malade, profondément démoralisé, cessant bientôt de souffrir par cette absence de tout remède, et voyant ses organes digestifs se rétablir, reprit courage et goûta d'abord quelques heures de

On n'a pas suffisamment appelé l'attention des praticiens sur les dangers qui accompagnent, dans certains cas, les longues incisions, et surtout la résection des téguments enflammés; ainsi, rien n'est plus commun, avons-nous dit, que de voir, sans nécessité, fendre le prépuce dans les cas de phimosis déterminés par la présence de chancres sur le gland, ou même par une simple balanite; et cependant on sait que, très-souvent, les bords

repos; puis, l'appétit se déclarant avec une grande vigueur, il recouvra ses forces et son embonpoint dans l'espace de quelques semaines, et en très-peu de temps la plus grande partie de cet ulcère se couvrit d'une pellicule mince et facile à déchirer, mais qui annonçait une disposition de la nature à cicatriser cette immense plaie. Ce n'est pas ici le moment d'énumérer les divers moyens qui furent mis en usage pour réprimer les bourgeons charnus, consolider la pellicule et favoriser son extension sur des parties encore vives. Nous verrons dans le paragraphe suivant combien il est nécessaire dans ces cas rebelles de varier et de multiplier les applications qui possèdent quelques propriétés cicatrisantes; bornons-nous à dire ici qu'après trois mois de soins assidus on avait obtenu la cicatrisation presque complète de cette vaste plaie; mais l'arrivée des premiers froids arrêta tout à coup ces heureuses dispositions; la cicatrice se rompit en plusieurs points, le malade éprouva de nouveau des douleurs dans les bords de l'ulcère, qui envahirent même quelques points des téguments recouvrant le sacrum; cependant la santé générale se maintint bonne et le printemps arriva sans qu'on eût perdu une trop grande part des améliorations obtenues l'année précédente. L'époque des chaleurs fut de nouveau favorable à la cicatrisation, et cet homme était presde l'incision se transforment en ulcérations beaucoup plus graves que celles qui ont déterminé à pratiquer l'opération; il en est de même dans le bubon inflammatoire, et contenant de la suppuration. Les plaies faites aux téguments dans cette circonstance revêtent fréquemment le même aspect, et l'on se rend facilement compte de ce triste résultat, si on considère qu'au moment où on excise la peau on agit sur des tissus dans lesquels le sang abonde, qui sont rouges, enflammés,

que entièrement guéri lorsque l'approche de l'automne le força de quitter l'hôpital pour aller chercher un ciel plus doux, et, selon toutes les apparences, obtenir enfin une guérison définitive.

On ne peut se refuser à voir chez ce malade une prédisposition funeste qui a favorisé le développement d'un ulcère aussi rebelle à tous les secours de l'art; mais la cause déterminante de cet accident n'en a pas moins été l'excision imprudemment pratiquée de lambeaux de téguments gorgés de sucs et dans le *summum* de leur inflammation.

Bien que des désordres aussi épouvantables soient rarement la suite de cette manœuvre, les exemples de ces pernicieux effets sont si communs, que nous pourrions en citer ici un assez grand nombre. Il nous suffira de dire, par exemple, que M. Cullerier, ayant interrompu pendant quelques semaines son service à l'hôpital, a retrouvé chez quatre malades des ulcérations de ce genre, moins étendues à la vérité, mais dues à la même cause, et qui ont de beaucoup retardé l'entière guérison. Ces faits nous semblent prouver de la manière la plus évidente tout le danger qui accompagne l'excision des tissus enflammés dans le cas de bubon syphilitique.

excessivement douloureux; en un mot, dans la même condition que le prépuce lors de l'existence d'un phimosis accidentel. Une nouvelle cause d'irritation produite sur eux par l'instrument tranchant détermine également l'inflammation ulcéreuse dont on connaît les désastreux effets.

Mais n'aurait-on pas à craindre cette fâcheuse complication, et prétendrait-on arguer de la rareté de ces accidents en faveur de la résection des tissus, nous aurions encore à répondre qu'une opération aussi douloureuse, et qui doit laisser après elle une aussi vaste solution de continuité, ne saurait être admise comme méthode générale, alors qu'avec des moyens beaucoup plus simples on peut arriver au même but avec plus de sûreté.

Les incisions avec résection des bords de la plaie doivent être réservées pour un petit nombre de cas exceptionnels dans lesquels la peau, mince et décollée dans une grande étendue, ne laisse aucun espoir d'adhésion avec le fond du foyer, ou bien encore lorsqu'on découvre, en faisant l'incision, des trajets fistuleux dont les parois sont indurées ou désorganisées.

Il est assurément fort rare d'être obligé d'en venir à cette extrémité lorsqu'on donne pour la première fois issue au pus, jusqu'à ce jour renfermé dans le foyer; mais bien que, dans la plupart des cas, cette opération ne soit nécessaire que dans le bubon ulcéré, nous pouvons dire, par anticipation, qu'on ne doit jamais porter l'instrument tranchant sur des tissus fort enflammés avant d'avoir combattu par des moyens convenables l'intensité de cette inflammation. C'est une règle dont il ne faut jamais se départir, si l'on ne veut pas avoir à déplorer les complications fâcheuses dont nous venons de parler.

On doit avoir aussi bien rarement occasion d'appliquer la pierre à cautère de la manière indiquée par les auteurs, et suivie encore par la plupart des praticiens. On a trop oublié jusqu'ici que les téguments qui recouvrent un bubon syphilitique doivent être ménagés, et que, lorsqu'on est dans l'indispensable nécessité de les diviser, il faut le faire avec toutes les précautions imaginables, et dans la moindre étendue possible. Il faut respecter ces téguments, non-seulement parce qu'ils sont modifiés d'une manière fâcheuse, et que trop de stimulation favorise, dans leur profondeur, le développement d'ulcères phagédéniques, mais encore parce que la solution de continuité faite à ce flegmon donne toujours lieu à une plaie de difficile cicatrisation, et que, par conséquent, on doit se garder de la rendre plus large qu'il n'est nécessaire pour le libre écoulement du pus.

Bien que l'instrument tranchant doive être le plus souvent préféré au caustique pour donner issue à la matière purulente, on ne doit cependant pas négliger l'emploi méthodique de la pierre à cautère, qui convient encore dans d'autres circonstances, mais appliquée d'une tout autre manière que celle dont nous venons de parler. M. Cullerier a presque toujours recours au caustique, lorsque, le foyer purulent étant fort étendu et la peau très-amincie, il est nécessaire d'attaquer à la fois différents points de la tumeur; mais ce chirurgien se borne à déposer sur les tissus un très-petit fragment de pierre à cautère (d'un quart de grain à un grain); cette portion si minime de caustique suffit pour mortifier la peau dans toute son épaisseur et donner issue à la matière purulente. Il ne résulte de ces applications ni douleurs vives, ni grande déperdition de peau, mais les ouvertures obtenues ne se referment pas immédiatement, et cette stimulation modifie heureusement les parois du foyer, qui sont plus disposées à s'agglutiner.

Le plus souvent, cependant, c'est avec l'instrument tranchant que ce chirurgien pénètre dans l'intérieur du foyer purulent; mais lorsque cette opération devient nécessaire, le traitement rationnel auquel on a soumis les malades a presque toujours eu des effets si salutaires, qu'au lieu de ces vastes dépôts qu'on rencontrait jadis si communément, il n'existe plus qu'un petit abcès qu'il suffit d'ouvrir par la plus simple ponction; aussi n'est-il presque jamais besoin de faire une ouverture de plus de quelques lignes de largeur; la pointe d'un bistouri ou d'une lancette suffit pour procurer l'évacuation du liquide. M. Cullerier préfère se servir de la lancette parce que cet instrument, avec son double tranchant, cause moins de douleur en divisant plus facilement les tissus.

Quelque instrument que l'on emploie, quelle que soit la profondeur à laquelle on veuille atteindre lorsqu'on pratique l'ouverture d'un bubon, l'opération n'étant pas ordinairement assez grave pour qu'on fasse maintenir le malade par des aides, il est important de prendre des précautions pour que le patient, par un mouvement brusque et involontaire du membre inférieur, ne le fasse pas pénétrer jusqu'à des parties qui doivent être respectées. Ces détails, quelque minutieux qu'ils puissent paraître, n'en offriront pas moins leur utilité, car, attendu la nature des parties constituant la région inguinale, ils ont une importance pratique toute particulière.

Lors donc qu'on approchera l'instrument tranchant des parties qu'il doit diviser, on devra tenir sa lame entre le pouce et l'indicateur, de manière à ne laisser libre que la partie qui doit plonger en entier dans les chairs. L'exemple suivant fera comprendre de quelle utilité cette précaution peut être dans certains cas. Un jeune homme portait dans l'aine droite un bubon de la grosseur d'un œuf de poule. Les téguments qui le recouvraient étaient amincis, la fluctuation sensible, et une ponction au sommet de la tumeur était devenue indispensable. M. Cullerier la pratiqua en tenant, comme de coutume, la lame de la lancette entre le pouce et l'indicateur, de manière à faire saillir sa pointe de trois lignes environ. Au moment où la peau fut divisée, le malade, qui ne paraissait cependant pas redouter cette légère incision, releva tout à coup le genou et heurta, de cette manière, le coude de l'opérateur avec tant de violence, que si la lancette n'eût pas été maintenue avec la précaution indiquée, elle eût assurément pénétré profondément et produit quelque lésion grave. L'extrémité des doigts s'arrêta dans la tumeur, et l'incision n'eut que les dimensions qu'on voulait lui donner.

Cette légère opération ainsi pratiquée, au lieu de comprimer le flegmon, et de chercher à le débarrasser entièrement du pus qu'il contient, les malades doivent être plongés immédiatement dans un bain ou dans un bain de siége. De retour à leur lit, le pansement ne consiste que dans l'application d'un léger plumasseau de charpie sur la plaie, et d'un cataplasme émollient; cette simple ponction peut être suivie de la guérison ; les bords de la petite plaie se réunissant au bout de quelques jours, et les parois du foyer s'agglutinant entre elles, il ne reste d'autres traces de la maladie qu'une cicatrice linéaire presque invisible au milieu des poils; d'autres fois, la plaie s'étant fermée, une nouvelle collection purulente ne tarde pas à s'établir, et il est nécessaire de recourir à une seconde incision, ou de rouvrir la première, comme on le pratique pour la saignée. Il arrive même souvent que ce pus, de nouvelle formation, n'offrant apparemment pas la même consistance que le premier, est absorbé complétement, sans qu'il soit besoin de diviser de nouveau les tissus.

C'est pour obtenir cette heureuse terminaison qu'on doit toujours allier encore les antiphlogistiques avec les incisions nécessaires pour obtenir l'évacuation du pus. En effet, quand le foyer purulent est vidé, deux choses sont à considérer pour l'emploi des moyens thérapeutiques : l'état de la tumeur et celui de la peau qui la recouvre. Le bubon syphilitique a-t-il considérablement perdu de son volume après l'écoulement du pus, est-il réduit à un petit noyau d'engorgement dans lequel on reconnaît les ganglions lymphatiques séparés? on doit espérer une guérison rapide, et ne s'occuper que du recollement des parois du foyer à l'aide d'une compression légère et surtout du repos le plus absolu; mais s'aperçoit-on que la tumeur n'a presque pas perdu de son volume, qu'elle forme encore une masse considérable qui résulte à la fois de l'engorgement des différents plans de ganglions et du tissu cellulaire qui les entoure, on doit alors considérer comme peu importante la collection qu'on vient d'évacuer; c'est vers la fonte de la tumeur que tendront tous les efforts. Des sangsues en assez grand nombre et à plusieurs reprises, des vésicatoires, des cataplasmes émollients, enfin toutes les applications que nous avons indiquées en nous occupant du bubon inflammatoire non suppuré; voilà les moyens auxquels il faut s'empresser d'avoir recours; il importe peu qu'on parvienne à fermer la plaie et à tarir momentanément le dépôt purulent qui ne tardera pas à se reformer.

Au reste, ce n'est que dans un petit nombre de cas que l'ouverture, faite aux parois du bubon, se cicatrise sur-le-champ. Ainsi que nous le démontrerons dans le prochain paragraphe, le foyer de suppuration n'est qu'un ulcère qui ne se cicatrise presque jamais qu'avec une certaine difficulté, et, quand on divise les tissus qui le recouvrent, la plaie s'agrandit et constitue le bubon ulcéré que nous allons examiner.

On voit donc que nous considérons le bubon à la période de suppuration, à peu près comme un flegmon ordinaire, que nous n'admettons pas que l'absorption du pus qu'il contient puisse avoir des inconvénients, et que nous conseillons au contraire de favoriser cette absorption autant que possible, afin d'éviter l'incision des téguments; que lorsque cette incision est indispensable, il faut lui donner le moins d'étendue possible et la pratiquer en général avec la lancette de préférence au bistouri; que quelquefois il est utile d'employer la pierre à cautère ou d'inciser largement et dès le début, quand on soupçonne que le pus s'est développé dans la couche profonde des ganglions; que, quelque procédé que l'on emploie pour diviser les téguments, il faut redouter de voir les bords de la plaie s'ulcérer et s'étendre, et qu'à cet effet il ne faut jamais exciser la peau gorgée de sucs et enflammée; que, la ponction une fois pratiquée, il est possible que les parois du foyer s'affaissent et s'agglutinent entre elles, mais que le plus souvent les bords de l'incision s'écartent et constituent le bubon ulcéré que nous allons étudier.

E. Traitement du bubon ulcéré.

On a défini l'ulcère, *une solution de continuité* avec écoulement de pus, entretenue par une cause générale ou locale, et ne tendant pas à se cicatriser. Quand on étudie le bubon syphilitique à la période de suppuration, on se demande si cette définition est exacte, s'il est indispensable que les tissus soient divisés et que le pus s'écoule au dehors pour qu'il existe un véritable ulcère, et si cette dénomination ne pourrait pas s'appliquer au foyer de suppuration contenu sous les téguments. Il serait peut-être plus convenable et plus avantageux pour la pratique de réunir dans le langage ces deux affections en une seule, car on trouve dans l'une et dans l'autre les mêmes causes, la même marche, le même aspect et la même tendance à rester stationnaire ou à s'aggraver. Qu'est-ce en effet que le bubon à l'état de suppuration, sinon un véritable ulcère qui nous est caché par une couche plus ou moins mince de téguments, le plus souvent malades? c'est la même cause première, une inflammation des tissus, la même persistance entretenue par la masse indurée sur laquelle il repose, les trajets sinueux, les clapiers, etc.; c'est le même pus fourni par le tissu cellulaire; il ne manque que la solution de continuité à la peau et au tissu cellulaire, car elle existe réellement dans la profondeur des parties, puisqu'il y a foyer, collection purulente, et par conséquent séparation des parois du foyer. Mais lorsque la fluctuation est bien sensible, lorsque les tissus sont malades, c'est-à-dire dans la presque totalité des cas, que fait cette solution à la gravité de la maladie, quelle influence a-t-elle sur les moyens à employer? Nous allons voir que, bien qu'on ait donné à ces deux périodes une dénomination différente, bien que dans tous les ouvrages sur la syphilis on les considère en quelque sorte comme deux maladies distinctes, une étude plus approfondie de leurs causes, de leur marche et de leurs symptômes, conduit à un rapprochement si complet, qu'elles doivent pour ainsi dire se confondre et ne plus offrir que des distinctions en quelque sorte insignifiantes pour la pratique.

Soit donc qu'on ait divisé les téguments avec

l'instrument tranchant ou avec le caustique, soit que le pus et l'inflammation aient usé successivement la peau et que le liquide se soit ainsi fait jour au dehors, la solution de continuité qui en résulte met à découvert l'ulcère qui existait sous les téguments. Si, ainsi que nous l'avons dit dans le précédent paragraphe, le bubon était flegmoneux et superficiel, si le foyer était peu étendu et sa paroi antérieure saine et d'une certaine épaisseur, il n'y avait en quelque sorte d'autre obstacle à la cicatrisation de cet ulcère que la présence du pus; celui-ci écoulé, les parois se rapprochent, adhèrent entre elles et la guérison est obtenue en quelques jours. Mais cette heureuse terminaison n'est pas la suite la plus ordinaire de la ponction. Les causes qui entretenaient la sécrétion et l'agglomération du pus, persistant après la division des téguments, cette solution de continuité ne tarde pas à s'agrandir, ses bords se détruisent et s'usent pour ainsi dire, ou bien ils se renversent et laissent à découvert un foyer plus ou moins large, au centre duquel on aperçoit quelquefois un ou deux ganglions engorgés.

Ce bubon ulcéré n'est donc point une espèce particulière, c'est une complication et non une terminaison; c'est un accident et non une forme nouvelle; et pour employer des moyens de traitement convenables, il ne faut jamais oublier qu'il existe à la fois un bubon et un ulcère.

Les causes de la persistance de cet ulcère ne sauraient être étudiées avec trop de soin, elles sont nombreuses et peuvent dépendre, soit de l'état de l'ulcère lui-même, soit de l'état des parties qui constituent ses bords, soit enfin de l'état des parties sur lesquelles il repose. Cette manière de considérer le bubon n'est indiquée nulle part, bien qu'elle soit très-importante. La thérapeutique de M. Cullerier est toute basée sur cette division.

a. *Obstacles à la cicatrisation dépendant de l'état de l'ulcère lui-même.*

La cause tenant à l'état particulier de l'ulcère, et qui retarde le plus fréquemment la cicatrisation, est l'excès d'irritation dont il est le siége ; et cette irritation provient, soit de ce que les malades ne gardent pas convenablement le repos, soit de ce qu'on les stimule par des traitements généraux, ou par des topiques irritants ou enfin par une alimentation trop active.

Nous ne reviendrons pas ici sur ce qui a été dit de la nécessité de maintenir au lit ou sur une chaise longue les malades atteints de bubons syphilitiques. A aucune période de ce symptôme, cette précaution n'est plus indispensable que lorsque la tumeur est ulcérée. Nous en avons à l'hôpital des Vénériens continuellement des exemples sous les yeux; on peut dire que tous les malades qui se présentent à cet établissement avec des bubons ulcérés offrent des plaies dans un état de surexcitation : en contact avec des vêtements grossiers et durcis par le pus, leurs bubons, irrités par la marche et le frottement, se sont ouverts d'eux-mêmes sur plusieurs points différents, et présentent des ulcères inégalement taillés dans une peau livide et engorgée. De pareils désordres, semblent rendre inévitable un traitement long et compliqué ; mais le plus souvent cet aspect hideux des ulcères, la lividité des tissus environnants, le mauvais caractère du pus qui semblait sourdre de clapiers profonds, tous ces accidents ne sont dus qu'à l'irritation produite par la marche et les travaux auxquels les malades continuaient de se livrer. Cette cause enlevée, les plaies prennent aussitôt un aspect favorable, la couleur livide des téguments de l'aine est remplacée par un aspect rosé, les bords boursouflés des ulcères s'affaissent, le pus sécrété n'est plus de mauvaise nature, et l'on voit les malades marcher vers une guérison qui ne se fait pas attendre au delà de quelques semaines (1).

Chez quelques autres, le repos plus ou moins parfait qu'ils gardent depuis longtemps est insuffisant pour calmer l'irritation de leurs plaies, parce qu'ils s'obstinent à recouvrir les surfaces

(1) Le repos a une action si prononcée sur l'amélioration du bubon à cette période, que souvent M. Cullerier reconnaît à la visite, au retour de cette coloration violacée, que les malades n'ont pas gardé le lit ainsi qu'on le leur avait recommandé.

ulcérées avec l'onguent mercuriel qui, suivant les idées généralement admises, est le véritable spécifique de ces ulcères vénériens. Des pansements simples ou quelques pommades adoucissantes ont bientôt calmé cet excès d'irritation et ramené la plaie à de meilleures conditions.

Mais la marche et les travaux auxquels se livrent les malades, ainsi que les applications irritantes, ne sont pas les seules causes qui maintiennent le bubon ulcéré dans un état de surexcitation; souvent les traitements intérieurs qu'on leur fait subir mal à propos ont un effet aussi fâcheux sur l'état de la plaie, et s'opposent également à la cicatrisation; en voici un exemple entre mille:

Dans les premiers jours de novembre 1835, a été couché dans les salles un ouvrier porteur d'un bubon ulcéré dans l'aine droite; cet homme, d'une bonne constitution et atteint pour la première fois d'un symptôme syphilitique, était malade depuis trois mois. Il eut d'abord des chancres à la verge, puis un bubon se manifesta. Un médecin consulté le mit à l'usage de la liqueur de Van-Swieten et des frictions mercurielles sur les cuisses; malgré cette active médication, le bubon s'enflamma, suppura et ne tarda pas à s'ulcérer. Le mal faisant chaque jour des progrès, cet homme cessa de travailler et se mit au lit; son médecin persista dans l'administration des mercuriaux, et ne fut pas plus heureux. Depuis six semaines, le malade gardait le repos le plus absolu, lorsqu'il se décida à entrer à l'hôpital des Vénériens; il offrait alors dans l'aine droite une ulcération de la largeur de la paume de la main; ses bords étaient gonflés, douloureux, son fond d'un rouge vif, et toute la région inguinale injectée et sensible à la moindre pression; on aurait dit que ces désordres étaient la suite d'une marche forcée, mais le malade assura que depuis six semaines il n'avait quitté sa chambre que pour venir à l'hôpital. Il avait d'ailleurs suspendu depuis longtemps les applications irritantes qui lui avaient été prescrites; mais les gencives étaient rouges et gonflées, l'haleine fétide, l'estomac dans un état évident d'irritation: il avait continué jusqu'au dernier jour l'emploi des mercuriaux à l'intérieur.

Il suffit de suspendre à l'instant toute médication, de mettre cet homme à l'usage de boissons adoucissantes et à une diète modérée, de couvrir la région inguinale d'un large cataplasme, pour voir en quelques jours cette surexcitation se dissiper. Cet ulcère, qui, sous l'influence des mercuriaux, s'aggravait constamment depuis trois mois, fut cicatrisé en quelques semaines par l'emploi de ce traitement simple.

Une autre cause de surexcitation du bubon ulcéré est une alimentation trop active. Cette cause est d'autant plus commune que les malades, conservant en général leur appétit, ne croient pas devoir rien changer à leur régime habituel pour une affection toute locale, et que la plupart des médecins d'ailleurs n'attachent que fort peu d'importance à la diète dans les maladies syphilitiques. Mais l'influence du régime sur le bubon, et surtout sur le bubon ulcéré, est extrême, et il suffit souvent dans ces ulcères douloureux et enflammés, contre lesquels tous les antiphlogistiques viennent échouer, de supprimer une portion des aliments pour voir aussitôt ces accidents inflammatoires diminuer et la plaie marcher vers la cicatrisation. Ainsi, nous pourrions citer l'observation de plusieurs malades qui, admis dans les salles des Vénériens pour des bubons ulcérés et surexcités, nous disaient, lorsque nous prenions des notes sur leurs antécédents, qu'assurément ils ne guériraient point dans cet hôpital, parce que, depuis un temps plus ou moins long, ils gardaient le repos chez eux et se conformaient exactement aux mêmes prescriptions qui venaient de leur être faites, et que cependant leurs plaies ne faisaient que s'accroître ou restaient dans une inaction désespérante; au bout de quelques jours, ils voyaient avec surprise une amélioration sensible se manifester, et ils ne pouvaient comprendre que le traitement de l'hôpital leur fût plus profitable que les mêmes soins qu'ils recevaient à leur domicile. Cet heureux changement dans la marche de leur maladie ne pouvait être attribué qu'à un régime alimentaire auquel ils ne pouvaient s'astreindre lorsqu'ils vivaient dans leur famille. Cette observation a surtout été sensible chez un compositeur d'imprimerie auquel M. Cullerier donnait des soins à son domicile. Ne pouvant obtenir la cicatrisation de deux vastes bubons ulcérés qui, malgré le repos le plus absolu, restaient dans un état de surexcitation permanente, ce chirurgien le fit entrer à son hôpital et le mit pour quelque temps à un régime sévère. Aussitôt les ulcères changèrent d'aspect et marchèrent vers la guérison avec une rapidité vraiment surprenante.

D'autres fois le bubon ulcéré est dans les conditions les plus avantageuses à une prompte cicatrisation; les bords s'affaissent et se rapprochent, et tout fait présager une guérison prochaine, lorsque tout à coup les signes d'une surexcitation se manifestent, et cet accident reconnaît souvent pour cause une infraction au régime prescrit.

Telles sont les causes les plus ordinaires de la surexcitation du bubon ulcéré. Nous pourrions y ajouter l'inflammation de quelques viscères qui peut maintenir la plaie dans un état semblable, et rendre vains tous les moyens tentés pour la ramener à des conditions meilleures; mais une inflammation viscérale ne produit pas seulement la surexcitation d'une plaie, elle peut la modifier de bien d'autres manières, ce qui nous engage à n'examiner qu'à la fin de ce paragraphe cette fâcheuse et importante complication.

On conçoit que ces diverses causes peuvent agir réunies ou séparées ; que chez les malades, par exemple, qui se présentent dans un hôpital, il doit y avoir presque toujours à la fois excès d'irritation par fatigue et par alimentation trop active, tandis que chez ceux qui se soumettent aux prescriptions de leur médecin, la surexcitation des ulcères dépendra fréquemment, soit d'applications irritantes, soit d'un traitement intérieur que les idées erronées qui sont encore en vigueur chez la plupart des praticiens sur la nature de la syphilis, font adopter dans les circonstances les plus inopportunes.

Il est évident, d'après ce que nous venons de dire sur les causes de cette surexcitation, qu'il faut, avant de chercher à la combattre, s'enquérir avec soin d'où elle provient, et qu'il serait, par exemple, tout à fait irrationnel de chercher à ramener l'ulcère à de meilleures conditions par une médication quelconque, lorsque la fatigue ou l'excès d'alimentation, ou le mauvais état des organes intérieurs, s'opposent seuls à la cicatrisation. Ces causes d'irritation éloignées autant que les circonstances le permettent, on attaque directement l'irritation de l'ulcère ; et de tous les moyens, le plus certain, le plus efficace, est la saignée locale pratiquée avec les sangsues.

Il est bien reconnu aujourd'hui que les évacuations sanguines locales n'ont aucune espèce d'inconvénient quand elles sont convenablement pratiquées. Toutes les fois qu'un ulcère est rouge, douloureux, saignant, des sangsues appliquées dans son centre en déterminent promptement le dégorgement. Leurs piqûres sont infiniment moins douloureuses que lorsqu'on les place sur la peau intacte, et il n'en résulte jamais le plus léger accident. Souvent ces ulcères rongeurs dont nous allons bientôt parler, et qui résultent soit de l'ulcération, soit du bubon lui-même, soit des piqûres de sangsues déposées dans son voisinage, sont arrêtés presque à l'instant par ce moyen, et cessent d'offrir cette tendance à envahir les parties environnantes.

Des compresses, trempées dans une forte solution d'opium, ou dans le laudanum pur, lorsque la surface ulcérée est peu étendue, des fomentations émollientes, le cérat opiacé, la pommade de belladone, les bains, les demi-bains, sont des moyens qui secondent puissamment les évacuations sanguines locales, ou qui peuvent même au besoin les remplacer.

L'excès d'irritation n'est pas la seule cause dépendant de l'ulcère lui-même, qui s'oppose à sa cicatrisation; on rencontre aussi l'état opposé qui s'annonce par des signes faciles à saisir; les chairs sont blafardes; le pus qui les recouvre est presque séreux et peu abondant; la plaie n'offre que très-peu de sensibilité; mais presque toujours cette subinflammation est entretenue par quelque obstacle à la cicatrisation, dépendant soit des bords de l'ulcère, soit des tissus sur lesquels il repose. Néanmoins, les symptômes syphilitiques ayant en général une grande tendance à prendre une marche lente et chronique, le bubon offre quelquefois cette disposition particulière, et il est nécessaire de le stimuler pour en amener la cicatrisation.

Avant d'employer des topiques irritants, il convient de bien s'assurer si cette apparence de chronicité ne cache point un état réel de surexcitation. Très-souvent en effet, bien que les chairs soient blafardes, qu'il s'en écoule un pus séreux, et que l'ulcère semble réclamer une stimulation plus vive, la douleur que les malades éprouvent indique que l'inflammation est encore à l'état aigu, et des sangsues placées dans le centre de la plaie changent aussitôt son aspect et la ramènent à des conditions meilleures; mais lorsqu'il y a réellement indication d'exciter la vitalité des chairs, on les panse avec un digestif animé, le baume d'Arcéus ou tout autre dont la térébenthine fait la base, le styrax, l'onguent mercuriel pur ou uni au cérat, la pommade iodée, le vin aromatique, l'eau de Goulard, une solution légère de sulfate de cuivre, de zinc, de nitrate d'argent, la liqueur de Van-Swieten étendue d'eau, le chlorure de chaux, la créosote; quelquefois on cautérise toute la surface de l'ulcère avec le nitrate d'argent solide ou le nitrate acide de mercure; mais la cautérisation, en général, à moins qu'elle ne soit très-légère, n'est guère employée que dans un état particulier du bubon ulcéré que nous allons signaler tout à l'heure.

L'obstacle à la cicatrisation par défaut d'excitation, n'est pas celui que les médecins rencontrent le plus souvent, car, en général, ils s'empressent trop de stimuler les ulcères syphilitiques de tous genres; cependant il ne faut pas croire que les antiphlogistiques seuls soient suffisants pour amener à guérison parfaite la plupart des bubons ulcérés. Très-fréquemment il est nécessaire de recourir, après l'emploi des émollients, à quelque topique stimulant pour hâter le développement des bourgeons charnus qui vont donner naissance à la cicatrice. Mais ces stimulations doivent être faites avec ménagement, et on n'y aura recours qu'en suivant les règles que nous indiquons, après avoir bien spécifié l'état de l'ulcère et les causes qui retardent sa guérison.

Le bubon ulcéré affecte quelquefois une forme tout à fait chronique. Tout progrès vers la cicatrisation est complétement suspendu, la plaie se couvre d'une sorte de pellicule épaisse, qui n'est pas la cicatrice, qui sécrète un pus de mauvaise nature, et que l'on stimule vainement sans pouvoir ni la détruire, ni changer son caractère. Cette variété se rencontre surtout lorsque la maladie date déjà d'une époque éloignée, et qu'on a fait usage mal à propos de topiques irritants. C'est dans ces cas difficiles et heureusement assez rares qu'on a recours, avec succès, au cautère actuel que l'on promène sur toute la surface de la plaie, ou que l'on maintient seulement à une petite distance. On peut encore, chez les malades qui redoutent cette cautérisation, promener sur cette pellicule un pinceau trempé dans de l'acide nitrique ou du nitrate acide de mercure.

Depuis quelque temps M. Cullerier a recours assez souvent à la cautérisation avec le sublimé corrosif en poudre ; il l'étend à la dose de quatre, six, huit et dix grains sur ces chairs blafardes; la douleur éprouvée par les malades est extrêmement vive, mais il ne paraît pas qu'on doive redouter les accidents de l'absorption, toujours à craindre dans l'emploi, à l'intérieur, des préparations arsénicales. Plus de vingt fois en effet nous avons vu employer ce caustique dans des cas variés, sur des bubons inguinaux, sur des ulcérations syphilitiques ou scrofuleuses des cuisses, des jambes, des bras, de la face même, et un seul accident survenu chez une jeune fille a pu un instant nous faire hésiter sur l'innocuité de ce moyen; mais trop de faits militent aujourd'hui en faveur du sublimé en poudre appliqué comme caustique, pour que nous devions être arrêtés par la crainte de déterminer son absorption (1). Parmi les observations que nous avons recueillies, nous citerons la suivante, qui est un exemple remarquable

(1) M. le docteur Ordinaire, médecin à Saint-Laurent-lès-Macon (Ain), a publié en 1834, dans le *Journal de Médecine et de Chirurgie pratiques*, un mémoire sur l'emploi de la poudre de deuto-chlorure de mercure, dans le traitement des ulcères de mauvais caractère. Ce médecin a reconnu, par des expériences tentées sur plus de quatre-vingts malades, que ce caustique désorganise les tissus sans qu'on ait à redouter son absorption. Il a porté ce corrosif dans la bouche, dans le pharynx, sur des ulcères cancéreux de la face, des lèvres, du col de la matrice, du rectum, etc., sans jamais en observer d'accidents fâcheux. Six, sept, huit grains de sublimé en poudre ont été répandus sur des ulcères, introduits dans des fistules, et il n'en est jamais résulté qu'un effet purement local et semblable à celui qui suit l'application d'autres caustiques. Voici quelques-uns des faits contenus dans le mémoire de M. Ordinaire :

Renaud Claude, propriétaire-cultivateur à La Guiche, âgé de cinquante-quatre ans, portait depuis sept ans à la commissure droite des lèvres une tumeur ulcérée qui occupait près de la moitié de la lèvre inférieure, une petite partie de la joue, et le tiers de la lèvre supérieure. Cet homme était horriblement défiguré, et avait un aspect si repoussant que chacun s'en éloignait avec dégoût. La maladie avait débuté par un bouton à la lèvre inférieure, près de la commissure, était restée deux ans sans faire de progrès sensibles, et ce n'était que sous l'influence de diverses pommades irritantes qu'elle avait gagné la commissure des lèvres et la lèvre supérieure. Deux fois, à un mois d'intervalle, il avait été cautérisé avec la pâte du frère Côme, et après chaque application, son mal, comme il le disait, avait fait de nouveaux

de cette tenacité heureusement assez rare, qu'on rencontre dans le bubon ulcéré.

Un jeune homme entra à l'hôpital au com-

progrès. Après avoir laissé pendant quelque temps la maladie abandonnée à elle-même, il vint se confier à mes soins. La tumeur avait alors la forme d'un fer à cheval, était divisée en plusieurs lobes de grosseur inégale, et ressemblait à un bouquet de champignons, dépassant de plusieurs lignes les bords frangés de l'ulcère. De sa surface blafarde il s'écoulait une matière ichoreuse qui, se desséchant sur quelques points, y formait des croûtes nombreuses, ou coulait sur le menton et forçait le malade à des soins de propreté continuels. Cette tumeur était peu sensible au toucher, et cependant occasionnait par intervalle, surtout la nuit, des douleurs lancinantes si vives qu'elles réveillaient le malade.

Je ne balançai pas à recourir à l'application du sublimé : j'en pris une pincée et j'en saupoudrai la tumeur de manière à la blanchir sur tous les points de sa surface. Pour garantir les parties voisines, je les avais recouvertes d'un taffetas de diachylon. J'en appliquai ensuite un semblable sur l'ulcère et conseillai au malade de se promener. Une douleur vive ne tarda pas à se déclarer. Je vis le malade six heures après l'application du caustique, la douleur se calmait, mais il se formait un engorgement considérable dans la partie environnante. Vingt-quatre heures après je levai l'appareil et fis une douche d'eau de mauve tiède, que je laissai tomber sur la plaie de plusieurs pieds de hauteur, et à mon grand étonnement, des morceaux d'escarres de la grosseur d'une noix se détachèrent et la tumeur disparut. Le lendemain une seconde douche nettoya parfaitement la plaie, qui se trouva ramenée au niveau de la peau. Cependant je crus qu'il était nécessaire de recourir à la cautérisation ; une nouvelle coumencement de l'année 1834, offrant dans chaque aine un bubon ulcéré; soumis dès le début à l'usage des préparations mercurielles, il avait suc-

che de sublimé, plus légère que la première, produisit des escarres moins profondes, mais régularisèrent la surface ulcérée. Je continuai les douches jusqu'au neuvième jour, et les applications de taffetas de diachylon jusqu'à parfaite cicatrisation. Cependant je ne tardai pas à remarquer qu'une partie de la plaie, qui siégeait sur la lèvre inférieure où avait débuté la maladie, prenait une couleur blanchâtre et tendait à dépasser le niveau de la peau. Je l'attaquai aussitôt avec une couche légère de sublimé, et la guérison s'opéra d'une manière si parfaite que depuis neuf ans cet homme, qui semblait voué à une mort horrible et certaine, jouit de la santé la plus florissante.

Dans cette observation le cancer n'avait pas envahi toute l'épaisseur des lèvres et pénétré dans la bouche, ainsi que je l'ai observé cinq fois. Dans ces derniers cas, j'ai employé le deuto-chlorure de mercure dans la bouche comme à l'extérieur, me servant de mon taffetas agglutinatif appliqué immédiatement après la cautérisation, pour empêcher le caustique d'intéresser les parties voisines. J'ai eu le bonheur de guérir trois de ces malades, qui depuis trois et quatre ans n'ont pas eu de rechutes; mais chez les deux autres le cancer a reparu un an et cinq mois après l'opération. Le dernier de ces malades, âgé de soixante-dix-huit ans, avait supporté à soixante-huit et à soixante-onze ans deux opérations, l'ablation d'une partie de la lèvre inférieure par l'instrument tranchant, puis la cautérisation par le feu. Malgré ces antécédents, je tentai la cautérisation par le sublimé, et j'obtins une guérison parfaite, mais non de longue durée, puisque cinq mois après le malade vint me visiter, offrant une nouvelle ulcération sur le bord de la lèvre

cessivement épuisé tous les modes d'administration les plus variés, et n'en avait retiré qu'un appauvrissement général de tout le système, un

inférieure. Je cautérisai de nouveau, la plaie se cicatrisa pour se rouvrir quelques mois plus tard. Dans ce moment je traite pour la troisième fois ce malheureux, qui vient se faire cautériser aussitôt qu'un bouton se déclare, et j'espère prolonger ainsi sa vie de plusieurs années.

Mademoiselle Martin, âgée de dix-neuf ans et d'une bonne constitution, fille du maire de la commune de Passot, vint me consulter pour un chancre (disait-elle) qui lui rongeait l'extérieur et l'intérieur du nez; sa maladie, qui datait de trois ans, avait débuté par un enchifrènement et une démangeaison très-vive dans l'intérieur des narines. Un bouton ne tarda pas à se développer sur l'aile du nez du côté gauche et prit de plus en plus d'extension. Lorsque je visitai cette malade, la moitié de la cloison qui sépare les fosses nasales était détruite, ainsi qu'une grande partie de l'aile du nez qui, n'étant plus soutenu par le cartilage de la cloison, s'était aplati. Je reconnus l'existence d'un ulcère cancéreux, qui s'étendait au tiers antérieur des fosses nasales, et je ne balançai pas à étendre à l'aide d'un petit pinceau du sublimé sur tous les points ulcérés, sans le recouvrir ensuite de diachylon. La douleur fut vive, l'engorgement si considérable, que je crus devoir le combattre par l'application de six sangsues sur la lèvre supérieure, près des orifices des narines. Deux jours après, les escarres se détachèrent à l'aide d'injections détersives. Je fis encore deux applications partielles de sublimé sur des bourgeons qui parurent de mauvaise nature, et vingt-cinq jours après la première cautérisation la malade était entièrement guérie. Six ans se sont écoulés depuis cette époque, elle continue à jouir d'une bonne santé.

amaigrissement progressif avec engorgement et ramollissement des gencives. Pendant un long espace de temps, ces ulcères résistèrent à tous les

Morel Joseph, propriétaire-aubergiste à Saint-Cyr, département de l'Ain, était depuis son enfance sujet à une chute de rectum. De vingt à trente ans, il ne faisait rentrer l'intestin qu'avec douleur et difficulté. A trente-deux ans la portion sortie ne rentra plus et prit un caractère fâcheux. A trente-quatre ans, lorsque je visitai le malade, je vis à l'orifice du rectum une tumeur de la grosseur d'un œuf, traversée par plusieurs sillons assez profonds et divisée ainsi en plusieurs lobes ulcérés, du centre desquels s'échappait avec difficulté la matière fécale. Cette tumeur, peu sensible au toucher, occasionnait cependant des douleurs lancinantes très-vives ; elle saignait au moindre attouchement et laissait suinter une matière ichoreuse très-fétide. Ayant reconnu la dégénérescence cancéreuse de l'intestin, j'enlevai avec un bistouri tout ce qui dépassait l'orifice du rectum. Cette ablation fut suivie d'une évacuation considérable de sang. Lorsque l'hémorrhagie fut arrêtée, j'introduisis mon doigt auriculaire dans l'anus et sentis des excroissances anormales, qu'à l'aide d'un spéculum je reconnus être une suite de la tumeur cancéreuse s'étendant ainsi à deux pouces dans l'intérieur du rectum.

Je préparai un tampon de charpie de la grosseur d'un doigt, long de quatre à cinq pouces ; je l'enduisis de diachylon gommé que je saupoudrai exactement avec du sublimé, et l'introduisis à deux pouces et demi de profondeur dans le rectum. Le malade ne tarda pas à éprouver une douleur très-vive qu'il comparait à celle que lui occasionnerait la présence d'un fer rougi au feu. J'eus beaucoup de peine à obtenir qu'il supportât le tampon pendant huit heures, au bout desquelles j'y substituai une couche de

moyens, soit locaux, soit généraux; ils présentèrent en quelque sorte toutes les complications qui peuvent s'opposer à la cicatrisation, furent

charpie enduite de cérat. Le lendemain une diarrhée légère se déclara, et cependant le malade n'allait que difficilement à la selle, tant l'engorgement produit par la cautérisation était considérable. Je fis prendre soir et matin un bain de siége au malade; je pratiquai des injections, et plusieurs escarres de la grosseur d'une noisette se détachèrent. Je ne fis de nouvelles applications de caustique qu'à la marge de l'anus, sur deux points qui me parurent suspects. Trente-deux jours après la première cautérisation, Morel était entièrement guéri; les sphyncters de l'anus remplissaient très-bien leur fonction. Depuis sept ans cet homme jouit d'une très-bonne santé. (*Journ. de méd. et de chir. prat.*, t. 5, art. 847.)

Depuis l'époque de la publication de ce mémoire, M. le docteur Ordinaire a recueilli plusieurs autres observations qu'il a consignées soit dans le même journal, soit dans un mémoire présenté à l'Institut. M. Cullerier, ainsi que nous le disions, a répété ces expériences, en portant même la dose de sublimé beaucoup plus haut. Il a reconnu la modification avantageuse que ce caustique apportait dans l'état de certains ulcères chroniques, et bien qu'il l'ait appliqué sur de très-vastes solutions de continuité, sur la lèvre supérieure d'un homme dont la face était en partie rongée par des ulcères tuberculeux, sur des points où l'absorption devait s'opérer facilement, on n'a observé quelques symptômes d'empoisonnement que lorsqu'on avait le moins de motifs de croire à un pareil accident. C'était chez une jeune fille qui portait à l'entrée de la vulve une grappe de végétations sur lesquelles on déposa un ou deux grains de sublimé; il survint dans la nuit de l'agitation, du délire et quelques symptômes qui dénotèrent l'absorption du caustique. Le

tour à tour trop irrités et trop indolents; offrirent des callosités, des trajets fistuleux, dont l'un pénétrait évidemment jusqu'au pubis carié; enfin ils finirent par se couvrir d'une sorte de pellicule, fournissant un pus séreux, et se déchirant de temps à autre pour laisser à nu le fond de la plaie, qui n'était nullement disposée à se cicatriser; cette pellicule fut parfaitemet détruite avec la poudre de sublimé, et le bubon ulcéré du côté droit, le seul qu'on pût espérer guérir,

lendemain il y avait de la fièvre, et les parties génitales étaient considérablement gonflées, mais tous ces accidents se dissipèrent en quelques jours. Etaient-ils dus à un véritable empoisonnement, ou ne dépendaient-ils que de l'excessive douleur causée par le caustique? c'est ce que nous ne pouvons décider; cependant jamais on n'avait employé une si faible dose de sublimé, et il est bien singulier que cette légère cautérisation ait réagi si violemment sur l'économie, tandis que dix, quinze et même dix-huit grains de caustique n'avaient jamais produit autre chose qu'une très-violente douleur. Il est vrai que chez cette jeune fille on déposait le sublimé sur une muqueuse non ulcérée, et que dans toutes les autres observations le liquide qui recouvrait la plaie formait promptement avec le deuto-chlorure une espèce de mastic qui était peut-être absorbé plus difficilement.

Quoi qu'il en soit, le bubon ulcéré à l'état chronique et recouvert de cette membrane qu'il est nécessaire de cautériser fortement, est très-avantageusement modifié par ce caustique qui détermine promptement une escarre sous laquelle on reconnaît des tissus de bonne nature et disposés à se cicatriser.

se couvrit en quelques semaines d'une cicatrice solide ; celui du côté gauche, dont la base reposait sur un os carié, fut néanmoins cicatrisé dans une grande portion de son étendue.

Cet exemple est un des cas les plus graves de bubon ulcéré qu'on puisse observer, puisque l'inflammation envahissant les tissus sous-jacents à l'ulcère, a fini par carier l'os lui-même, c'est-à-dire par produire une maladie à peu près incurable. Il est infiniment probable qu'on ne rencontrerait jamais des désordres de cette espèce, si l'on ne stimulait les symptômes de syphilis avec une persévérance aussi déplorable et malgré les mauvais effets que procure évidemment cette médication.

Mais ce n'est pas toujours contre l'ulcère lui-même qu'il faut diriger nos moyens, c'est à la constitution tout entière qu'on doit souvent s'adresser. On rencontre parfois dans les hôpitaux des individus scrofuleux, scorbutiques, des gens exténués par la misère, les excès ou la fatigue, des constitutions affaiblies, soit par la longue durée de la maladie, soit par la violence de remèdes irrationnellement administrés, soit enfin par toute autre influence. C'est contre ces causes générales qu'il faut d'abord diriger le traitement. Un bon air, une nourriture substantielle, des soins hygiéniques convenables, les toniques, les amers, les antiscorbutiques et surtout des pansements bien faits et convenablement renouvelés, ont plus d'action sur l'ulcère de la région inguinale que toutes les pommades dont on pourrait le couvrir, et surtout que les traitements généraux par le mercure, à l'aide desquels on achève quelquefois d'épuiser les malades, sous le prétexte que la cause première de ces désordres est un virus qu'il faut expulser de l'économie.

Nous ne saurions nous élever avec trop de force contre l'habitude où l'on est en général de prescrire de nouveaux traitements mercuriels, lorsque les premiers ont échoué, d'en varier et d'en multiplier les formes, jusqu'à ce qu'on soit enfin parvenu à obtenir la cicatrisation du bubon ulcéré. C'est par cette pratique désastreuse qu'on parvient à rendre les symptômes syphilitiques incurables, à favoriser le prolongement de l'inflammation des parties superficielles aux régions profondes du bassin, aux os eux-mêmes, comme nous venons d'en citer un exemple, et à jeter l'économie dans un délabrement tel, que le bubon abandonné à lui-même n'eût jamais causé de pareils désordres.

Loin de nous la prétention de vouloir faire rejeter les mercuriaux à l'intérieur ou d'autres substances actives du traitement de tout bubon ulcéré. Nous avons apprécié à sa juste valeur l'action du mercure, de l'iode, du brôme, etc.; et nous nous sommes empressé de reconnaître tout le parti qu'on en peut tirer dans certains cas; mais ces cas ne sont que des exceptions, et s'obstiner à stimuler l'économie sans analyser toutes les causes qui s'opposent à la cicatrisation, sans examiner avec un soin particulier l'état de l'ulcère lui-même, l'état de ses bords et des tissus sur lesquels il repose; administrer le mercure, par cela seul que l'ulcère a succédé à un symptôme syphilitique, et qu'un spécifique seul peut détruire le virus qui est supposé l'entretenir, c'est s'obstiner à fermer les yeux à toute expérience, c'est agir d'une manière empirique, et s'exposer à jeter les malades dans les dispositions les plus défavorables à la guérison.

b. *Obstacles à la cicatrisation dépendant de l'état des bords de l'ulcère.*

Nous avons vu qu'après l'incision pratiquée aux téguments, pour donner issue à la matière purulente, on ne devait que dans un très-petit nombre de cas se décider à faire sur-le-champ la résection des lambeaux de peau flottante. Il est en effet presque impossible de prévoir *à priori* ce qui doit arriver, et de prononcer avec certitude que cette peau ne se recollera pas. La présence du pus dans le foyer, et la distension qu'il exerce sur ses parois, donnent quelquefois à la tumeur un aspect qui ferait supposer que les téguments sont entièrement désorganisés, tandis que, lorsque, après l'opération, ils sont revenus sur eux-mêmes, ils offrent bientôt de l'épaisseur, et assez de vitalité pour que l'adhésion s'opère sur tous leurs points. Si donc on conserve encore l'espoir d'obtenir cette heureuse terminaison, il faut la favoriser par tous les moyens possibles. Ainsi on établira, à l'aide d'un petit bandage, une légère compression, en ayant soin chaque matin de promener la pierre infernale sous la peau décollée, ou un pinceau chargé d'un caustique quelconque, ou enfin d'introduire de la charpie sèche dans la profondeur du foyer. Si, au bout d'un certain temps, on reconnaît que les téguments sont trop amincis pour qu'ils puissent reprendre leur vitalité, ou si, conservant quelque épaisseur, ils se roulent, de manière à présenter l'épiderme en contact avec le fond de l'ulcère, il faut bien se décider à les enlever, car ils seraient un obstacle continuel à la guérison.

Pour pratiquer cette opération, il est indispensable de s'astreindre à certaines règles dont l'oubli pourrait être funeste aux malades. On se rappelle que nous avons insisté sur le danger qu'il y avait à porter l'instrument tranchant sur une partie qui est le siége d'un symptôme syphilitique quelconque, lorsqu'elle est dans un état de phlogose qui favorise sa désorganisation. On ne fera donc cette résection que lorsque, par des moyens convenables, on aura ramené les tissus à un état d'indolence qui ne fera plus redouter l'ulcération des plaies nouvelles.

Quant au mode de pratiquer cette opération,

soit que l'on fasse usage de ciseaux, soit que l'on préfère le bistouri, il ne faut jamais oublier de diriger le tranchant de manière à tailler les lambeaux en *biseau*, de dehors en dedans, afin qu'ils puissent s'adapter l'un contre l'autre, ou du moins que le tissu cellulaire de la peau réponde à celui de la plaie, car les tissus dissemblables qu'on maintient en contact ne se réunissent jamais.

Cette disposition vicieuse des bords de la plaie qui les porte à se renverser et à se contourner sur eux-mêmes, est extrêmement commune dans le bubon syphilitique, et c'est une cause fréquente du retard à la cicatrisation. Mais en les excisant, si l'on ne prenait la précaution indiquée, on s'exposerait à faire une opération inutile, car les bords se renverseraient de nouveau, et leur adhésion resterait impossible. C'est ainsi que nous rencontrons souvent des malades qui ont déjà subi en ville une ou plusieurs excisions semblables, et qui ne se soumettent qu'avec répugnance à de nouvelles tentatives, attendu l'inutilité des premières; mais la résection des téguments étant convenablement faite, on voit au bout de quelques jours des bourgeons charnus se développer sur les plaies, et une cicatrice solide s'étendre sur toute la surface ulcérée.

Chez quelques sujets pusillanimes qui ne permettent pas d'employer l'instrument tranchant, il faut bien avoir recours aux caustiques pour détruire ces lambeaux. Leur application nécessite quelques précautions, si l'on veut détruire complétement la peau, et ne pas pénétrer plus profondément. Il faut, à cet effet, introduire un peu de charpie sous les bords de l'ulcère, puis déposer sur la peau la quantité nécessaire de caustique, ordinairement la pierre à cautère, en bornant circulairement son action par de la charpie.

On imite de cette manière ce qui se produit quelquefois naturellement, la gangrène partielle de la peau amincie et dépourvue de son tissu cellulaire. Il n'est pas rare, en effet, de rencontrer cette gangrène, qui reconnaît alors pour cause, non pas un excès d'inflammation, mais l'absence de vaisseaux nécessaires à l'entretien de la vie.

Quelle que soit au reste la cause de cette mortification, qu'elle soit le résultat de l'application d'un caustique ou l'effet de la maladie, ses effets n'en sont pas moins avantageux, puisque le malade se trouve débarrassé de portions de peaux qui n'étaient plus susceptibles d'adhérer aux parties voisines, et que l'inflammation, qui détermine l'élimination des portions sphacélées, modifie la plaie d'une manière avantageuse et la dispose à la cicatrisation.

La peau dénudée qui s'oppose à la guérison du bubon ulcéré n'est pas toujours flottante. Les abcès qui se développent dans l'aine sont au contraire remarquables par le nombre des brides qui, résistant à la suppuration, divisent le foyer en autant de compartiments, dans lesquels le pus ne circule qu'avec une extrême difficulté. Souvent même ces conduits sous-cutanés se tapissent de fausses membranes et constituent alors le véritable ulcère fistuleux. Nous avons donné ailleurs la description de cet ulcère; on sait que lorsque le ganglion lui-même vient à suppurer, il y a autant de foyers que de noyaux glandulaires; que ces abcès multiples s'étendent dans tous les sens à divers degrés de maturité, les uns encore indurés, les autres ramollis, les autres prêts à se résoudre. Le pus qui se forme dans ces foyers séparés ne peut s'écouler par une seule ouverture, et d'ailleurs, quand un point tend à se cicatriser, les parties environnantes qui sont encore indurées ou en suppuration s'opposent à l'agglutination des parois et entretiennent ainsi la masse dans un état d'inflammation chronique permanent.

On ne saurait rechercher avec trop de soin à reconnaître cette complication, qui est plus fréquente peut-être qu'on ne le croit communément. Souvent, en effet, un ulcère qu'on s'obstine à stimuler et à vouloir ramener, comme on dit vulgairement, à des conditions meilleures, par des applications continuelles de cette multitude d'onguents, dont la formule est dans la mémoire de tous les praticiens, est entretenu par ces fistules qui rapportent à sa surface un pus toujours renouvelé.

L'existence de ces trajets fistuleux n'est pas toujours aussi facile à reconnaître qu'on pourrait le supposer : quelquefois leur orifice est si étroit, que le pus qui s'en échappe semble sécrété par la surface de la plaie elle-même ; mais si, au moment du pansement, on presse avec la main la masse tout entière, on voit sourdre, dans un ou plusieurs points, des gouttelettes de pus ; une sonde ou un stylet, poussé dans la direction de ces gouttelettes, font aisément reconnaître la cause de la persistance de l'ulcération, et l'on conçoit combien serait vain tout traitement qui consisterait à tenter d'obtenir la cicatrisation avant d'avoir tari la source du pus.

Ces ulcères fistuleux demandent à être traités absolument comme ceux qui ne sont pas de nature syphilitique, car ici c'est une cause toute mécanique qui s'oppose à la libre sortie du pus et qui favorise sa sécrétion.

Quelquefois il suffit d'agrandir avec le bistouri l'orifice de ces trajets pour en favoriser le dégorgement, et obtenir ensuite l'agglutination des parois ; d'autres fois, une simple compression exercée méthodiquement dans la région inguinale fait parvenir au même but, sans qu'il soit même besoin de pratiquer aucune incision ; mais, dans la plupart des cas, il faut agir plus activement et modifier la nature de ses parois par des caustiques, ou tout au moins des applications stimulantes. On a donc recours à des injections qu'on rend plus ou moins actives, suivant l'effet qui doit être produit. M. Cullerier emploie à cet effet le nitrate d'argent, le sulfate de cuivre (quatre à six grains par once d'eau), le sulfate de zinc (huit à dix grains pour la même quantité de liquide), le sublimé (un grain par once), l'acétate de plomb, l'alcool pur ou étendu d'eau, le vin chaud, les acides minéraux, etc.

Les caustiques solides peuvent être aussi portés directement sur les parois du trajet; ainsi le nitrate d'argent, qui est le caustique le plus facile à manier, peut être promené dans toute l'étendue de la fistule; et, lorsqu'on veut obtenir un effet encore plus prononcé, lorsqu'on veut détruire la fausse membrane qui s'est organisée dans ce conduit ou les brides qui s'opposent à la communication des trajets entre eux, on introduit dans leur profondeur des trochisques de minium au nombre de six, huit ou dix, suivant l'épaisseur des tissus que l'on veut détruire et la longueur du trajet qui doit être parcouru.

M. le docteur Ordinaire a proposé (1) d'employer, pour détruire les trajets fistuleux qui succèdent souvent à la fonte de tumeurs scrofuleuses, le sublimé corrosif en poudre, comme il

(1) *Journ. de méd. et de chir. prat.*, art. 1007.

l'avait appliqué sur les ulcères de même nature. Il s'agit en effet, dans l'un et l'autre cas, de modifier par la cautérisation la surface d'un ulcère dont l'organisation vicieuse ne permet pas le développement des bourgeons charnus, favorables à la cicatrisation. Ce médecin saisit à cet effet une sonde cannelée, dont il humecte la rainure, puis, après l'avoir roulée dans la poudre de sublimé, il l'introduit dans le trajet fistuleux, et la tourne en plusieurs sens, afin de déposer le caustique sur tous les points du clapier. Il recommence cette manœuvre jusqu'à ce qu'il ait fait pénétrer de la sorte la quantité nécessaire de caustique. Afin d'éviter de trop vives douleurs, et de ne pas déterminer dans la partie malade une trop violente inflammation, le trajet fistuleux ne doit pas être cautérisé dans toute sa longueur le premier jour; si son trajet est fort étendu, on peut débuter par porter le caustique vers son fond, et cautériser d'abord le tiers de la surface; les jours suivants on répète la même opération, jusqu'à ce qu'on soit parvenu à son orifice extérieur.

Les observations rapportées par M. le docteur Ordinaire ne laissent aucun doute sur l'efficacité de cette cautérisation, pour détruire les trajets fistuleux d'origine scrofuleuse. Il n'y a pas de raison pour que le même moyen ne pût être également employé pour détruire ceux qui succèdent aux bubons syphilitiques. Quel que soit, au reste, le caustique auquel on ait recours, son premier effet est de déterminer une douleur violente, qui ne se calme qu'au bout de quelques heures. Le lendemain on observe dans l'aine une tumeur rouge, chaude, douloureuse; le gonflement des tissus a rapproché les parois des trajets fistuleux, et on a déterminé un bubon inflammatoire artificiel, tel qu'on l'a vu décrit plus haut. Mais au bout de quelques jours et sous l'influence de topiques émollients, la tumeur s'affaisse, les trajets fistuleux restent oblitérés, et l'ulcère, débarrassé de cette fâcheuse complication, ne tarde pas à se cicatriser.

M. Cullerier incise rarement les trajets fistuleux dans toute leur longueur. Cette opération, qui est en quelque sorte la dernière ressource qui nous reste, ne doit guère être pratiquée que lorsque la peau qui recouvre tout le conduit est tellement mince, qu'on ne peut conserver d'espoir d'en obtenir l'agglutination. Mais ces cas sont assez rares, à moins que la maladie ne soit très-ancienne et n'ait été fort mal traitée. Il en est de même, à plus forte raison, de la résection des parois, qui laisse presque toujours après elle une cicatrice enfoncée et difforme.

C'est, au reste, l'inspection du trajet fistuleux qui doit déterminer le praticien dans le choix des moyens à employer. La compression convenablement exercée est souvent suffisante pour obtenir l'agglutination des parois; mais dans le plus grand nombre des cas, il faut seconder son action, soit par les injections irritantes, soit par la cautérisation, soit seulement par une contre-ouverture. Lorsque, par exemple, les parois, rapprochées par un bandage, refusent d'adhérer entre elles, on peut placer avec avantage un petit fragment de pierre à cautère sur le point le plus éloigné de son orifice. Le trajet fistuleux, aboutissant ainsi à l'extérieur par deux points, sera facilement oblitéré par une compression convenablement exercée; c'est ce que nous avons observé un grand nombre de fois, et tout récemment encore dans l'observation suivante :

Un homme contracta une blennorrhagie pour laquelle il prit des bains et du copahu. Etant venu de Tours à Orléans à pied, deux bubons, de la grosseur d'un œuf de pigeon, se déclarèrent dans les aines, et l'un d'eux passa promptement à l'état de suppuration. L'ouverture, faite le 1er juin 1835, ne se ferma plus, bien qu'il eût pris des pilules mercurielles et tenté divers moyens, et entre autres la compression. Cet homme se décida à venir à Paris et fut reçu à l'hôpital des Vénériens le 21 octobre, cinq mois environ après l'ouverture de son bubon. Il présentait alors une fistule d'un pouce de longueur environ, fournissant une faible quantité de pus. Un petit fragment de pierre à cautère fut appliqué sur la peau qui correspondait à son extrémité, et dès que le pus n'eut plus une sortie unique, la compression détermina en quelques jours l'agglutination des parois du trajet fistuleux. Cet homme sortit bien guéri le 10 novembre.

C'est en détruisant de cette manière, et par un traitement purement local, les trajets fistuleux qui s'opposent à la cicatrisation des ulcères syphilitiques qu'on prévient non-seulement ces interminables suppurations, et ces affections dont l'opiniâtreté est si désespérante, mais encore qu'on s'oppose au développement de ces accidents graves, de ces complications qui rendent la maladie syphilitique parfois si terrible et même tout à fait incurable. Plus on enlève rapidement un symptôme, moins on est exposé à en voir survenir un second qui est toujours plus dangereux que le premier; ainsi la blennorrhagie, enlevée convenablement dès son début, laisse le canal de l'urètre aussi libre qu'il l'était avant l'infection. L'inflammation séjourne-t-elle, au contraire, dans le canal pendant plusieurs mois, plusieurs années même, comme il en est tant d'exemples? la muqueuse urétrale s'épaissit, se durcit sur plusieurs points, devient sensible aux moindres causes de stimulation; la blennorrhagie se supprime et reparaît vingt fois dans l'année, et à chaque nouvelle rechute, les parties qui en sont le siége s'hypertrophient de nouveau, de manière enfin à obstruer entièrement le passage des urines. Quelquefois même l'inflammation s'étend aux parties plus profondes : la prostate ou le tissu cellulaire sous-jacent s'engorgent ; il y a des callosités, des fistules urinaires, en un mot tous les accidents les plus graves qui ne peuvent être attribués à la malignité de la maladie, mais bien à la négligence qu'on a mise à la combattre, ou à la mauvaise direction des soins qui ont été donnés.

Il en sera de même des fistules qui compliquent le bubon ulcéré. Les moyens que nous venons d'indiquer, attaquant la sécrétion purulente dans sa source, doivent promptement en tarir le cours, et si les secours ont été assez tôt et convenablement administrés, ces trajets ne devront pas s'étendre au delà des couches superficielles ; mais si on méconnaît la cause de cette persistance de l'ulcération, ou bien si, au lieu de modifier convenablement les surfaces enflammées, on les stimule aveuglément, soit par des topiques dont l'action n'est pas ménagée, soit surtout par un traitement mercuriel intérieur, il s'établit dans la région inguinale un centre de fluxion dont tous les tissus ne tardent pas à ressentir les effets. La membrane qui tapisse les trajets fistuleux s'épaissit à mesure que son irritation se prolonge ; elle se gonfle, et forme dans certains points des noyaux d'induration ; il s'établit de nouvelles fistules, et l'inflammation, propagée de proche en proche, gagne des tissus de nature différente, pénètre jusqu'à la couche sous-aponévrotique des ganglions, dans la profondeur du bassin, ou jusqu'aux os pubis qu'elle carie, ainsi que nous en avons cité un exemple remarquable; l'ulcération devient alors incurable, et on se récrie sur l'opiniâtreté de la syphilis, tandis que presque constamment il faudrait en accuser le défaut de discernement dans le choix des moyens thérapeutiques. Malgré la fatale prédisposition qu'offrent certains sujets qui reçoivent la contagion, on peut affirmer que ces tristes résultats seraient presque sans exemple, si les malades étaient toujours convenablement traités dès le début du bubon syphilitique. Dans les hôpitaux où l'on considère la maladie syphilitique sous le même point de vue que nous le faisons dans ce moment, ces funestes terminaisons sont à peu près inconnues, bien que les malades s'y présentent fréquemment dans l'état le plus déplorable. Ainsi, depuis trois années, on n'a observé dans le service de M. Cullerier qu'une seule carie des os pubis, suite déplorable d'un bubon ulcéré; encore ce jeune homme, ainsi qu'on l'a vu plus haut, avait-il été stimulé, au début de son infection, de la manière la plus irrationnelle. Nous n'avons vu l'inflammation pénétrer jusque dans la profondeur du bassin que chez deux sujets qui n'ont fait que paraître, en quelque sorte, à l'hôpital, et qui en sont sortis sans avoir fait aucun traitement, et nous ne nous rappelons pas avoir vu un seul exemple de bubon ulcéré avec fistule (sauf celui qui était compliqué de carie) qui n'ait été entièrement cicatrisé, lorsque les malades ont voulu se soumettre au traitement convenable.

Ces faits sont les meilleurs garants que l'on puisse donner de l'importance du traitement local, puisque, sauf un petit nombre de cas, c'est ce dernier seul qui a été mis en usage pour ramener l'ulcère à des conditions convenables à la cicatrisation.

Outre le décollement de la peau et l'établissement de fistules plus ou moins profondes, il est encore d'autres causes qui tiennent à l'état des bords de l'ulcère, et qui s'opposent à sa guérison. Ainsi, le tissu cellulaire sous-cutané et la peau elle-même, après avoir été longtemps et à plusieurs reprises enflammés, offrent souvent des callosités, des indurations qu'il importe de détruire avant de tenter la cicatrisation. Cette complication était beaucoup plus fréquente autrefois qu'elle ne l'est aujourd'hui, parce que le plus souvent elle reconnaît pour cause l'application de topiques irritants dont on est un peu moins prodigue maintenant dans le traitement du bubon syphilitique. On sait en effet que des irritations souvent répétées, et qui n'ont pas été portées jusqu'à produire la suppuration, sont l'origine de ces callosités que tous les auteurs, et M. Boyer surtout, ont signalées comme une cause fréquente de retard dans la guérison des ulcères.

Cette complication s'observe surtout parmi les ouvriers, lors de leur entrée dans les hôpitaux. Plusieurs d'entre eux n'ayant pas voulu suspendre leurs travaux, malgré l'existence d'un vaste bubon syphilitique ulcéré, se sont bornés à le recouvrir d'un emplâtre fondant ou de charpie enduite d'onguent mercuriel. Quand ils viennent réclamer nos soins, les bords de ces ulcères sont durs, engorgés ; la peau qui les recouvre est violette et luisante. Quelquefois il s'est formé dans leur épaisseur de petits abcès qui ne sont que le passage des noyaux d'engorgement constituant les callosités à un état plus aigu d'inflammation. Presque toujours alors l'ulcère lui-même offre une couleur blafarde qu'on chercherait vainement à dissiper par les stimulants et les onguents spécifiques, si l'on ne commençait par en rendre les bords souples et minces, afin d'obtenir une cicatrisation régulière. L'observation a d'ailleurs suffisamment prouvé que lorsqu'on parvient à cicatriser ces ulcères avant d'avoir dissipé les callosités qui les entourent, la guérison n'est que momentanée, et qu'à la moindre fatigue la maladie se reproduit de nouveau.

Pour assoupler la peau et la mettre dans des conditions plus favorables, il faut considérer d'abord le degré d'inflammation qu'elle présente. Lorsque les téguments sont rouges et douloureux, lorsque surtout de petits abcès se forment dans leur épaisseur, les antiphlogistiques sont les seuls moyens proposables; les cataplasmes émollients, ou plutôt les fomentations tièdes très-fréquemment renouvelées, les demi-bains, les pommades opiacées, et surtout le repos le plus parfait et l'absence de toute stimulation intérieure, amènent promptement la fonte de ces callosités, ou du moins les réduisent à un état moins aigu, qui permet l'application d'autres moyens.

Il est des cas qui réclament l'emploi d'antiphlogistiques plus énergiques, tels que les saignées locales par les sangsues; mais on doit éviter de diviser la peau ainsi irritée, de peur d'étendre l'ulcère que l'on veut combattre; les sangsues ne doivent être déposées que sur la peau saine, à quelque distance de celle qu'on veut ramener à des conditions meilleures; le dégorgement s'opère de proche en proche, et, au bout de quelques jours, on remarque une amélioration notable dans l'état de la région inguinale.

Lorsque l'engorgement est en partie dissipé, et que l'induration est tout à fait indolente, c'est alors qu'on peut recourir avec beaucoup de succès aux pommades fondantes, à la tête desquelles il faut placer l'onguent mercuriel ordinaire. Des frictions faites matin et soir avec un quart de gros de cet onguent, soit sur les callosités elles-mêmes, soit dans les parties environnantes, sont un puissant moyen de résoudre ces tissus indurés. Si l'irritation produite est trop vive, on peut mélanger parties égales de cérat et d'onguent mercuriel. La pommade d'hydriodate de potasse (un demi-gros à un gros d'hydriodate de potasse pour une once d'axonge) peut être préférée chez les malades dont les gencives s'enflamment facilement. On emploie aussi la pommade d'iodure de plomb (un à deux scrupules par once), d'iodure de mercure (un scrupule de proto-iodure par once d'axonge); enfin tous les fondants généralement usités dans le bubon chronique ou indolent, auront une action semblable et finiront par assouplir la peau, si on a soin d'en modérer l'action, en les suspendant dès qu'on s'aperçoit que l'irritation produite est trop vive.

Quand les bords de l'ulcère sont ainsi ramenés à leur état normal, il est besoin de peu d'efforts pour obtenir une prompte cicatrisation, à moins que quelqu'une des causes que nous venons d'énumérer entretienne encore la plaie dans des conditions défavorables.

c. Obstacles à la cicatrisation dépendant de l'état du fond de l'ulcère.

Nous venons de voir dans les deux paragraphes précédents deux obstacles à la cicatrisation communs à tous les ulcères, de quelque nature qu'ils soient, savoir, l'état particulier de ses bords et celui de la plaie elle-même. Il nous reste à examiner une cause particulière au bubon syphiltique, nous voulons parler des parties sur lesquelles repose la solution de continuité. On sait que les ulcères ne se cicatrisent pas également bien sur toutes les parties du corps ; que ceux, par exemple, qui reposent sur des parties dures, telles que le tibia ou un autre os superficiel, ne se referment qu'avec la plus grande difficulté ; enfin qu'il est besoin que leur fond soit souple et présente une certaine épaisseur de parties molles, pour que des bourgeons charnus se développent à leur surface et constituent la cicatrice.

L'ulcère qui succède au bubon se trouve dans des conditions presque aussi défavorables que celui qui se développe sur la crête du tibia. Lorsque son fond repose sur une masse indurée, inégale et peu mobile, il est presque impossible que la cicatrice s'étende convenablement ; ou si la plaie parvient à se fermer, elle ne tarde pas à se rouvrir à la plus légère fatigue. Si donc le bubon, après avoir été ouvert, présente encore une masse volumineuse et dure, si surtout les ganglions enflammés font saillie dans la plaie, il serait inutile de chercher à obtenir une cicatrisation peu durable, et de s'occuper d'ailleurs d'un symptôme qui n'est que d'un intérêt secondaire dans le cas dont il s'agit. C'est en conséquence contre la tumeur qu'il faut diriger tous les moyens, et on doit l'attaquer absolument comme s'il n'existait pas de solution de continuité. Il faut considérer, à cet effet, quelles sont les parties indurées, quelle est la terminaison vers laquelle elles paraissent tendre, en un mot si le bubon est inflammatoire ou s'il adopte une marche chronique et indolente et se conduire ainsi que nous l'avons dit aux chapitres dans lesquels nous avons traité ce sujet.

Lorsque les ganglions font saillie dans le fond de la plaie, il est encore possible d'en obtenir la résolution à l'aide de sangsues que l'on applique directement vers leur centre ; si les sangsues, les fomentations émollientes et tout l'appareil antiphlogistique sont impuissants pour fondre ces ganglions engorgés, il faut bien les détruire, soit avec le caustique, soit plutôt avec l'instrument tranchant ; mais il ne faut pas oublier, dans cette opération, qu'il n'est pas nécessaire d'enlever d'une manière complète tous les noyaux d'engorgement qui peuvent exister dans la région inguinale : il suffit de réséquer ceux qui font saillie dans la plaie, de manière à s'opposer à la cicatrisation. Cette simple résection, faite à l'aide d'une pince à disséquer et de ciseaux bien affilés, suffit ordinairement pour permettre aux bords de l'ulcère de se rapprocher, et à la cicatrice de s'étendre sur toute sa surface. Nous en avons vu récemment un exemple remarquable.

Un jeune homme avait dans l'aine du côté droit un bubon ulcéré, au centre duquel on apercevait trois ou quatre ganglions au moins quadruplés de volume; l'un d'eux faisait presque saillie à l'extérieur, et s'opposait depuis plusieurs semaines à la cicatrisation. Ce ganglion fut saisi avec des pinces à disséquer, et on l'enleva d'un seul coup de ciseaux; les jours suivants, en observant la plaie avec soin, nous remarquâmes que les bords s'affaissaient et venaient se reposer sur les ganglions restants; bientôt il s'établit une adhérence entre ces bords et les parties qui les soutenaient, puis de la surface de la masse ganglionnaire s'élevèrent des bourgeons charnus, sur lesquels une cicatrice s'étendit enfin. Le malade, guéri dans l'espace de quinze jours d'un ulcère qui avait eu plus de deux pouces de diamètre, n'offrait plus qu'une cicatrice de quatre lignes environ, dont les bords étaient de niveau avec le reste des téguments et qui se confondaient dans le pli de l'aine.

Lorsqu'on a affaire à des malades trop pusillanimes pour se soumettre à l'usage de l'instrument tranchant, on réprime ces ganglions engorgés par l'application de caustiques assez actifs, tels que les trochisques de minium, la pierre à cautère, l'acide hydrochlorique pur, etc. Enfin, on pourrait dans certains cas appliquer une ligature sur les parties qui font saillie à l'extérieur; mais on conçoit que la moins douloureuse et la plus sûre de toutes les opérations, est celle qui consiste à enlever les ganglions avec les ciseaux ou le bistouri.

Tels sont les obstacles qu'on rencontre le plus communément à la cicatrisation de l'ulcère qui succède au bubon syphilitique. On voit, en les résumant, qu'ils tiennent, soit à l'état de l'ulcère lui-même, soit à l'état de ses bords, soit à celui des parties sur lesquelles il repose ; que dans la première série de causes on rencontre le plus souvent un excès d'irritation, quelquefois un état d'indolence locale, ou bien une maladie générale qui influence l'ulcération d'une manière fâcheuse ; que dans la seconde série on a à combattre les décollements de la peau, les fistules et les callosités ; enfin que dans la troisième, c'est le bubon lui-même qui s'oppose à la cicatrisation, et qu'il faut résoudre par des applications appropriées, ou enlever à l'aide d'une opération.

Avant de terminer ce chapitre, nous voulons insister sur un point de pratique dont la connaissance est indispensable pour la cure du bubon syphilitique ulcéré : c'est qu'il est impossible de déclarer, à la simple inspection, quel est le topique qui ramènera l'ulcération à des conditions meilleures, et qui déterminera sa cicatrisation. Il faut essayer une substance, puis une autre, puis une troisième, en s'astreignant toutefois aux règles que nous avons indiquées, jusqu'à ce que l'on ait trouvé enfin le médicament qui convient à la nature de l'ulcère. On sait qu'il en est de même des médicaments administrés à l'intérieur dans toute affection syphilitique ; que tel symptôme qui résiste à la liqueur de Van-Swieten, par exemple, cède avec facilité aux premières doses de proto-iodure de mercure, ou de toute autre préparation du même métal; mais il y a cette différence toutefois, dans l'emploi des moyens locaux, qu'on peut les varier à l'infini sans que l'économie en souffre, tandis que les mêmes essais ne peuvent être tentés à l'intérieur sans qu'il en résulte bientôt un immense dommage pour toute l'organisation. Lors donc qu'il s'agit de stimuler une plaie, on peut le faire avec l'onguent mercuriel, la pommade de proto-iodure de mercure, l'iodure de plomb, etc., mais ne pas s'obstiner à employer un seul de ces topiques lorsqu'on ne reconnaît pas bientôt une amélioration sensible. C'est dans ce cas qu'il peut être convenable de modifier l'économie par le mercure ou par l'iode (1), afin de rendre plus efficace le panse-

(1) L'iode, seul ou uni au mercure, n'a pas dans un grand nombre de cas la même action sur l'économie; il agit différemment encore lorsqu'il est donné pur ou uni à l'hydriodate de potasse, et tel individu chez lequel ce médicament, administré sous une de ces formes, n'a eu aucun effet avantageux, sera peut-être immédiatement soulagé lorsque le mode d'administration sera changé. Nous en avons des exemples nombreux, mais aucun plus curieux que le suivant :

Un perruquier, âgé de quarante-cinq ans, se présenta à l'hôpital des Vénériens dans le courant de l'année 1835, offrant sur toute la face cette variété de dartres qu'on a dési-

ment local auquel on veut avoir recours, puis de revenir ensuite aux diverses applications dont on a parlé. Ce changement dans l'emploi des topiques est quelquefois nécessité dans le même symptôme. Ainsi nous avons cité l'exemple de cet homme, dont le corps était couvert d'une éruption supposée de nature syphilitique, et qui fut entièrement débarrassé en deux mois de traitement par la teinture de Fowler, les mercuriaux ayant complétement échoué; la maladie récidiva avec les mêmes caractères, cette fois la teinture

gnées sous le nom de lupus. Il sortait de l'hôpital Saint-Louis, où il avait séjourné pendant quatre mois. Les joues, les lèvres et surtout le nez étaient envahis par cette dartre, qui avait pénétré dans les fosses nasales en détruisant le ailes du nez. Ce malade nous assura avoir pris l'iode à l'intérieur pendant longtemps sans aucune espèce de succès; M. Cullerier ne lui en prescrivit pas moins la potion iodée, qui, comme nous l'avons vu, contient un grain d'iode et quelques grains d'hydriodate de potasse. Après huit jours de son usage l'amélioration était des plus évidentes. Au bout de trois semaines la face était presque réduite à ses proportions naturelles. Le malade sortit de l'hôpital après deux mois de séjour, n'offrant absolument que les cicatrices qui attestaient son ancienne affection.

A quoi devait-on attribuer un succès si rapide, lorsque déjà le même médicament avait échoué? sans doute à la manière dont l'iode avait été administré. Ce malade, en effet, ayant été considéré comme syphilitique à l'hôpital Saint-Louis, il est probable qu'on l'aura traité par l'iodure de mercure; il a suffi de retrancher cette dernière substance pour obtenir une des plus belles guérisons qu'on puisse citer.

de Fowler échoua, et la pommade de proto-iodure de mercure eut un succès complet. De nombreux faits de ce genre démontrent avec quelle persévérance il faut essayer tour à tour les substances qui semblent indiquées, en varier la forme, les doses et la préparation, laisser reposer quelque temps les malades, puis revenir aux mêmes remèdes qui précédemment avaient échoué. Il n'y a dans les symptômes de syphilis rien d'absolu, rien d'exclusif; et tel médicament dont l'action est ordinairement presque nulle, cicatrise quelquefois les ulcères les plus rebelles. Si l'on voulait étendre le titre d'antisyphilitique à toutes les substances avec lesquelles on a guéri cette maladie, le nombre de ces spécifiques pourrait être porté à l'infini. L'exemple suivant, déjà cité ailleurs par nous (1), en sera une preuve frappante, car on y verra l'ulcère le plus étendu et le plus rebelle, après avoir résisté à toutes les médications d'usage, se cicatriser comme par enchantement sous l'influence seule des cataplasmes de la râpure de carotte crue.

Un jeune homme de vingt-huit ans, exerçant la profession de tailleur, est entré à l'hôpital le 25 février 1833, offrant un bubon dans l'aine du côté droit et quelques chancres sur le gland. Des sangsues furent aussitôt appliquées sur le bubon; il en résulta peu de diminution dans la

(1) V. *Journ. de méd. et de chirurg. prat.*, art. 973.

tumeur. Le 25 mars, quinze autres sangsues furent mises autour de sa base; les piqûres ne tardèrent pas à s'enflammer et à s'ulcérer à leur sommet. Ces ulcérations s'agrandissant s'unirent par leurs bords et formèrent bientôt une vaste plaie occupant le côté droit du bas-ventre, et la partie supérieure de la cuisse dans la largeur des deux mains environ.

On combattit d'abord cet ulcère par des applications émollientes sans aucune espèce d'amendement; puis, dans l'espace de plusieurs mois, on eut recours à des compresses trempées dans l'eau blanche, puis dans une solution d'opium; on sema à sa surface successivement le calomel et le proto-iodure de mercure; on appliqua un vésicatoire sur la plaie elle-même sans en retirer plus d'avantages. Des compresses trempées dans de la liqueur de Van-Swieten semblèrent agir un peu plus efficacement; mais cette légère amélioration fut de courte durée. Enfin un vésicatoire fut placé à la partie moyenne de la cuisse, et n'eut pas de meilleur résultat.

Pendant l'usage de ces divers topiques, on ne négligea pas les moyens intérieurs. Des frictions mercurielles furent faites pendant seize jours; une violente salivation étant survenue, il fallut les interrompre; on donna alors des pilules de proto-iodure de mercure sans plus de succès.

Le 3 décembre, l'ulcère s'étendait en serpentant jusqu'à la partie supérieure de la cuisse, ses bords étaient fort élevés et rugueux, son fond, de couleur blafarde, fournissait un ichor fétide et très-abondant. Quelquefois plusieurs points semblaient disposés à se cicatriser et se recouvraient d'une pellicule blanche, mais cette légère membrane se rompait bientôt, et la plaie restait dans le même état.

M. Cullerier se disposait à promener un cautère actuel sur la surface de ce large ulcère, lorsqu'il voulut, avant d'en venir à ce moyen extrême, essayer un cataplasme de carottes crues râpées, dont nous avions eu occasion de voir les bons effets dans un cas semblable. Le malade se plaignit le lendemain d'avoir éprouvé quelques douleurs dans la plaie; le jour suivant il nous montra de petits vers qui rampaient à la surface de l'ulcère; ces vers, qui s'étaient évidemment développés dans la pulpe de carotte, trop anciennement râpée, ne reparurent plus lorsqu'on eut pris la précaution de ne broyer cette racine qu'au moment même d'en faire usage. Pendant quinze jours, l'ulcère offrit à peu près le même aspect; cependant une légère amélioration engageait à en continuer l'usage, lorsque tout à coup ses bords s'affaissèrent, son fond se couvrit sur plusieurs points d'une pellicule qui s'étendit en quelques jours sur toute sa surface, et produisit ainsi une cicatrisation complète et solide d'un ulcère qui avait résisté neuf mois à toutes les ressources de l'art.

Ce jeune homme est rentré à l'hôpital au bout de six mois pour se faire traiter de chancres et d'un nouveau bubon qui s'était développé sous la cicatrice de l'ancien. Il est sorti guéri après un mois de traitement simple. Le bubon était assez volumineux ; il s'est terminé par résolution, et l'on n'a fait aucune application de sangsues.

On sait que le jus de carotte a été employé avec succès dans diverses circonstances à peu près analogues. On le conseille dans certains ulcères cancéreux, soit du sein, soit du col de l'utérus ; et bien que cette substance ne jouisse que d'une bien faible activité, nous avions déjà observé un succès absolument semblable à l'Hôtel-Dieu de Nantes, chez un militaire qui portait également dans l'aine de nombreux ulcères ayant succédé à des piqûres de sangsues. La même substance s'est montrée aussi efficace à l'hôpital des Vénériens dans un cas de tubercules ulcérés de la face qui résistaient depuis dix-huit mois à tous les moyens de traitement, et chez un jeune homme qui portait dans l'aine une ulcération peu étendue.

On voit, d'après ce que nous disons du bubon ulcéré, combien les praticiens seraient blâmables si, dominés par l'idée de la présence d'un virus dans ce symptôme, ils rejetaient cette foule de remèdes proposés dans les ulcérations d'une autre nature, pour se borner à la seule substance qu'on nous représente comme un spécifique assuré. Il n'y a qu'une voix pour exalter les propriétés merveilleuses du mercure; et il semble que, depuis l'application de ce métal au traitement de la syphilis, cette maladie ne soit plus qu'un jeu pour le médecin qui a foi dans les miracles qu'il opère. C'est un moyen de diagnostic certain pour tout ulcère de nature suspecte; non-seulement il améliorera en peu de jours tout symptôme syphilitique, mais encore tout autre topique ne pourra qu'aggraver la maladie. Voilà ce qu'on répète, ce qu'on écrit sans cesse; et ces mêmes médecins, qui font d'un médicament, précieux à la vérité, un si pompeux éloge, ont des malades qui languissent pendant des mois entiers avec de larges bubons ulcérés, que toutes les préparations mercurielles ne peuvent cicatriser.

Les faits qui prouvent l'inefficacité des mercuriaux dans une foule de cas ne permettent plus de présenter le mercure à l'exclusion de tout autre médicament dans le pansement du bubon ulcéré; il est bien vrai, qu'administré au moment convenable et avec les précautions que nous avons indiquées, il en hâte souvent la cicatrisation. Il est bien vrai, ainsi que nous l'avons déclaré, que, de tous les stimulants, c'est celui dont l'usage est le plus généralement et le plus fréquemment utile. Mais il y a bien loin de cette propriété thérapeutique avouée à la spécificité dont on s'obstine à le gratifier. Plus on multipliera les pansements, plus on variera les applications locales, et moins on rencontrera de ces ulcérations rebelles dans lesquelles tous les secours de la médecine semblent devoir échouer.

Nous répéterons cependant ici ce que nous avons dit ailleurs des difficultés qu'on éprouve à guérir les symptômes syphilitiques chez certains sujets malheureusement prédisposés. Il en est chez lesquels les téguments sont à peine divisés pour donner issue au pus, que l'ulcération envahit les parties voisines, présente le plus mauvais aspect et résiste pendant un temps fort long à tous les moyens tentés pour sa cicatrisation. Un si triste résultat tient sans doute à une disposition individuelle qu'on ne saurait prévoir; mais en procédant à la cure du bubon syphilitique ainsi que nous l'avons indiqué, cette fâcheuse complication sera presque sans exemple.

ADDITION.

De l'emploi du vésicatoire suivi de la cautérisation dans le traitement du bubon.

Le traitement local du bubon syphilitique est d'une telle importance, que tous les moyens qui, par leur application directe, peuvent avoir une influence quelconque sur sa résolution, doivent être examinés avec soin, afin d'en bien apprécier la valeur. Parmi ceux qui méritent une étude particulière, soit à cause de leur vertu thérapeutique, soit parce que l'usage en est encore peu répandu, nous devons citer les vésicatoires que M. Malapert, aujourd'hui chirurgien-major au 12e de chasseurs, a proposés comme méthode générale de traitement, il y a quelques années (1). Ce chirurgien annonçait qu'il avait guéri un grand nombre de militaires atteints de bubons syphilitiques dolents ou inflammatoires par le procédé suivant: un vésicatoire de la largeur d'une pièce de vingt sous était appliqué au sommet de la tumeur; le lendemain, l'épiderme étant enlevé, un plumasseau trempé dans une solution de sublimé (vingt grains par once) était appliqué sur la petite plaie, et maintenu en place pendant deux heures, au moyen de bandelettes de diachylon. Lorsqu'on enlevait le petit appareil, une escarre était déjà formée; le lendemain et les jours suivants, on faisait de nouvelles applications du caustique, et lorsque l'escarre était détachée, on trouvait des chairs vermeilles, et le bubon avait perdu une grande partie de son volume.

Les malades traités par M. Malapert n'ont point

(1) *Archives gén. de méd.*, mars 1832. Du traitement des maladies vénériennes par l'application directe du deuto-chlorure de mercure en dissolution sur les tissus affectés primitivement ou consécutivement.

gardé le lit; la plupart ont continué de vaquer à leurs occupations, et cependant ils ont rapidement guéri, et ont été, pendant tout le temps qu'il a pu les observer encore, préservés de rechute. Ils n'ont cependant point fait usage du mercure, soit à l'intérieur, soit en frictions, ce qui, suivant ce chirurgien, est la condition nécessaire à toute bonne guérison; mais le deuto-chlorure, ainsi déposé dans la région inguinale et porté directement sur le virus, s'est emparé de lui, et l'a annihilé ou expulsé comme il l'eût fait si, porté d'abord dans l'estomac, il eût cheminé de l'intérieur à l'extérieur jusque vers le bubon. Ajoutons que, pour empêcher ce virus de pénétrer dans l'économie, pour le maintenir à la périphérie et même le repousser au dehors, presque toujours des sudorifiques dépuratifs étaient administrés en même temps. M. Malapert, dans une note publiée depuis cette époque sur le même sujet, annonce, il est vrai, qu'il compte nombre de cures tout aussi promptes et aussi solides que les autres sans le secours des sudorifiques, mais il regarde comme plus complet le traitement dans lequel on les a employés (1).

(1) Ce Mémoire, dont quelques fragments seulement ont été insérés dans les *Archives*, contient un grand nombre de faits qui annoncent dans M. Malapert un esprit éclairé et désireux de s'écarter de la routine habituelle dans le traitement des maladies syphylitiques. Mais on regrette de

Malgré tout ce que ces observations pouvaient offrir d'intéressant pour le praticien, elles avaient passé presque inaperçues, et cette méthode avait fait peu d'impression, lorsque M. Reynaud, professeur à l'Ecole de médecine de la marine de Toulon, présenta à l'Académie un Mémoire dans lequel il fixait de nouveau l'attention sur le parti avantageux qu'on pouvait retirer de ce moyen. Les expériences de ce chirurgien sur les effets du vésicatoire l'avaient conduit à des conclusions un peu différentes de celles de M. Malapert. Ainsi il n'avait point la prétention d'annihiler le virus localement par le deuto-chlorure; il reconnaissait au contraire que ce moyen était tout à fait impuissant pour prévenir les récidives, et qu'il était indispensable d'administrer le spécifique, soit à l'intérieur, soit en frictions, pour débarrasser l'économie du principe morbifique.

lui voir donner aux effets de cette médication une explication peu digne du reste de son travail. Ne semble-t-il pas voir le principe morbifique, ou virus, cherchant à pénétrer dans l'économie et rencontrant les sudorifiques, qui, administrés intérieurement, viennent boucher les vaisseaux qui devaient lui donner passage ; tandis que le spécifique par excellence, le mercure, déposé directement sur cet agent destructeur, le saisit, le décompose et le réduit au néant?

Etait-il nécessaire de payer un tribut aux idées du jour et de donner à des faits, bien observés d'ailleurs, une explication qui choque aujourd'hui l'esprit le moins sévère, puisqu'elle ne repose ni sur l'observation, ni sur le raisonnement, ni sur les lois connues de la physiologie ?

Quant aux conditions dans lesquelles le vésicatoire doit être employé, voici ce qui résulte tant de ce Mémoire que de quelques notes publiées plus tard sur ce sujet. M. Reynaud pense que ce moyen peut être utile à toutes les périodes et dans toutes les variétés du bubon syphilitique, mais c'est surtout lorsqu'une collection purulente s'est formée qu'il offre les résultats les plus avantageux. Il épaissit d'abord la peau, puis, dès que l'escarre commence à se détacher, le pus filtre à travers le derme aminci; pendant ce temps, le bubon s'affaisse, et ses parois se recollent de la circonférence au centre. Quelquefois l'application d'un seul vésicatoire n'est pas suffisante pour obtenir ce résultat, et il est nécessaire de recourir à un second. Lorsque les parois du foyer ont fort peu d'épaisseur, de petits pertuis peuvent pénétrer dans sa profondeur, ou même la paroi antérieure peut être détruite en entier, et les effets produits sont à peu près ceux de la pierre à cautère.

Quelle que soit la profondeur à laquelle pénètre l'escarre produite par le vésicatoire, c'est toujours, suivant M. Reynaud, le meilleur moyen que l'on puisse employer pour combattre localement le bubon arrivé à la période de suppuration; on peut encore en tirer un parti très-avantageux lorsqu'il existe des fistules et des trajets sinueux qui résistent aux injections irritantes; au lieu de fendre ces clapiers, d'y passer un séton ou d'en détruire les parois avec la pierre à cautère, le vésicatoire, ainsi appliqué, détermine souvent, en modifiant les tissus, l'agglutination du foyer.

Tel est, en quelques mots, le résumé des recherches de MM. Malapert et Reynaud sur les effets du vésicatoire dans le bubon syphilitique. Le résultat obtenu par ces deux chirurgiens était bien de nature à engager les praticiens à introduire dans la thérapeutique un fondant aussi précieux. M. Cullerier s'empressa d'en faire l'essai, soit à l'hôpital des Vénériens, soit dans sa pratique particulière, et déjà une quantité considérable de malades soumis à cette méthode depuis près de trois ans lui a permis de porter, sur la valeur de ce moyen, un jugement qu'il est utile de faire connaître.

Ce chirurgien a renouvelé ces expériences d'autant plus volontiers, que depuis longues années il employait à l'hôpital des Vénériens le vésicatoire simple sur les tumeurs indolentes qu'il était besoin de réchauffer pour en déterminer la résolution. Appliqué d'après la méthode de M. Malapert, ce topique devait exercer sur la peau une révulsion beaucoup plus forte, puisqu'une partie du derme lui-même est entamée, et que non-seulement on détermine un travail inflammatoire nécessaire pour éliminer l'escarre, mais encore qu'une suppuration abondante s'établit ainsi pendant plusieurs jours dans le voisinage de la tumeur. La médication proposée par MM. Malapert et

Reynaud semblait donc puissante et rationnelle; mais ces deux chirurgiens, différant d'opinion sur l'opportunité de son emploi, il fallait reconnaître si le vésicatoire suivi de la cautérisation est un moyen efficace pour la résolution du bubon ; s'il peut être appliqué indistinctement et dans tous les cas, et, dans la supposition contraire, quelles sont les circonstances qui réclament son indication ; enfin, l'efficacité de ce fondant une fois établie, tâcher de donner une explication convenable de son action sur la résolution de la tumeur, ce qui devait conduire à réfuter les opinions émises sur ce point par les deux chirurgiens cités.

Nous allons exposer dans ce chapitre le résultat des expériences nombreuses auxquelles M. Cullerier s'est livré depuis la présentation du Mémoire de M. Reynaud à l'Académie, Mémoire pour l'examen duquel il avait été nommé commissaire. Nous dirons d'avance, afin de jeter plus d'intérêt sur ce résumé, que les vésicatoires suivis de la cautérisation ont eu, sur la résolution du bubon syphilitique en général, une action si prononcée, que ce moyen doit assurément rester dans la thérapeutique du symptôme en question; les efforts des praticiens doivent tendre seulement à bien préciser les cas dans lesquels il sera convenable d'y avoir recours.

En suivant l'ordre établi dans cet ouvrage sur la marche du bubon syphilitique, nous verrons successivement son application à toutes les périodes, et d'abord lorsque la tumeur est à son début, lorsqu'il n'existe encore dans la région inguinale qu'un seul petit noyau formé par l'engorgement d'un ganglion, l'action du vésicatoire est des plus sensibles, et nous ne nous rappelons pas avoir jamais vu ce moyen échouer à cette époque. Le bubon syphilitique a constamment été arrêté dans son développement, et quelques jours après la chute de l'escarre, il restait à peine des traces de cette petite tumeur.

Tout en proclamant l'efficacité du vésicatoire ainsi appliqué à cette époque, il est juste de remarquer que les malades que nous observons sont soumis au repos, à une diminution dans la dose des aliments, en un mot, à toutes les conditions qui, comme nous l'avons établi plus haut, préviennent le développement d'un bubon syphilitique, ou qui tendent à enrayer sa marche alors qu'il est développé; mais M. Cullerier qui, sur les malades de la ville, en fait également un fréquent usage, a reconnu ses puissants effets dans cette période, alors même que les individus qui se soumettent à son emploi n'observent pas un repos aussi absolu et des précautions aussi sévères que les malades de l'hôpital des Vénériens; ce vésicatoire, en un mot, équivaut alors à une forte application de sangsues; c'est un moyen perturbateur qu'on peut employer avec autant de certitude de guérison que les antiphlogistiques les mieux indiqués.

Lorsque cette période est passée, lorsque l'irritation, s'étendant des ganglions au tissu cellulaire voisin, a formé dans la région inguinale une masse plus ou moins dure, plus ou moins volumineuse, le vésicatoire peut encore être utile, mais il est nécessaire d'établir une distinction pour que son application soit convenable. La tumeur est-elle fort douloureuse, les téguments sont-ils rouges, enflammés, enfin le bubon présente-t-il tous les signes d'une inflammation suraiguë, tout moyen perturbateur peut avoir des inconvénients, et c'est aux antiphlogistiques, ainsi que nous l'avons démontré, qu'il faut recourir, avant d'employer la révulsion. Quelquefois, en effet, le caustique appliqué sur des parties fort enflammées, indépendamment de la douleur extrême qu'il déterminait, a évidemment activé la sécrétion purulente, qui, par des moyens plus rationnels, aurait peut-être été prévenue. C'est donc aux antiphlogistiques qu'il faut avoir recours largement, d'abord : la saignée du bras, une ou plusieurs applications de sangsues, une diète sévère et le repos le plus absolu ont bientôt dissipé cette turgescence inflammatoire, et quand la violence du flegmon glandulo-cellulaire est calmée, quand la tumeur est ramenée à des conditions plus favorables à l'action d'une révulsion puissante, c'est alors que le vésicatoire, suivi de la cautérisation, est employé avec succès.

Il ne faut cependant pas en espérer, dans cette

seconde période, des résultats aussi avantageux que lors du début du symptôme syphilitique; on sait que le bubon, parvenu à ce point de développement, n'est enlevé qu'avec une certaine difficulté, quelle que soit la méthode que l'on adopte; mais considéré sous ce point de vue, le vésicatoire appliqué à cette période est encore un des fondants les plus actifs qu'on puisse employer.

Si l'on obtient en général d'assez bons effets du vésicatoire dans le traitement du bubon à cette période, à plus forte raison doit-on espérer de ce moyen d'heureux résultats lorsque la tumeur est indolente et qu'il est besoin de la stimuler fortement pour arriver à sa résolution. Nous avons vu tout à l'heure que le vésicatoire simple avait été de tout temps employé à l'hôpital des Vénériens contre ce bubon. On avait observé que ce moyen était plus efficace que les emplâtres fondants qui sont d'un usage si général. Mais lorsqu'on fait suivre la dénudation de la peau d'une cautérisation assez profonde, la secousse imprimée à la tumeur est beaucoup plus favorable, et aucun moyen peut-être ne réchauffe plus heureusement les tissus engorgés. Observons toutefois qu'il est nécessaire de disséminer ces vésicatoires sur toute la superficie de la peau qui recouvre la tumeur, de manière à fixer sur ce point une puissante révulsion; souvent même il convient de les établir sur des parties plus éloignées, en dehors du bubon, à sa base, comme on prescrit de le faire pour les applications de sangsues lorsqu'on craint que leurs piqûres viennent à s'enflammer et à s'ulcérer. Nous avons pu vérifier plusieurs fois l'efficacité de ce procédé ; nous pourrions citer l'histoire de deux malades qui portaient dans l'aine un bubon chronique énorme avec fistules et clapiers, et contre lequel tous les stimulants, généralement en usage, avaient échoué. Plusieurs vésicatoires furent appliqués sur la tumeur elle-même, mais la masse indurée était si volumineuse, que la diminution obtenue était à peine sensible. De nouveaux vésicatoires furent alors successivement placés à la circonférence du bubon, de sorte qu'on avait dans la région inguinale, autour des tissus engorgés et sur leur sommet, une demi-douzaine d'exutoires dont les uns étaient en pleine suppuration, tandis que les autres se desséchaient et que de nouveaux commençaient à s'établir. Cette vaste révulsion eut les plus heureux effets, et la tumeur se fondit avec une rapidité qu'on n'aurait pas osé espérer.

Encouragé par l'heureux résultat de cette tentative, M. Cullerier a, depuis cette époque, fréquemment appliqué les vésicatoires à la base du bubon syphilitique, et bien que la révulsion opérée dans ce cas ne soit pas aussi efficace que lorsque la cautérisation est pratiquée sur le sommet de la tumeur, on verra cependant bientôt qu'indépendamment de ces énormes masses de tissus indurés, qu'il faut attaquer par une large surface, il est des cas dans lesquels on peut tirer un parti avantageux de ce procédé.

Nous devons dire, au reste, que le vésicatoire, suivi de la cautérisation, est employé chez la plupart des malades dans le service de M. Cullerier, lorsqu'ils sont porteurs de bubon syphilitique, soit au début, soit à la période inflammatoire et sans collection purulente, soit enfin à l'état de chronicité. Il faut en excepter ceux qui présentent des signes d'une inflammation suraiguë dans laquelle cette violente révulsion, non-seulement ne serait que de fort peu d'utilité, mais encore pourrait être nuisible.

Jusqu'à présent, l'observation s'est trouvée à peu près d'accord avec les remarques de M. Malapert; on a reconnu au vésicatoire une action sensible dans les cas signalés par ce chirurgien, mais les observations ultérieures n'ont pas entièrement confirmé les assertions de M. Reynaud qui préconisait surtout ce moyen, lorsqu'une collection purulente était formée.

Le vésicatoire appliqué sur un bubon à l'état de suppuration produit des effets divers, suivant l'état des téguments qui le recouvrent. La peau conserve-t-elle encore son épaisseur, l'escarre ne pénètre pas jusqu'au foyer, mais à sa chute on voit quelquefois le pus sourdre à travers les mailles du derme; d'autres fois de petites perforations, de petits pertuis s'établissent, et la matière purulente s'échappe abondamment par ces conduits. Dans ces deux cas le foyer se vide insensiblement, ses parois s'affaissent et adhèrent entre elles; enfin, la guérison s'opère ainsi sans cicatrice autre que celle du vésicatoire. Une seule application du caustique peut produire cet effet avantageux, lorsque le tissu cellulaire seul a fourni la suppuration; mais dans le bubon ganglionnaire multiple avec foyers séparés, on est forcé de renouveler cette cautérisation à plusieurs reprises, encore n'en obtient-on qu'un résultat tout à fait incertain.

Quant au bubon avec foyer de suppuration et amincissement de la peau, M. Cullerier a tout à fait renoncé à le traiter par le vésicatoire. On pénètre par ce moyen dans le foyer par une vaste ouverture comme si l'on appliquait sur les téguments un morceau de potasse caustique, et nous avons démontré qu'il était beaucoup plus avantageux de se borner à une simple ponction, ou d'appliquer çà et là de très-petits fragments de pierre à cautère. Ainsi, sans reconnaître dans ce cas au vésicatoire d'autres inconvénients que ceux attachés à une méthode longtemps préconisée dans le bubon avec foyer de suppuration, ce chirurgien lui préfère un procédé plus doux et plus rationnel, dont l'expérience lui a depuis longtemps confirmé les heureux résultats.

Le moyen qui nous occupe peut encore être

employé avec fruit dans certaines complications du bubon; lorsque, par exemple, il existe des fistules reposant sur une base engorgée, des clapiers entretenus par la même cause, on a quelquefois tari la source de cette suppuration en appliquant ces vésicatoires à plusieurs reprises, soit sur la tumeur, soit à sa base, soit sur les ouvertures fistuleuses; enfin, bien que les bubons des aisselles, du col et des autres parties du corps, soient assez rares, on a eu quelquefois l'occasion d'employer cette méthode dans des cas de ce genre, et les effets obtenus ont été absolument les mêmes.

Le moyen proposé par MM. Malapert et Reynaud, expérimenté depuis près de trois ans dans un grand hôpital et dans les circonstances les plus variées, s'est donc montré réellement efficace et a pris définitivement un rang distingué dans la thérapeutique du bubon. C'est, comme on le voit, un fondant énergique employé au début de la tumeur, lorsque sa marche est indolente, ou du moins lorsqu'elle ne présente pas de signes d'une inflammation suraiguë; son efficacité est beaucoup moins grande quand il s'est formé une collection purulente, et on ne doit pas y avoir recours lorsque, la peau étant amincie, on s'exposerait à pénétrer dans l'intérieur du foyer. Enfin, on en retire un parti avantageux dans certains cas de fistules ou de clapiers qui reposent sur des bases engorgées.

Telle est l'opinion favorable qu'on doit avoir sur

le vésicatoire suivi de la cautérisation dans le traitement du bubon syphilitique; mais ce moyen ne peut constituer à lui seul une méthode de traitement: c'est un fondant, il est vrai, assez puissant; mais si on ne secondait par son action par l'emploi de tous les moyens énumérés dans les paragraphes précédents, on reconnaîtrait bientôt qu'un petit nombre seulement de ces tumeurs seraient amenées jusqu'à guérison. Les cataplasmes, les frictions avec l'onguent napolitain, l'hydriodate de potasse, le repos, le régime, etc., doivent donc concourir, suivant les circonstances, à la résolution du symptôme syphilitique; et on exagérerait de beaucoup son importance si on lui attribuait d'autre vertu que celle d'une puissante révulsion.

C'est l'erreur qu'a commise M. Malapert en admettant que le deuto-chlorure de mercure, déposé sur la tumeur, avait une action directe sur le virus syphilitique qu'il saisissait et décomposait localement en prévenant ainsi son introduction dans l'économie. Cette opinion, qui ne repose que sur les idées qu'on se forme en général de la spécificité du mercure et de sa grande affinité pour le virus syphilitique, est repoussée par diverses expériences tellement concluantes, que, dans cette circonstance comme dans tant d'autres, on est bien forcé de chercher pour la guérison de la syphilis des causes toutes naturelles et entièrement semblables à celles qui amènent la terminaison des autres maladies.

Si, en effet, on examine les effets du caustique déposé sur le derme dénudé, on voit qu'une escarre d'une ligne à deux d'épaisseur est formée, dans l'espace de quelques heures, par l'appel des liquides qui se coagulent et par la destruction d'une partie de la peau. La tumeur syphilitique, si tant est qu'elle contienne le virus, est donc tout à fait en dehors de l'action du mercure; et ce qui prouve, de la manière la plus évidente, que le caustique ne pénètre pas au delà de la peau, c'est que nous avons vu déposer sur des ulcères et sur des muqueuses des quantités énormes de sublimé corrosif, et qu'il en résultait seulement une douleur excessive, puis la formation d'une escarre plus ou moins épaisse, sans que l'économie participât en rien aux effets du poison dont l'action restait parfaitement circonscrite. Or, si même de faibles portions du caustique eussent été absorbées, il est évident que des accidents extrêmement graves en auraient été la suite nécessaire ; car on épanchait quelquefois sur des surfaces inhalantes douze à quinze grains de ce sublimé.

Mais des expériences plus concluantes encore ont prouvé le peu de fondement de cette hypothèse. M. Cullerier a substitué au sublimé le sulfate de cuivre, le sulfate de zinc, le nitrate d'argent, les acides minéraux, la pâte Canquoin, etc., et il a reconnu, non pas que toutes ces substances déterminaient également bien la formation de l'escarre désirée, mais que toutes les fois que la cautérisation était obtenue, la tumeur disparaissait aussi rapidement, quel que fût le caustique employé. Et cette remarque a été si constante et si fréquemment répétée, qu'aujourd'hui il a substitué la solution de sulfate de cuivre à celle de sublimé qui est réservée pour les cas seulement où l'on a besoin d'obtenir une cautérisation profonde.

Les partisans inclusifs du mercure, ceux qui se sont hâtés d'expliquer à l'avantage de leur théorie les succès évidents obtenus par ce procédé, seront donc obligés de convenir que la spécificité du métal n'était pour rien dans ces guérisons, et que, dans les observations qu'ils ont citées, c'est par les lois ordinaires de la physiologie et de la thérapeutique qu'il faut se rendre compte de la prompte disparition de ces bubons syphilitiques.

Si l'on considère, en effet, ce symptôme en le dégageant de tout le merveilleux qu'on s'obstine à lui attribuer et l'action bien connue du moyen qu'on lui oppose, on verra que dans les cas où l'utilité du vésicatoire suivi de la cautérisation est maintenant admise, on avait signalé depuis longtemps les effets avantageux de toute rubéfaction de la peau. Les vésicatoires simples avaient à la vérité une action souvent insuffisante sur la résolution des tissus engorgés, mais enfin de nombreuses observations avaient constaté que ce moyen n'était pas sans valeur, puisqu'il était adopté par la plupart des praticiens. Les saignées locales n'étaient pas utiles seulement en dégorgeant directement les tissus malades, la révulsion opérée par les piqûres de sangsues contribuait assurément à la fonte de la tumeur; d'ailleurs, les frictions faites avec les pommades irritantes, et les applications emplastiques, n'avaient pas d'autre effet que d'exciter la peau et de produire ce qu'en pathologie on appelle une révulsion. On devait attendre du vésicatoire suivi de la cautérisation un effet bien autrement actif, puisque non-seulement on rubéfiait la peau, mais encore on la mortifiait dans une certaine profondeur et qu'on rendait ainsi inévitable un travail inflammatoire qui devait éliminer les parties sphacélées des parties vivantes; que, de plus, pendant plusieurs jours, ces plaies devaient fournir une abondante suppuration, et que toutes ces causes réunies suffisaient assurément pour expliquer la diminution survenue dans une tumeur sous-jacente (1).

Après avoir établi les cas dans lesquels l'emploi du vésicatoire peut être avantageux et quelle est

(1) L'emploi du caustique pour résoudre certaines tumeurs qui ne sont pas de nature syphilitique est une pratique vulgaire dans la chirurgie, et nous ne comprenons pas la répugnance qu'on aurait à expliquer par les mêmes lois les succès qu'on obtient par cette méthode dans le traite-

son action probable sur l'économie, nous devons examiner si ce moyen n'est pas accompagné d'inconvénients tels qu'on doive hésiter dans beaucoup de cas à en faire usage. Le premier reproche qu'on peut faire à cette cautérisation, est de déterminer une douleur assez vive ; les malades en effet souffrent pendant toute la durée de l'application du caustique, et le sentiment de cuisson se prolonge quelquefois pendant une journée entière. On sait que l'intensité de la douleur présente des variétés infinies suivant les individus : certains malades pusillanimes ou réellement doués d'une sensibilité physique très-développée se plaignent assez vivement d'abord, mais nous n'en avons jamais rencontré qui se soient refusés à une seconde application du caustique. La douleur que détermine cette cautérisation n'est donc pas bien vive et ne saurait être une objection sérieuse contre l'emploi de ce procédé.

En dirons-nous autant de la cicatrice que le vésicatoire ainsi appliqué laisse après lui ? Assurément cette cicatrice n'a rien de hideux; elle est blanche, unie et souvent cachée par les poils,

ment de certains goîtres, de certains nævus, des tumeurs scrofuleuses, etc. (Voyez un mémoire fort curieux sur le traitement des tumeurs scrofuleuses par l'établissement d'un exutoire à leur centre, par M. le Dr Ordinaire, *Journ. de méd. et de chir. prat.*, art. 982.)

mais elle est indélébile et fort visible lorsque l'escarre produite a offert une certaine épaisseur.

Nous avons dit que les malades qui se font traiter dans un service à l'hôpital des Vénériens, y reviennent de préférence, soit qu'ils aient contracté une affection nouvelle, soit qu'il se manifeste des traces de leur première infection. La plupart des hommes reçus dans cet établissement offrant pour symptôme primitif un ou plusieurs bubons syphilitiques, et la méthode de M. Malapert étant d'un usage presque général, on doit avoir des occasions fréquentes de voir au bout de plusieurs mois les effets de ces vésicatoires chez des sujets qui viennent de nouveau réclamer les secours de la médecine. Or, nous avons pu remarquer que les cicatrices qui succèdent à cette cautérisation n'offrent absolument rien de désagréable à l'œil, mais il y en a qui sont larges, blanches, et restent comme témoins irrécusables de l'existence d'une maladie qu'on a en général tant d'intérêt à cacher.

Ces cicatrices sont un inconvénient grave attaché à cette pratique, surtout chez les femmes; car s'il est vrai de dire que celles qui résultent d'incisions et surtout de la résection de certaines portions de la peau sont infiniment plus désagréables à l'œil, on peut objecter aussi que le vésicatoire est appliqué dans un grand nombre de cas où, par toute autre méthode, on préviendrait la formation du pus et par conséquent on éviterait toute lésion des téguments, et qu'en suivant les préceptes indiqués ci-dessus, alors même qu'une collection purulente serait formée, en pratiquant une simple ponction on pourrait encore espérer obtenir l'adhésion des parois du foyer avec une cicatrice presque imperceptible. Cependant cet inconvénient du vésicatoire est largement compensé par les avantages qu'il procure en abrégeant la durée de la maladie, et surtout en prévenant souvent la formation d'une collection purulente qui est toujours une complication fâcheuse.

Nous ne pouvons reprocher au vésicatoire, comme on l'a fait aux saignées locales, de donner naissance à des ulcères qui prennent un mauvais caractère et s'étendent au loin, en détruisant les tissus. Nous n'avons jamais observé ce fâcheux accident, et puisque sur un si grand nombre de malades il ne s'est pas développé une seule fois, on doit en conclure qu'il sera excessivement rare, sinon sans exemple.

Si d'un autre côté nous examinons les avantages qu'on en peut tirer dans la pratique, nous y trouverons d'abord grande facilité d'exécution et certitude d'action, car les doses du caustique étant bien déterminées, on est à peu près certain, malgré les différences qui peuvent se présenter dans les caractères des téguments, qu'on obtiendra une escarre d'une certaine épaisseur. Il y aura en outre une économie immense, surtout dans les hôpitaux, car ces vésicatoires éviteront souvent des applications de sangsues, et ce pansement local étant un des moyens les plus certains de fondre la tumeur, la durée du traitement devra nécessairement en être abrégée.

Toutes ces considérations doivent donc engager les praticiens à adopter le procédé de M. Malapert dans les circonstances que nous avons indiquées comme en réclamant l'usage; mais on ne doit pas y recourir indistinctement dans tous les cas de bubon syphilitique, d'autres moyens étant quelquefois préférables, ainsi que la remarque en a été faite.

Le mode d'application adopté par M. Cullerier est extrêmement simple. Le premier jour, un vésicatoire de la grandeur d'une pièce de deux francs est appliqué sur le sommet de la tumeur; le lendemain, l'épiderme ayant été enlevé, on dépose sur le derme ainsi mis à nu un plumasseau de charpie trempé dans une solution de sublimé (vingt grains dans une once d'eau distillée); cette charpie est laissée en place pendant trois heures environ. Quand on l'enlève, une escarre brune est formée, on la recouvre d'un cataplasme émollient; si la douleur est encore vive, on arrose le cataplasme de laudanum et on prescrit un demi-bain. Au bout de quelques jours l'escarre se détache d'elle-même. Elle paraît avoir beaucoup plus d'épaisseur qu'elle n'en a réellement, à cause du gonflement des tissus et des fluides qui se sont coagulés, car il est aisé de reconnaître que la couche superficielle de la peau a été seule détruite. L'escarre tombée, il reste une plaie d'un bon aspect qui suppure d'abord assez abondamment, mais qui ne tarde pas à se cicatriser. Si le volume de la tumeur n'a pas suffisamment diminué, on place alors un nouveau vésicatoire, soit sur le même point, soit sur une autre partie du bubon, soit enfin dans son voisinage.

Cette cautérisation ne dispense point des autres moyens adjuvants, tels que les frictions avec l'onguent mercuriel ou avec la pommade d'hydriodate de potasse. Souvent même, après avoir frictionné la base de la tumeur avec l'onguent napolitain, on panse la plaie elle-même avec la même pommade, et on recouvre le tout d'un large cataplasme émollient. Enfin on agit en se conformant aux règles prescrites plus haut sur le traitement du bubon syphilitique suivant ses diverses périodes.

Dans des essais multipliés, M. Cullerier a voulu reconnaître l'action de divers caustiques sur la formation de cette escarre, et sur la résolution de la tumeur : le sulfate de cuivre a d'abord été employé à la dose de un à deux gros par once d'eau distillée. Le sulfate de zinc à la même dose, le sulfate de cadmium (quarante grains par once), la teinture d'iode, la pâte Canquoin qu'on sait être composée de chlorure de zinc une partie, et de farine deux, trois ou quatre parties, ont successivement été expérimentés; mais, après avoir constaté que ces divers caustiques avaient une action semblable sur la résolution de la tumeur, lorsqu'ils déterminaient la formation de l'escarre, on s'est arrêté à l'emploi du sulfate de cuivre ou du sublimé qui manquent bien plus rarement leur effet sur la peau dépouillée de son épiderme. C'est donc avec l'un ou avec l'autre de ces caustiques qu'on attaque les bubons lorsqu'ils présentent des conditions convenables à ce genre de traitement, et ces conditions se rencontrent dans la très-grande majorité des cas.

En terminant ce que nous avions à dire sur l'emploi du vésicatoire dans le traitement du bubon syphilitique, nous devons ajouter quelques considérations sur les effets du même moyen dirigé contre un symptôme consécutif ordinairement très-rebelle à tous les traitements.

On connaît ces tubercules qui se développent sous la peau, marchent avec lenteur, offrent de l'empâtement, de la fluctuation obscure, puis, usant peu à peu les téguments, s'abcèdent enfin, et dégénèrent en ulcères dont les bords s'étendent en rampant, ce qui leur a valu le nom de serpigineux. Ces tubercules, désignés sous le nom de *tumeurs gommeuses*, lorsqu'ils se développent dans le voisinage des os, ou de *furoncles*, quand ils sont plus éloignés, sont presque toujours multiples et disséminés sur toutes les régions du corps. Les uns sont à l'état de crudité, lorsque d'autres offrent des signes de fluctuation, que d'autres enfin constituent de véritables ulcères. Il est presque impossible d'obtenir leur résolution par les moyens ordinaires, et les malheureux chez lesquels se développe ce symptôme languissent en général pendant des mois, des années entières, et ne peuvent éviter les cicatrices les plus difformes.

Ces sortes de tubercules étant un symptôme grave de syphilis constitutionnelle, nous n'avons pu en recueillir qu'un petit nombre d'exemples dans un hôpital où les affections consécutives sont si rares; cependant un certain nombre de ces malades se sont présentés dans les salles depuis un an environ, et M. Cullerier a constamment obtenu la résolution de toutes les tumeurs non abcédées qu'ils portaient, en les attaquant directement par le vésicatoire suivi de la cautérisation, ce qui est infiniment préférable à l'extirpation qu'on a conseillé de pratiquer. Voici l'observation d'un de ces malades, avec les renseignements que nous avons pu obtenir sur son compte.

Une femme, âgée de cinquante ans, entra à l'hôpital le 19 décembre 1834; elle affirmait n'avoir jamais eu d'affection syphilitique, mais seulement des flueurs blanches qui l'incommodaient fort peu. C'est à l'âge de quarante-deux ans seulement qu'elle vit paraître sur ses jambes des grosseurs qui, après avoir séjourné deux mois environ sous la peau, s'ulcérèrent, et mirent à peu près le même temps à se cicatriser. Depuis huit années elle a vu successivement apparaître douze ou quinze tumeurs semblables, tant aux membres supérieurs qu'aux membres inférieurs. Entrée plusieurs fois à l'hôpital, elle prit la tisane de Feltz, et quelques ulcères seulement furent pansés avec l'onguent mercuriel.

C'est le 15 janvier seulement que notre attention a été appelée sur cette malade qui, depuis un mois, était à l'hôpital. Des tubercules ulcérés et disséminés sur le bord antérieur du tibia de la jambe droite, et qui avaient motivé son entrée dans l'établissement, étaient alors remplacés par des cicatrices sillonnées et enfoncées, reposant sur un os légèrement exostosé. Plusieurs cicatrices semblables, mais plus anciennes, étaient disséminées sur diverses parties du corps.

Ce jour même, cette femme fit remarquer qu'une tumeur absolument semblable à celles qui tant de fois s'étaient abcédées, était située sur le moignon de l'épaule gauche. Il existait en effet sur ce point un tubercule du volume d'un œuf de pigeon, situé assez profondément, sans changement de couleur à la peau, et qui ne devenait douloureux que lorsqu'on exerçait une pression assez forte. Un vésicatoire fut aussitôt appliqué sur le sommet de la tumeur, et le lendemain, l'épiderme étant enlevé, on recouvrit la surface dénudée avec un plumasseau de charpie imbibé d'une forte solution de sulfate de cuivre. Au bout de quelques jours l'escarre se détacha; l'engorgement des tissus, qui fut le résultat de cette cautérisation, s'opposa d'abord à ce qu'on sentît aussi distinctement la tumeur tuberculeuse; mais quand l'escarre fut tombée, on reconnut qu'elle avait beaucoup perdu de son volume et surtout de sa dureté.

La surface ulcérée suppurait abondamment, lorsqu'on s'aperçut qu'un nouveau tubercule se développait au-dessous du premier; la dureté de cette seconde tumeur contrastait avec la mollesse actuelle de la première. Elle fut recouverte d'un second vésicatoire. Le 3 février, il n'y avait plus de dureté, les deux vésicatoires suppuraient encore, mais les deux tumeurs étaient à peine sensibles; elles disparurent entièrement dans le courant du mois.

Bientôt un troisième tubercule parut à la jambe; le même moyen fut employé sur-le-champ et réussit aussi promptement que dans les deux premiers. Cette femme sortit guérie vers la fin d'avril.

Il est juste d'observer que, pendant tout le temps de son séjour à l'hôpital, cette femme fit usage de la tisane de Feltz pour combattre les ulcérations de la jambe, qui ne se cicatrisaient que d'une manière incomplète. Mais si l'on ne savait que ce traitement interne est toujours insuffisant pour obtenir la résolution de ces tubercules, nous pourrions citer plusieurs autres observations dans lesquelles les vésicatoires et la cautérisation ont été employés seuls et sans le secours d'aucune médication contre ces tumeurs, dont jusqu'ici l'art n'avait pu obtenir la fonte avant qu'elles se fussent ulcérées.

ARTICLE III.

APPLICATION DES MODIFICATEURS LOCAUX AU TRAITEMENT DES AUTRES SYMPTÔMES SYPHILITIQUES.

En traitant avec détails de la thérapeutique du chancre et du bubon, nous avons trouvé l'occasion d'exposer toutes les ressources de la matière médicale et de la chirurgie pour combattre localement ces deux symptômes syphilitiques. Nos lecteurs pourront maintenant faire avec facilité l'application des doctrines de M. Cullerier à la cure de la maladie qui nous occupe, quelles que soient les formes sous lesquelles elle se présente : que l'infection soit récente ou ancienne, que les symptômes soient légers ou graves, simples ou multiples. Les changements ou les additions à ce traitement nécessités par les différences dans les symptômes vont être énumérés rapidement en passant brièvement en revue les lésions diverses par lesquelles la syphilis manifeste sa présence. Il nous suffira, dans cet ouvrage, d'avoir signalé les modifications que ces accidents nécessitent, et d'avoir démontré que la thérapeutique dont nous traçons l'histoire est applicable à tous les cas.

§ Ier. — *De la blennorrhagie.*

L'inflammation des muqueuses urétrales ou vaginales est-elle de nature syphilitique, c'est-à-dire est-elle le résultat du dépôt de ce virus dont nous avons admis et prouvé l'existence dans la syphilis sur les parties qui deviennent le siége de cette affection ? De nombreuses observations, des recherches suivies depuis plus de vingt années ont porté M. Cullerier à croire que la blennorrhagie avait un caractère tout différent de celui de l'ulcère primitif; que le pus de la première de ces lésions n'avait jamais produit la seconde, et réciproquement; enfin que ce symptôme était bien vénérien, en ce sens qu'il résulte ordinairement du contact intime entre les sexes, mais non syphilitique.

Il résulterait de cette opinion que les individus atteints seulement de blennorrhagie ne seraient point exposés aux maladies consécutives. Cependant on rencontre un assez grand nombre d'hommes et surtout de femmes qui offrent des traces d'une infection générale et qui affirment n'avoir jamais été atteints que de ce symptôme. Nous avons déjà fait observer que les femmes ne peuvent nous donner sur leurs antécédents de renseignements positifs, attendu que, dans une foule de cas, il ne paraît rien à la vulve, qu'elles n'ont qu'un écoulement confondu avec la leucorrhée, et que cependant le col offre des exulcérations contagieuses. Quant aux hommes, il est encore possible que des ulcérations des parties génitales aient passé inaperçues. Souvent ces ulcérations ont leur siége dans l'urètre; souvent surtout elles atteignent le pénis si superficiellement et causent si peu de douleurs, que les malades ne dirigent leur attention que sur la phlogose urétrale qui doit en effet absorber toutes leurs idées. C'est un point sur lequel nous avons déjà suffisamment insisté, et il est d'autant moins besoin d'y revenir, que cette question, aujourd'hui généralement ainsi résolue parmi les médecins, est de peu d'importance, si, comme le fait M. Cullerier, on ne cherche pas autre chose dans le traitement de tous les symptômes qu'à faire disparaître les accidents de la manière la plus complète et à ramener les organes à leur état normal par tous les moyens qui sont en notre pouvoir (1).

(1) Des praticiens admettent une blennorrhagie virulente et une blennorrhagie non syphilitique; quelque opinion qu'on se forme à ce sujet, il est évident qu'on ne saurait éta-

Quoi qu'il en soit, la blennorrhagie, comme tous les symptômes syphilitiques, nécessite l'emploi des modificateurs généraux et locaux; de plus, on fait très-fréquemment usage à l'intérieur de substances particulières, qui, sans modifier l'économie tout entière, ont cependant une action sensible sur la disparition du symptôme.

Après l'emploi convenable des modificateurs généraux débilitants, les applications locales antiphlogistiques doivent être mises en usage comme nous l'avons vu pour l'ulcère syphilitique. Une application de sangsues au périnée, aux aines, à la base du pénis, sur le trajet du canal de l'urètre et au sommet du gland, si l'inflammation est violente; des bains locaux, des fomentations émollientes et narcotiques, des embrocations huileuses, des cataplasmes émollients, tels sont les modificateurs locaux qui conviennent dans la première période.

Ces moyens sont parfois suffisants pour conduire le malade jusqu'à la guérison; cependant le plus ordinairement la douleur s'apaise, le cours facile de l'urine se rétablit, l'écoulement devient blanchâtre et plus lié; mais la maladie se

blir cette distinction, et prononcer avec quelque certitude sur la nature de ce symptôme. Les blennorrhagies les moins virulentes en apparence sont souvent les plus difficiles à guérir; et jusqu'à présent ces médecins, qui assurent posséder un diagnostic si précis, n'ont rien fait pour détruire notre incertitude sur ce point.

prolongerait indéfiniment, si l'on ne passait à une médication différente et dont l'expérience a démontré l'efficacité.

Il est d'usage en effet, lorsqu'on arrive à cette seconde période, de prescrire à l'intérieur quelques astringents qui suppriment l'écoulement blennorrhagique en quelques jours. C'est, en général, à la térébenthine de copahu et au poivre cubèbe que l'on a recours. Voici les formules par lesquelles nous voyons en général prescrire ces médicaments :

Pr. Copahu, une once;
Jaune d'œuf, n. 1.

Triturez et mêlez à.

Eau de menthe ou d'anis, trois onces;
Sirop, une once.

A prendre trois cuillerées dans les vingt-quatre heures.

Voici une autre formule fréquemment prescrite par M. Cullerier :

Pr. Cubèbe,
Sang-dragon,
Ratanhia,
Cachou,
} ââ deux gros,

Copahu, quantité suffisante pour mêler en consistance d'électuaire.

Les malades prennent de deux à quatre gros

par jour de cet électuaire. Le copahu, donné en lavement, est un moyen trop infidèle pour que nous le conseillons d'une manière générale : il est cependant applicable chez les individus dont l'estomac est trop irritable pour supporter facilement cet astringent. En voici la formule :

Pr. Copahu, une à deux onces;
Eau, quatre onces;
Jaune d'œuf, n. 1;
Laudanum liquide, six gouttes.

Nous taisons à dessein le nom de tous les autres astringents dont les praticiens font journellement usage, pour rappeler ici quelques préceptes trop oubliés dans le traitement de la blennorrhagie.

L'inflammation de la muqueuse urétrale a été traitée d'une manière tout à fait irrationnelle par des médecins qui voulaient en débarrasser très-promptement leurs malades. C'est surtout par les injections qu'on a cherché à supprimer sur-le-champ l'écoulement : cette méthode vicieuse doit être rejetée de la pratique presque dans tous les cas. Dans la période aiguë, les injections d'eau tiède, d'eau froide, et surtout d'eau chargée d'un principe astringent sont extrêmement dangereuses : elles réussissent parfois à juguler en quelques jours l'inflammation; mais, dans le plus grand nombre des cas, elles donnent lieu à des accidents plus ou moins graves qui forcent d'interrompre leur usage. Sous leur influence, en effet, il arrive, ou bien que l'inflammation de la muqueuse urétrale passe à l'état suraigu, que les parois du canal se gonflent, deviennent excessivement douloureuses et s'opposent au passage de l'urine, ou bien que l'inflammation s'étend, soit à la vessie, soit au canal déférent et au testicule.

En résumé, dans la période inflammatoire, les injections, de quelque nature qu'elles soient, doivent constamment et dans tous les cas être rejetées de la pratique. L'administration du copahu ne convient pas davantage à cette époque, les astringents donnés par la bouche ou en lavements n'ayant d'action sur la disparition de la blennorrhagie que lorsque les symptômes inflammatoires ont été convenablement abattus. Le seul moyen de hâter la guérison d'une urétrite à son début, est d'insister avec énergie sur les émissions sanguines : une ou deux saignées du bras et trois ou quatre applications de sangsues au périnée, peuvent enlever l'inflammation en quelques jours. Nous en avons vu de nombreux exemples, et c'est assurément la pratique la plus convenable lorsque, par des raisons particulières, les malades désirent vivement être débarrassés en quelques jours de cette maladie.

Dans la blennorrhagie chronique, les inconvénients des injections sont encore assez grands pour que les praticiens n'aient recours à ce moyen que dans des circonstances fort restreintes.

Longtemps, M. Cullerier a fait usage des injections astringentes, soit avec le sous-acétate de plomb, soit avec le cachou, le vin chaud, le nitrate d'argent, etc.; il a bientôt remarqué que, si ces moyens accéléraient parfois la guérison, très-fréquemment aussi ils déterminaient des accidents qu'on eût certainement évités par une autre méthode. Ainsi la blennorrhagie passait parfois sur-le-champ à l'état aigu ou l'inflammation envahissait le testicule; mais l'accident le plus commun et le plus formidable à la suite de cette pratique était la coarctation du canal de l'urètre sur quelque point de sa surface. On peut, en effet, se convaincre des dangereux effets de ce moyen dans le traitement de la blennorrhagie en interrogeant les malades si nombreux qui sont affligés de ces rétrécissements : on sera frappé du grand nombre d'entre eux qui ont fait usage des injections astringentes. Quelque explication que l'on donne à ce fait, il n'en existe pas moins d'une manière bien certaine; et c'est parce que M. Cullerier a vu des exemples extrêmement nombreux des mauvais résultats de cette méthode, que, depuis plusieurs années, il n'en fait l'application qu'à quelques malades isolés et seulement lorsque les autres moyens ont échoué.

Les cas dans lesquels la blennorrhagie résiste aux antiphlogistiques, puis aux astringents, sont peu nombreux; cependant lorsqu'ils se rencontrent, il faut chercher quelle est la cause de cette persistance dans l'écoulement. Quelquefois on découvre un ulcère syphilitique de l'orifice à l'urètre ; d'autres fois, et c'est le plus ordinaire, la blennorrhagie est entretenue par un ou plusieurs rétrécissements. Enfin la muqueuse urétrale peut être enflammée à l'état chronique, et fournir, sans autre cause appréciable, la matière de cet intarissable écoulement. Dans ce dernier cas, il est nécessaire, par l'emploi des modificateurs locaux, de changer la nature de cette phlegmasie pour en obtenir la résolution. On y parvient fréquemment en laissant séjourner pendant quelque temps dans le canal de l'urètre une sonde ou une bougie qui apporte un certain degré d'irritation favorable à la guérison ; d'autres fois on reconnaît, en introduisant une sonde, un ou plusieurs points doués de plus de sensibilité et quelquefois même ulcérés. Le nitrate d'argent, porté directement sur ces points, est un des moyens les plus puissants pour ramener le canal à son état naturel. La scarification du canal, la section, l'éradication des excroissances, enfin des injections stimulantes ou astringentes peuvent produire les mêmes effets.

Ces modificateurs locaux ne sont pas les seuls que l'on puisse diriger contre la blennorrhagie chronique ; on l'attaque aussi avantageusement par l'extérieur au moyen de deux ou trois sangsues appliquées en dehors du canal et sur les points où l'on sent par le toucher des nodosités;

des frictions avec l'onguent mercuriel ou avec l'hydriodate de potasse sont encore indiquées dans ces cas, enfin un large vésicatoire appliqué sur le périnée a quelquefois tari des écoulements qui avaient résisté à tous les autres moyens de traitement.

Nous avons vu quelquefois chez des sujets qui conservaient depuis longtemps dans le canal des points douloureux accompagnés d'un léger écoulement, M. Cullerier tenter, à l'aide d'une sonde imbibée de pus blennorrhagique, l'inoculation d'une nouvelle gonorrhée. A la suite de la période aiguë l'inflammation disparaissait entièrement, et le canal restait parfaitement libre. Mais on sent avec quelles précautions il faut recourir à ce moyen, qui ne doit être tenté que lorsque tous les autres ont complétement échoué.

Tels sont les modificateurs qui, joints aux moyens tirés de la classe des débilitants, constituent le traitement de la blennorrhagie aiguë et chronique chez l'homme. Le traitement mercuriel général auquel plusieurs médecins ont encore recours est à peu près sans action sur la disparition de ce symptôme, en sorte que c'est en pure perte que les malades se soumettent à tous ses inconvénients. Cependant les frictions mercurielles pratiquées sur les cuisses, le périnée et dans toute l'étendue du canal, ont quelquefois modifié avantageusement certaines blennorrhagies chroniques.

La blennorrhagie, chez la femme, mérite d'être examinée à part, les moyens locaux qu'on doit lui opposer étant assez différents de ceux que l'on met en usage chez l'homme. C'est l'inflammation de la muqueuse vaginale et fort rarement de celle de l'urètre qui constitue cette maladie; en d'autres termes, il y a presque toujours vaginite et très-rarement urétrite chez la femme.

Les antiphlogistiques locaux et généraux doivent d'abord être employés dans la vaginite aiguë; les bains, les injections et applications émollientes et narcotiques, calment les premiers accidents; puis, lorsqu'on peut introduire le spéculum, on porte jusque sur la partie supérieure du vagin des bourdonnets de charpie trempée dans un liquide émollient, une décoction de pavot unie au laudanum (2 à 4 gros par livre d'eau), puis, lorsqu'on arrive à la seconde période, on remplace ce liquide par l'eau alumineuse, le sous-acétate de plomb, une faible solution de sublimé, etc. Quelquefois il est nécessaire de tamponner le vagin entièrement, pour changer la nature de l'inflammation; d'autres fois quelques parties seulement de sa surface sont enflammées, et on les stimule légèrement par un caustique, le nitrate d'argent par exemple.

Les astringents à l'intérieur, de même que le traitement mercuriel général, n'ont absolument aucune action sur la disparition de la vaginite.

L'affection qui nous occupe peut encore avoir

son siége dans l'anus, lorsqu'elle résulte d'un rapprochement contre nature. Nous en avons vu quelques exemples à l'hôpital des Vénériens. Les indications thérapeutiques sont les mêmes que dans la vaginite.

La blennorrhagie peut produire, par son extension ou par le transport de l'humeur virulente qu'elle fournit, deux complications assez graves, l'orchite et l'ophthalmie blennorrhagique.

§ II. — *De l'orchite.*

L'inflammation s'étendant le long du canal de l'urètre, pénètre par les canaux déférents jusqu'à l'épididyme et au testicule lui-même, et produit le gonflement de cette partie auquel on a donné le nom d'orchite blennorrhagique. Rarement l'écoulement urétral est supprimé; presque toujours il diminue seulement d'abondance. Aussi M. Cullerier, persuadé que cet accident ne se produit pas par métastase, mais que ce n'est que l'extension de l'urétrite, n'a jamais recours à l'introduction d'une bougie dans le canal pour rétablir le cours de la blennorrhagie, comme on en donne généralement le conseil. C'est par un traitement antiphlogistique général et local, très-actif, qu'il combat ce symptôme dans sa période aiguë, en suivant les règles que nous avons longuement exposées, lorsque nous avons parlé du bubon inflammatoire. Pour calmer la douleur qui est quelquefois très-vive, on fait usage, indépendamment des évacuations sanguines, de frictions sur le testicule avec un mélange composé d'une once d'huile camphrée et d'un gros de laudanum, ou d'une once d'axonge et d'un à deux gros d'extrait d'opium ou d'axonge et d'extrait de belladone à parties égales.

Quand l'inflammation est calmée, c'est aux pommades excitantes et résolutives que l'on a recours, et nos lecteurs en connaissent déjà la composition; on fait un fréquent usage des fumigations d'eau vinaigrée et des frictions d'un mélange d'eau et de teinture d'iode à parties égales, et même de teinture d'iode pure; la compression à l'aide de bandelettes de sparadrap de diachylon a souvent réussi à M. Cullerier; les malades la supportent très-bien, mais il n'a jamais essayé cette méthode dans l'état aigu (1).

On voit que les modificateurs locaux qui conviennent à l'orchite blennorrhagique ne diffèrent en rien de ceux qui ont été conseillés pour le bubon. Les modificateurs généraux sont toujours puisés dans la classe des débilitants; cependant, lorsque l'engorgement passé à l'état chronique

(1) M. Fricke de Hambourg vient de la proposer dans tous les temps de cette affection. Quelques expériences faites à l'hôpital du Midi par M. Cullerier, au moment où cet ouvrage est sous presse, semblent favorables à cette pratique.

résiste aux stimulants locaux, on a, dans quelques cas, recours à l'iode ou au mercure donnés d'une manière générale, mais alors c'est au testicule vénérien que l'on a affaire, et non à l'orchite blennorrhagique qui nécessite un traitement fort différent, comme nous le verrons en parlant du premier de ces symptômes.

§ III. — *De l'ophthalmie blennorrhagique.*

Nous nous bornons ici à mentionner l'ophthalmie blennorrhagique qui coïncide quelquefois avec l'inflammation de l'urètre ou du vagin. Le traitement adopté par M. Cullerier ne diffère absolument en rien de celui conseillé par tous les auteurs, et nous n'avons pas besoin de nous y arrêter.

§ IV. — *Des pustules muqueuses.*

Les pustules humides ou muqueuses sont un symptôme secondaire de syphilis ; elles succèdent en général aux chancres des parties génitales. Elles sont excessivement communes dans la basse classe du peuple et surtout chez les femmes, et nous avons à l'hôpital des Vénériens de très-fréquentes occasions de les observer.

Ces pustules n'offrent rien de particulier dans l'emploi des modificateurs locaux ; cependant nous devons mentionner un procédé habituellement employé par M. Cullerier, et qui réussit parfaitement bien. Lorsque des bains, des sangsues, des lotions émollientes ont un peu calmé l'irritation, il fait cautériser toutes les pustules avec le nitrate d'argent ou le nitrate acide de mercure. Ce moyen apaise immédiatement la douleur, tarit la source de cette sécrétion abondante et infecte que fournit le sommet de chaque pustule, et arrête sur-le-champ le développement de ce symptôme. Au bout de quelques jours les pustules, desséchées et réduites à un très-petit volume, se détachent, et laissent sur la peau quelques taches rousses qui disparaissent avec le temps.

Les autres topiques stimulants, à l'aide desquels on favorise leur disparition, sont ceux dont on fait usage dans le bubon ulcéré à l'état d'indolence ou de chronicité.

Dans un très-petit nombre de cas, les pustules muqueuses résistant à l'action des modificateurs locaux, on a recours à un traitement général par le cyanure ou l'iodure de mercure.

§ V. — *Des végétations, des condylomes, des rhagades.*

Les végétations sont du nombre des symptômes syphilitiques qui ne sont aucunement influencés par le traitement mercuriel général.

Pour peu qu'elles aient acquis un certain volume, il est nécessaire de les détruire, soit par la cautérisation, soit avec l'instrument tranchant, soit avec la ligature.

C'est ici l'occasion de rappeler un précepte déjà établi dans plusieurs chapitres de cet ouvrage : c'est que si l'on veut éviter l'extension des symptômes syphilitiques, ou leur reproduction à une époque plus ou moins éloignée, il ne faut jamais porter l'instrument tranchant sur des tissus enflammés. Cette remarque est de la plus haute importance dans le traitement des végétations. L'expérience a prouvé en effet que si on les enlève à l'aide de l'instrument tranchant, lorsqu'elles sont douloureuses et enflammées, elles ne tardent pas à se reproduire. C'est une observation sur laquelle ce que nous avons dit plus haut aurait pu nous dispenser d'insister, mais nous avons cru devoir signaler encore ce point de pratique, parce que les médecins négligent en général de s'y conformer, et préfèrent administrer le mercure à l'intérieur après en avoir fait l'excision, ce qui ne les empêche que bien rarement de repulluler.

Après avoir par des bains, des émissions sanguines et des applications émollientes et narcotiques, dissipé l'inflammation qui les accompagne, M. Cullerier les enlève en général avec beaucoup de rapidité à l'aide de ciseaux bien affilés; la compression, et, dans quelques circonstances très-rares, une légère cautérisation avec un bouton de feu, s'opposent à l'hémorrhagie lorsqu'il en survient, et les plaies souvent assez larges qui résultent de ces incisions se cicatrisent avec une grande promptitude. Lorsque l'inflammation est apaisée, on saupoudre leur surface avec la poudre de calomel, ce qui favorise et hâte la guérison.

En général, les topiques ont peu d'action sur le symptôme qui nous occupe, et il faut en venir à des moyens chirurgicaux pour le détruire. Cependant, dans quelques circonstances, lorsque les végétations sont de dates récentes, et qu'elles sont encore peu volumineuses, des solutions concentrées d'opium, les pansements avec l'onguent mercuriel et la poudre de calomel peuvent arrêter leur marche, et en amener même la disparition au bout d'un certain temps.

Le condylome qui, comme on sait, différe essentiellement de la végétation, qui siége ordinairement à l'orifice de l'anus, et qui n'est que le développement, l'hypertrophie du repli de la membrane muqueuse et du tissu cellulaire sous-jacent, par suite d'ulcération de ses plis, ne nécessite pas autre chose que l'emploi des émollients pour ramener la muqueuse à son état normal, et quelquefois, plus tard, d'applications légèrement stimulantes et surtout de la cautérisation avec le nitrate d'argent. Quelquefois cependant une opération chirurgicale est nécessaire. On les rescise avec le bistouri ou les ciseaux ; mais l'attention du praticien doit se porter principalement sur l'ulcération de la base du condylome, du côté du rectum.

Quant aux ulcérations ou rhagades des plis de l'anus, de l'entrée de la vulve, des lèvres, des orteils, etc., ce que nous avons dit du chancre syphilitique et des pustules muqueuses est entièrement applicable à leur traitement.

§ VI. — *Du testicule vénérien.*

Jusqu'à présent les modificateurs locaux, joints à quelques débilitants généraux, ont joué le principal rôle, ont même été presque constamment suffisants dans le traitement des symptômes syphilitiques que nous avons mentionnés. Nous arrivons à une série d'accidents dans lesquels leur emploi ne devra jamais être négligé, mais qui, dans le plus grand nombre des cas, devra être secondé des modificateurs généraux tirés de la classe des stimulants. De ce nombre est le testicule vénérien qu'il ne faut pas confondre avec l'orchite dont il diffère essentiellement.

C'est en effet presque toujours par un traitement mercuriel intérieur que M. Cullerier cherche à obtenir la résolution du testicule engorgé, lorsqu'il est signe d'infection générale. Mais il ne faut pas négliger l'emploi des topiques soit émollients, soit stimulants, suivant l'occurrence, et qui ont été indiqués en parlant de l'orchite blennorrhagique.

L'iode donné à l'intérieur a souvent plus d'action que le mercure, et M. Cullerier possède de très-beaux exemples de guérison, par l'administration de ce médicament.

§ VII. — *Des syphilides.*

Les modificateurs généraux stimulans sont encore d'un emploi très-fréquent dans les symptômes syphilitiques cutanés, mais ils ne doivent pas être administrés sans examen et à l'exclusion des modificateurs locaux. Souvent, au contraire, les antiphlogistiques, les bains d'eau et de vapeur, le repos et le régime suffisent pour faire disparaître des syphilides en apparence assez graves; cependant, en général, M. Cullerier administre les mercuriaux après avoir reconnu l'inefficacité des moyens plus simples. Dans tous les cas, il combat activement la période inflammatoire par les bains, la diète, les évacuations sanguines, etc., puis il passe à l'emploi des stimulants généraux tant intérieurs qu'extérieurs.

Le proto-iodure de mercure et les vapeurs de cinabre sont en général les préparations que l'on préfère, mais il ne faut pas croire qu'on doive négliger l'emploi des modificateurs locaux : les frictions, les pansements, les cautérisations mêmes concourent à la disparition des syphilides, et leur action est si puissante que nous voyons quelquefois des éruptions cutanées disparaître sous leur seule influence. C'est ainsi qu'une jeune fille fut débarrassée l'an dernier d'une syphilide pustuleuse des plus intenses. Depuis deux mois, elle avait le corps couvert de pustules croûteuses qui, sur les jambes, avaient acquis un développement considérable; plusieurs ulcères s'étendaient même sur le coude-pied du côté gauche. Cette fille était fort amaigrie, ses organes digestifs étaient en mauvais état, et son corps répandait cette odeur infecte que l'on a attribuée aux syphilides, bien qu'elle ne se rencontre que chez un petit nombre de sujets. Des bains d'eau et des bains de vapeur, des pansements avec une pommade adoucissante d'abord, puis ensuite légèrement stimulante, suffirent à la disparition de toutes ces pustules et à la guérison des ulcères du pied. Cette fille sortit de l'hôpital dans un état de santé parfaite au bout de deux mois de séjour, sans avoir fait usage des préparations mercurielles.

C'est la syphilide tuberculeuse qui nécessite surtout l'emploi des modificateurs locaux. Les tubercules, s'ulcérant en effet, laissent sur différents points du corps de vastes plaies qui réclament toute l'attention et la persévérance du praticien. Le pansement qui leur convient n'offre absolument rien de particulier, et est en tout semblable à celui que nous avons exposé en parlant du bubon ulcéré.

§ VIII. — *Des ulcérations consécutives de la peau.*

Ces ulcérations qui succèdent aux tubercules et aux abcès sont encore analogues à celles qui sont le résultat de l'ouverture du bubon. Les applications locales seront donc les mêmes; mais ce symptôme annonçant une infection générale, il est souvent nécessaire de recourir à l'emploi de modificateurs généraux conjointement avec le traitement local, pour en obtenir la guérison.

§ IX. — *Des ulcérations consécutives des muqueuses.*

Le chancre consécutif, sur quelque partie du corps qu'il se développe, est soumis aux mêmes règles de traitement que le chancre primitif. De même que tous les symptômes qui annoncent une infection générale, il résiste souvent avec assez d'opiniâtreté pour qu'on soit forcé de recourir à l'emploi des mercuriaux; mais nous avons vu fréquemment de vastes ulcérations de la paroi postérieure du pharynx, de la voûte palatine ou des fosses nasales, céder assez rapidement sous l'influence d'un traitement local, secondé seulement par quelques moyens généraux débilitants. Lorsque l'inflammation est calmée, on retire les meilleurs effets de la cautérisation des bords de l'ulcère, qui, par l'effet de ce moyen, semblent s'allonger, se rapprocher, et tendre à diminuer la largeur de la solution de continuité, comme on l'observe dans certaines fistules d'une autre nature, dans lesquelles l'efficacité de ce moyen a été signalée. Les ulcérations avec perforation de la voûte palatine sont quelquefois si avantageusement modifiées par la cautérisation, que l'on est surpris des efforts que fait la nature pour remédier aux désordres produits. Mais il faut savoir seconder son action, suivre en quelque sorte les indications qu'elle nous présente, maintenir l'inflammation dans de justes bornes, et ne pas contrarier, par exemple, la cicatrisation par une médication stimulante, lorsqu'il n'en est pas besoin. Dans tous ces symptômes consécutifs, le traitement local est encore de la plus haute importance.

§ X. — *Des tubercules cellulaires.*

En parlant de l'emploi du vésicatoire suivi de la cautérisation dans le traitement du bubon syphilitique, nous avons signalé les avantages que l'on peut retirer de ce moyen pour fondre les tubercules sous-cutanés. C'est presque la seule médication qui ait une action sensible sur la résolution de ce symptôme; cependant quelquefois l'iode et la tisane de Feltz ont arrêté le développement de ces tumeurs qui, par leur persistance et les désordres qu'elles produisent, font le désespoir des malades ; quand on ne peut réussir à les fondre, on a conseillé d'en faire l'extirpation ; l'emploi du vésicatoire évitera, dans la plupart des cas, de recourir à cette opération.

Le tubercule cellulaire étant abcédé, rentre dans la classe des ulcères de la peau dont nous venons de parler ; il affecte ordinairement une marche chronique qui retarde considérablement la guérison.

§ XI. — *Des affections des os et des tissus fibreux.*

On a vu plus haut l'opinion de M. Cullerier sur le développement de ces symptômes que plusieurs praticiens ont considérés comme mercuriels. Bien que le mercure ne soit pas étranger à cet accident, il faut cependant convenir que ce métal a une action assez puissante sur sa disparition. Il est employé à l'hôpital des Vénériens, soit localement, soit d'une manière générale, dans un assez grand nombre de cas de ce genre. Mais la tumeur qui caractérise ce symptôme est soumise absolument aux mêmes règles que le bubon. Ainsi, antiphlogistiques généraux et locaux dans la première période, puis emploi des stimulants dès que l'état de la tumeur le permet. Parmi les stimulants locaux, M. Cullerier retire de très-bons effets du vésicatoire simple, appliqué sur les tissus engorgés. Il y a dans ce moment à l'hôpital un homme qui porte au tibia une exostose considérable, et chez lequel la marche de la maladie n'a été enrayée que par l'emploi de ces vésicatoires que l'on faisait suppurer pendant plusieurs jours sur une très-grande surface pour les renouveler ensuite lorsqu'ils étaient cicatrisés.

Lorsque l'os lui-même est hypertrophié, il est évident qu'on ne peut espérer le réduire à son volume primitif; mais les malades n'en sont pas moins guéris, si tout travail inflammatoire est entièrement suspendu.

§ XII. — *De la syphilis chez les nourrices et chez les enfants.*

Les nourrices et les enfants qu'elles allaitent peuvent présenter tous les symptômes que nous avons énumérés. On sait que l'état de grossesse n'exclut pas absolument l'emploi général des préparations mercurielles, mais qu'il faut y avoir recours avec plus de précaution. M. Cullerier, n'administrant les mercuriaux, quand ils sont nécessaires, qu'à des doses très-faibles, n'a aucun changement à apporter dans sa thérapeutique chez les femmes grosses, mais il est une précaution dont l'expérience lui a démontré la nécessité; c'est de ne recourir chez elles à l'application du spéculum qu'à des intervalles assez éloignés et avec lenteur et circonspection. Il faut éviter en effet de produire de la douleur dans le vagin et vers le col de l'utérus, dans la crainte de provoquer l'avortement. Quelques exemples d'accidents semblables ont engagé ce praticien à ne recourir que rarement à ce moyen d'investigation pendant la grossesse. Il est évident encore qu'on doit éviter de pratiquer des opérations douloureuses, telles que celles que nécessite le développement des végétations soit à l'anus, soit à l'entrée de la vulve. Ce sont des règles communes de chirurgie, et il est superflu d'insister sur l'utilité de leur application.

Souvent des symptômes de syphilis, qui avaient résisté aux traitements les mieux dirigés pendant la gestation, disparaissent d'eux-mêmes après l'accouchement, semblant être emportés avec les lochies; c'est ce qu'on observe surtout pour les végétations, qui s'effacent en général d'elles-mêmes à cette époque, surtout lorsqu'elles ne sont pas très-volumineuses.

Lorsque les enfants présentent des traces de syphilis, les médecins prescrivent, en général, un traitement mercuriel à leur nourrice dans le but de modifier avantageusement l'état de leur lait et d'agir ainsi indirectement sur l'état du nourrisson. M. Cullerier a fort rarement recours à cette méthode, il préfère agir plus directement en donnant à l'enfant lui-même une dose infiniment petite de mercure; dans quelques circonstances, cependant, nous avons vu des frictions mercurielles, pratiquées sur la mère, réagir avantageusement sur son nourrisson.

Nous n'avons au reste rien de particulier à signaler dans l'application des modificateurs locaux chez ce dernier; si ce n'est que le mercure devra être employé à doses excessivement minimes, lorsqu'on jugera convenable de l'appliquer sur les parties lésées. Les inconvénients de ce médicament, déjà si graves chez l'adulte, le sont bien davantage encore dans l'enfance où la peau est si délicate qu'elle s'enflamme par la plus légère irritation, et où la salivation qu'on pourrait produire deviendrait promptement mortelle par l'étroitesse, à cet âge, des conduits respiratoires.

CONCLUSION.

Nous terminons ici la tâche que nous nous étions imposée. Ce qui a été dit de la thérapeutique adoptée par M. Cullerier est suffisant sans doute pour faire juger de sa valeur et du degré de confiance qu'on doit lui accorder. On voit que tout en profitant des travaux des modernes sur les maladies syphilitiques, ce praticien n'adopte pas entièrement les opinions avancées par quelques-uns d'entre eux, puisqu'il admet l'existence d'un virus, et que, rejetant l'emploi du mercure dans de nombreuses circonstances, il reconnaît cependant que ce médicament est efficace dans bien des cas, et indispensable même dans un certain nombre. Il pense que les partisans de la nouvelle école, tout en rendant d'immenses services à la science, tout en réformant des abus qui auraient dû être corrigés depuis longtemps, ont cependant été trop loin, et se sont quelquefois écartés de la véritable route, de celle qui ne s'appuie que sur l'observation des faits.

Mais si l'on compare ses doctrines à celles qui étaient professées avant lui, on verra quelle distance immense les sépare, et l'on se convaincra, par l'exposé des résultats de sa pratique, de la nécessité d'adopter une réforme aussi complète dans le traitement de la syphilis.

Cette thérapeutique est basée sur l'expérience : elle n'a rien d'exclusif; elle est, suivant les cas, antiphlogistique, tonique ou stimulante; elle se compose, ainsi que nous l'avons dit, de tous les moyens contenus dans la matière médicale et dont l'observation a démontré l'efficacité; de ceux dont la manière d'agir nous est connue, comme de ceux dont nous avons seulement constaté les effets. Dix années d'expériences ont démontré son efficacité et son innocuité. Les succès obtenus, tant à l'hôpital des Vénériens que dans la pratique particulière, sont constants et assez nombreux pour qu'on en puisse tirer des inductions positives. Si donc par cette méthode de traitement les malades sont non-seulement plus promptement débarrassés de leurs symptômes qu'ils ne l'étaient par la thérapeutique autrefois conseillée, mais encore moins exposés aux rechutes qui constituent presque à elles seules toute la gravité de la maladie; si, en un mot, cette méthode est plus douce, plus prompte et plus sûre que celle dont l'usage est encore presque général, nous ne concevons pas d'objections possibles à son adoption, tant dans les établissements publics que dans la pratique particulière des médecins.

C'est dans un hôpital spécialement destiné à la cure des maladies syphilitiques qu'on peut convenablement apprécier la valeur d'une méthode de traitement. Quand les faits se passent au grand jour, quand des milliers de malades sont là sous nos yeux, et subissent dans les circonstances les plus variées l'influence des moyens thérapeutiques, on juge sainement de l'efficacité des remèdes et du degré de résistance de la maladie, et l'on peut, sans crainte de se tromper, faire dans sa pratique particulière l'application des préceptes qu'on voit suivis de si heureux résultats.

C'est ce qu'ont fait les médecins qui ont suivi avec quelque assiduité le service de M. Cullerier à l'hôpital des Vénériens. Cet ouvrage est destiné à faire connaître à ceux qui ne peuvent le visiter les résultats d'une méthode aujourd'hui jugée par l'expérience et dont nous avons suffisamment constaté le succès.

FIN.

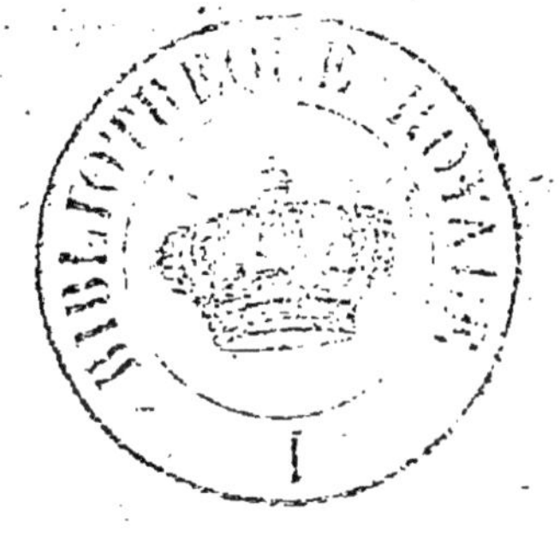

TABLE DES MATIÈRES.

PREMIÈRE SECTION.

NOTIONS GÉNÉRALES SUR LA NATURE ET LE TRAITEMENT DE LA SYPHILIS.

DEUXIÈME SECTION.

INDICATIONS PARTICULIÈRES RELATIVES AU TRAITEMENT DE LA SYPHILIS.

FIN DE LA TABLE.

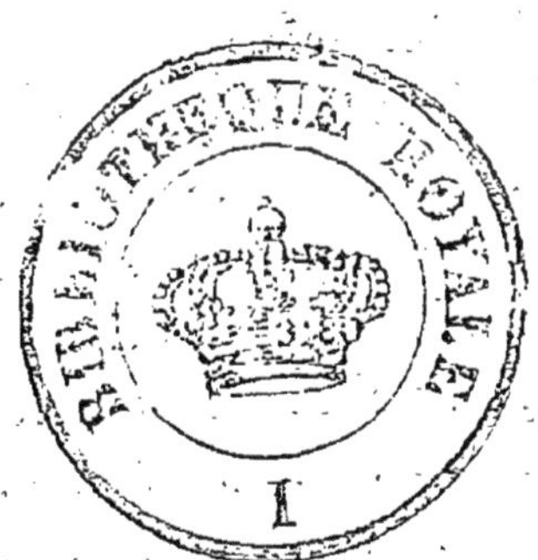

www.ingramcontent.com/pod-product-compliance
Ingram Content Group UK Ltd.
Pitfield, Milton Keynes, MK11 3LW, UK
UKHW012147240726
13966UKWH00001B/181

9 782012 397880